STROPHANTHIN-THERAPIE

ZUGLEICH EIN BEISPIEL
QUANTITATIVER DIGITALISANWENDUNG NACH
PHARMAKOLOGISCHEN GRUNDSÄTZEN

VON

PROFESSOR DR. A. FRAENKEL

HEIDELBERG

UNTER MITARBEIT VON
DR. R. THAUER
FRANKFURT A. M.

MIT 34 ABBILDUNGEN

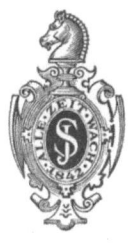

SPRINGER-VERLAG
BERLIN HEIDELBERG GMBH
1933

ALLE RECHTE, INSBESONDERE DAS DER ÜBERSETZUNG
IN FREMDE SPRACHEN, VORBEHALTEN.
COPYRIGHT 1933 BY SPRINGER-VERLAG BERLIN HEIDELBERG
URSPRÜNGLICH ERSCHIENEN BEI JULIUS SPRINGER IN BERLIN 1933

ISBN 978-3-642-51233-9   ISBN 978-3-642-51352-7 (eBook)
DOI 10.1007/978-3-642-51352-7

Vorwort.

Die Heilkunde wird Wissenschaft sein, oder sie wird gar nicht sein.
NAUNYN.

„Wieder und immer wieder habe ich den Aufforderungen widerstanden, eine „Abhandlung über die Anwendung der Digitalisblätter zu schreiben. Ich fühlte „mich der Aufgabe einfach nicht gewachsen. Wenn ich meine auch heute noch „bestehenden Bedenken nun doch überwinde, so geschieht es, weil sich das Mittel „einzubürgern beginnt, und ich vorziehen muß, auf Grund eigener Erfahrungen „der ärztlichen Welt eine, wenn auch nur unvollkommene Anleitung zu geben, „statt daß infolge fehlerhaften Vorgehens weiterhin Menschenleben aufs Spiel „gesetzt werden; auch geht es nicht länger an, daß ein so wichtiges Heilmittel „bald als gefährlich, bald als unwirksam abgelehnt wird.

„10 Jahre sind vergangen, seitdem ich zum erstenmal Digitalis verordnete. „Häufige Anwendung bei sorgfältiger Beobachtung gab mir seither die Möglich-„keit, die Methode so auszubilden, daß ich in den letzten zwei Jahren keinen „Anlaß mehr sah, noch etwas an ihr zu ändern. Natürlich bin ich weit davon „entfernt, sie für vollkommen zu halten."

Mit diesem Bekenntnis hat vor 146 Jahren der unsterbliche Wohltäter der Herzkranken, WILLIAM WITHERING, seine klassische — und heute noch taufrische Digitalismonographie eingeführt.

Wenn man in diesem Dokument vorbildlicher Bescheidenheit, Kleines mit Großem vergleichend, das Wort „Fingerhut" durch „Strophanthin" ersetzt, so steht der Leser vor den gleichen Erwägungen und schließlich auch denselben Hemmungen eines Autors, der sich nach langem Zögern an die Öffentlichkeit wagt, um die chemische und pharmakologische Eigenart eines reinen Körpers und die Methode seiner therapeutischen Anwendung als wissenschaftlichen Ausbau der WITHERINGschen Entdeckung zur Darstellung zu bringen.

Während sich aber jener Bahnbrecher nach 10 Jahren erst auf wenige mündliche oder schriftliche Zustimmungen von Fachgenossen stützen konnte, liegen für Strophanthin in einer allerdings 15 Jahre längeren Periode eigener Beobachtung die umfangreichsten tierexperimentellen Arbeiten und zahlreiche in den letzten Jahren sich häufende klinische Bestätigungen vor.

Das Strophanthinschrifttum ist zerstreut und vor allem für den Arzt, der sich mit Mittel und Methode näher vertraut machen will, nur schwer auffindbar. Das gilt auch von unseren Erfahrungen, welche bisher nur als Etappen der Therapie mitgeteilt, aber noch nicht einheitlich zusammengefaßt sind.

Die Aufgabe ihrer Zusammenfassung ist zugleich der einzige Weg, wie die Dankesschuld an die Pharmakologen abgetragen werden kann, die sich seit SCHMIEDEBERG fast ohne Ausnahme jeder an seinem Teil um die Vertiefung des Digitalisproblems verdient gemacht und dadurch die Basis dafür geschaffen haben, daß die Anwendung am Menschen aus dem Dunkel empirischer Unsicherheit in das klare Licht experimenteller medikamentöser Therapie gerückt wurde.

Bei der geringen Zahl der in ihrer Grundwirkung und in ihren Beziehungen zur Pathologie der Organe in ähnlicher Weise studierten Heilmittel scheint das Strophanthin in seiner intravenösen Einverleibung zur Zeit auch das stärkste Bindeglied zwischen Pharmakologie und Klinik — für beide das Paradigma kritischer Gemeinschaftsarbeit, auf die nicht verzichtet werden kann, wenn anders wir nicht in einen pseudowissenschaftlichen Neoempirismus der Arzneimittelanwendung versinken sollen.

Über den therapeutischen Nutzen hinaus haben die bei Anwendung des Strophanthins hervorgetretenen gesetzmäßigen Beziehungen zwischen Dosen und Art und Grad der Herzschwäche die Digitalistherapie in weiterem Sinne des Wortes befruchtet. Von der bei intravenöser Einverleibung gewonnenen Erfahrung können daher auch diejenigen Ärzte Nutzen haben, welche sich von der Anwendung der von WITHERING verwandten galenischen Präparate nicht lösen wollen. Im Gegensatz zu ihnen haben wir in den fünf Jahren seit Bestehen der gemeinnützigen öffentlichen Krankenanstalt Speyerershof bei den zahlreich überwiesenen Herzinsuffizienten die herztonisierende Behandlung *ausschließlich* intravenös durchgeführt.

Bei den Bemühungen um den Ausbau der Methode verdanke ich wie meinen letzten so auch meinen früheren Mitarbeitern eine mit wohltätiger Kritik gepaarte hingebende Unterstützung und oft genug wertvolle Anregungen: in erster Linie dem Direktor des Städtischen Hospitals in Colmar, Herrn Dr. SCHWARTZ (einst in der Straßburger medizinischen Klinik unter KREHL), dann HEDINGER, Baden-Baden, HEINEKE, Badenweiler, THORSPECKEN, Heidelberg, STAUB, Basel, GRÜNBAUM, Bad Nauheim, DOLL, Karlsruhe, HERZOG, Offenburg, AUB, Augsburg, GOSMANN, Bad Polsin u. a.

Auch derjenigen meiner Freunde, Kliniker und Ärzte muß ich dankbar gedenken, die mir in den ersten Jahren nach der Empfehlung des Strophanthins, als das Mittel noch wenig bekannt und zum Teil noch verfemt war, Herzkranke anvertrauten und mir dadurch den Mut stärkten, an dem als richtig Erkannten festzuhalten.

Des Weiteren fühle ich mich verpflichtet auch öffentlich zu würdigen, daß mir die Herren Dr. BRUNO WEICKER, Dr. HERMANN EYER und Dr. RUDOLF THAUER bei der Sammlung des Schrifttums und seiner Beurteilung große Dienste geleistet haben. Ohne den jugendlichen Impuls und die aufopfernde Mitarbeit Dr. THAUERS hätte die Arbeit ihren Abschluß nicht gefunden. Er hat an ihrer Gestaltung wesentlichen Anteil.

Heidelberg, im Oktober 1933.

FRAENKEL.

Inhaltsverzeichnis.

	Seite
A. Geschichte des Strophanthins	1
Literatur	4
B. Botanik des Strophanthins	5
Literatur	9
C. Pharmakognosie und Pharmazie des Strophanthins	9
Literatur	11
D. Chemie des Strophanthins	11
Literatur	17
E. Pharmakologie des Strophanthins	19
I. Wirkung des Strophanthins (der Digitalis) auf das Herz	20
a) Pharmakologische Grundwirkungen	20
1. Wirkung auf den Herzmuskel	20
2. Wirkung auf den Vagus	24
3. Wirkung auf Minutenvolumen und Herzgröße	26
4. Wirkung auf Reizbildung und -leitung	27
b) Beeinflussung der Strophanthin- (Digitalis-) Wirkung durch chemische, thermische und andere Einflüsse	29
1. chemische	29
2. physikalisch-chemische	30
3. thermische	31
4. mechanische	32
5. pharmakologische	32
6. innersekretorische Einflüsse	33
c) Aufnahme, Verteilung, Speicherung und Kumulation	34
1. Die verschiedenen Einverleibungswege	34
2. Verteilung der Digitaliskörper im Organismus	36
3. Speicherung im Herzen — Kumulation	38
4. Toxische Nebenwirkungen	41
5. Gewöhnung an Digitalis	41
II. Wirkung auf die Gefäße	42
III. Wirkung auf den Blutdruck	45
IV. Wirkung auf die Diurese	45
Wertbestimmung	46
Literatur	48
F. Theorie der Digitaliswirkung am Menschen	54
I. Digitaliswirkung am Gesunden	54
II. Digitaliswirkung am Herzinsuffizienten	56
III. Die Herzinsuffizienz im Spiegel der Digitalistherapie	56
Literatur	60
G. Klinik des Strophanthins	62
I. Geschichte der intravenösen Therapie	62
II. Technik der intravenösen Injektion	65
III. Die Beobachtung der Strophanthinwirkung in der Praxis	66
IV. Allgemeine Indikationen	68
V. Dosierung	71
VI. Andere Mittel und Einverleibungswege	76

		Seite
VII.	Spezielles zur klinischen Strophanthintherapie	80
	a) Diagnostische und prognostische Bedeutung der Strophanthintherapie	80
	1. Funktionsprüfung mit Strophanthin	80
	2. Prognostische Bedeutung der Strophanthintherapie	85
	b) Anwendung bei verschiedenen Formen der Herzinsuffizienz	85
	1. bei akuter Herzschwäche	86
	2. bei Coronarsklerose	88
	3. bei sog. „chronischer Myokarditis"	89
	4. bei Lungenembolie und -infarkt	90
	5. bei Hypertonie und Nierenkrankheiten	90
	6. bei Klappenfehlern	92
	Prophylaktische Strophanthintherapie	96
	7. bei Rhythmusstörungen	97
	α) Beeinflussung schon bestehender Rhythmusstörungen	97
	β) Auftreten von Rhythmusstörungen nach Strophanthin	102
	γ) Veränderungen der Form des Kammerelektrokardiogramms im Verlauf der Strophanthinbehandlung	104
	8. bei Lues des Herzens und der Gefäße	105
	9. bei Infektionskrankheiten	106
	10. bei Basedow	107
	c) Hilfsbedingungen der Strophanthintherapie	108
	d) Nachbehandlung	114
VIII.	Gefahren der Strophanthintherapie	115
IX.	Nutzanwendung für die Digitalistherapie im engeren Sinne	117
	Literatur	120
X.	Typische Fälle therapeutischer Strophanthinwirkung	128
Namenverzeichnis		145

A. Geschichte des Strophanthins.

Um 1800 dürften die ersten Strophanthuspflanzen aus dem schwarzen Erdteil in die westeuropäischen Kulturländer gekommen sein. Pyramus Descandolle, ein französischer Botaniker, gab ihnen wegen der langen, bandartigen Blumenkronenzipfel, die tauartig gedreht erscheinen, den Namen ($στροφεῖν$ = drehen, $ἄνθος$ = Blüte[1]). In einer 1802 veröffentlichten Arbeit beschreibt er bereits 4 Arten, davon 3 aus dem tropischen Westafrika, 1 aus Ostindien.

Erst über 60 Jahre später erwachte das pharmakologische Interesse an dem Strophanthussamen. Wohl ist nach der Schilderung Thomas R. Frasers (4) anzunehmen, daß ihre Verwendung als Pfeilgift durch die Bewohner Afrikas schon längere Zeit in Europa bekannt war. Doch wurde erst eine Beobachtung des Botanikers John Kirk, der die Expedition Livingstones nach Zambesi mitmachte, entscheidend für Forschungen, die zur Entdeckung der toxikologischen und pharmakologischen Bedeutung der Pflanze führten. Am Yassasee bekam die Expedition Kunde von der Verwendung eines aus Strophanthussamen hergestellten Giftes, *kombi*, und Kirk stellte in einem unfreiwilligen Selbstversuche die Herzwirkung des Strophanthussamens fest. Livingstone schreibt darüber in seinem Expeditionsbericht: „Dr. Kirk found by an accidental experiment on himself that it acts by lowering the pulse. In using his tooth-brush which had been in a pocket containing a little of the poison, he noticed a bitter taste ... though the quantity was small, it immediately showed its power by lowering the pulse which at the time had been raised by a cold"...

Kirk selbst brachte im Jahre 1863 mehrere Töpfe des Giftes, die er von Horace Waller, einem Mitglied der Expedition des Bischofs Mackenzie erhalten hatte, nach England. Aus einem Brief an Sharpey und den Mitteilungen anderer Afrikaforscher aus dieser Zeit erfahren wir zum erstenmal Näheres über die Art der Verwendung des Pfeilgiftes. Die Gewinnung ist eine äußerst einfache: Die Samen werden, nachdem sie von ihren Hüllen befreit sind, zu einer feinen Masse zerrieben und dann mit Wasser oder einer klebrigen Substanz an die Spitze der Pfeile geschmiert. Nach Kirk soll ein einziger vergifteter Pfeil genügt haben, einen Büffel zu töten, allerdings mußten die Jäger dem angeschossenen Tier oft einen halben Tag auf den Fersen bleiben, bis die tödliche Wirkung eintrat.

Das Verdienst, als erster der Pharmakologie des Strophanthins nachgegangen zu sein, gebührt Sharpey. Um 1862 hat er mit Material, das er wahrscheinlich von Kirk bekommen hat, die Herzwirkung genauer festgestellt, wie dies Fraser (4) unter Hinweis auf nicht veröffentlichte Versuche Sharpeys vornehmerweise mitteilt.

---

[1] Daher Strophanthin, nicht Strophantin.

Noch andere Forscher gingen mit ihren Untersuchungen den entscheidenden Studien FRASERS voran.

1865 bezeichnen HILTON FAGGE und STEVENSON das KIRKsche Pfeilgift als „cardiac poison", dessen Wirkung auf das Froschherz der des Digitalins, der Antiaris toxicaria, Helleborus viridis und niger und Scilla gleichstehe. Auch der herzsystolische Stillstand wurde schon von ihnen beobachtet. Das vergiftete Herz zeige einen Ventrikel „contracted and perfectly-pale"

Aber nicht nur in England hatte man sich um die Aufklärung des Pfeilgiftes bemüht. Auf der Weltausstellung in Paris im Jahr 1865 wurden unter anderen afrikanischen Produkten Strophanthussamen gezeigt, die GRIFFON DE BELLAY, ein französischer Marinesoldat, im Gaboon-Distrikt von Westafrika gefunden hatte, wo sie zum Vergiften der zur Elefantenjagd gebrauchten Bambuspfeile benutzt wurden. PÉLIKAN, ein französischer Forscher, erhielt davon Kenntnis und fand, daß ihr Gift wie Digitalis, nur bedeutend stärker wirke.

Trotz dieser bereits gewonnenen Erkenntnis der Grundeigenschaften des Strophanthusgiftes durch englische und französische Forscher bleibt FRASER das unsterbliche Verdienst der feineren Analyse der Wirkung und der Darstellung des wirksamen Prinzipes. Seine Arbeiten bilden die Grundlage für die Anwendung des Strophanthins am Menschen und damit für die Erneuerung der Digitalistherapie [FRASER (1, 2, 3, 4, 5)][1].

---

[1] Die Pharmakologie, als von der Klinik gelöste Sonderdisziplin, wurde erst in den neunziger Jahren des vorigen Jahrhunderts durch die hervorragenden Schüler des Fachbegründers, SCHMIEDEBERG (Straßburg 1873—1914) über Amerika, wo CUSHNY und ABEL ihre erste Wirkungsmöglichkeit gefunden hatten, in London bodenständig. Lehrstühle wurden an den englischen Universitäten aber erst um 1912 errichtet. Diese verspätete Anerkennung einer im Gesamtaufbau der wissenschaftlichen Medizin unentbehrlichen Disziplin in einem Land, das der theoretischen Medizin so große Dienste geleistet hat und noch leistet, dürfte sich aus dem berechtigten hohen Ansehen erklären, welches die *Edinburgher Schule* und in Sonderheit FRASERS Leistung genossen hat. FRASER ist die schwierige Synthese gelungen, sich neben klinischer Tätigkeit und dem Unterricht auf dem Gesamtgebiet der Materia medica, an dem Aufbau der modernen Arzneimittelforschung, durch die Nutzanwendung der neuen chemischen und physiologischen Methoden bahnbrechend zu beteiligen. Über ein Menschenalter hatte unter ihm die schottische Universität die Führung, von hier ging auch LAUDER BRUNTON aus. Angesichts der pharmakologisch-klinischen Leistungen dieser Männer hätte die durch Wissensstoff nötige äußere Trennung der Pharmakologie und Klinik nie zu ihrem inneren Auseinanderleben führen dürfen.

THOMAS RICHARD FRASER (1841 in Indien geboren, emeritiert 1918, gest. 4. Januar 1920) studierte und wirkte seit 1869 als Dozent und seit 1877 als Ordinarius, im ganzen 49 Jahre!, in Edinburgh und lehrte gleichzeitig Pharmakognosie, Pharmazie, Pharmakologie und Therapie. In dieser nur wenig Ärzten und Gelehrten beschiedenen langen Periode der Wirksamkeit folgte er anfangs den Spuren seines Lehrers CHRISTISON, der die Toxikologie der Calabarbohne bearbeitet hatte, durch Studien über das wirksame Prinzip und den Antagonismus des Physostigmins und Atropins.

Die spätere Epoche füllten wertvolle Arbeiten über *Schlangengifte*. Lebensbegleitend war ihm das Interesse für *Pfeilgifte*, dem wir die Darstellung und die Pharmakologie des Strophanthins zu danken haben.

Sein Biograph (I. T. C.) rühmt FRASER als begeisterten Forscher und begeisternden Lehrer auf theoretischem Gebiet; in kongenialster Sphäre aber war er am Krankenbett, wo ihm seine großen Kenntnisse vom Wesen der Arzneien den sicheren Weg zur Behandlung zeigten. So kam zu den höchsten Ehren des Staates und der gelehrten Gesellschaften des Landes, die ihm für wissenschaftliche Leistungen zuteil wurden, der beglückende tägliche Erfolg praktischer Arbeit. [Proc. roy. Soc. Lond. **92** (1921).]

Seine Untersuchungen am Froschherzen setzten etwa um 1869 ein. Das Material hierzu, aus Samen bestehend, hatte er sich von HORACE WALLER, dem Mitgliede jener MACKENZIE-Expedition, verschafft. Später erhielt er durch Vermittlung von Sir DOUGLAS MACLAGON vergiftete Pfeile, die KIRK aus derselben Gegend schickte, aus der die von FRASER untersuchten Samen stammten.

Von FRASER (5) wurde die toxikologisch wichtige Tatsache festgestellt, daß das Gift des Samens und das der Pfeile identisch ist, und daß das gereinigte Pfeilgift auch in der Stärke der Wirkung dem Samengifte gleicht; durch die Reindarstellung des Pfeilgiftes konnte er auf Grund von Tierversuchen errechnen, daß mit dem an einem Pfeile klebenden Gifte bis zu 18 Menschen bei intramuskulärer Einverleibung getötet werden könnten.

Die entscheidende Isolierung glückte FRASER (4) durch eine Methode, die modifiziert auch jetzt noch ihre Geltung hat. Er fällte die wässerige Lösung des Alkoholextraktes mit Gerbsäure, zersetzte den Niederschlag mit Bleioxyd, nahm mit Alkohol auf, fällte mit Äther, löste die Ätherfällung wieder in Alkohol und trocknete schließlich das Filtrat im Vakuum über Schwefelsäure. Den so gewonnenen reinen Körper erkannte er als *Glykosid*, und auch das wichtige Spaltprodukt, das Strophanthidin, ist seinen analytischen Untersuchungen nicht entgangen.

Da diese wichtige Entdeckung lange unbeachtet blieb — nur POLAILLON und CARVILLE haben, wie FRASER viel später feststellte, 1872 unabhängig von ihm Ähnliches gefunden —, entschloß sich FRASER zur Zusammenfassung seiner Erkenntnisse in der klassisch gewordenen Arbeit: „On the kombé arrow poison" vom Jahre 1872 (2).

Trotzdem haben, vielleicht ohne Kenntnis der Arbeiten FRASERS und, wie dieser in einer Literaturkritik in einer 20 Jahre später erfolgten Veröffentlichung nachwies, die französischen Autoren HARDY und GALLOIS 5 Jahre später (1877) den Glykosidcharakter des Strophanthins noch negiert und es für nur schwach wirkend angesprochen. FRASER erklärte sich diesen Gegensatz nachträglich damit, daß die französischen Autoren die Samen mit salzsaurem Alkohol extrahierten und dadurch sofort eine Spaltung in das viel wirkungsschwächere Strophanthidin und in Zucker erhielten.

Eine Flut zustimmender chemischer, pharmakologischer und therapeutischer Publikationen setzte etwa um das Jahr 1885 ein, als FRASER (3) mit seiner dritten Veröffentlichung hervorgetreten war. Um 1890 waren es deren nicht weniger als hundert.

Namentlich von französischer Seite wurde jetzt die Frage des Ausgangsmateriales in den Vordergrund geschoben. Voran gewann der Analytiker CATILLON (1, 2, 3) reine Körper aus den inzwischen differenzierten Strophanthusarten glaber, hispidus, niger und kombé. Krystallinische Ausbeute erhielt er regelmäßig nur bei Strophanthus glaber, während die anderen, insbesondere Strophanthus kombé — mit einer einzigen Ausnahme — nur amorphe Produkte lieferten.

Um die gleiche Zeit bearbeitete ARNAUD (1, 2, 3, 4) ein Pfeilgift, das die Somalis aus dem Holz eines Baumes, der als Acocanthera ouabaïo bekannt ist, gewannen. Er stieß auf einen dem Strophanthin gleichen Körper, identifizierte ihn mit einem aus Strophanthus glaber gewonnenen und nannte den krystallisierten

Körper Ouabaïn. Dieses hat in Frankreich in und nach dem Kriege das Kombé-Strophanthin verdrängt und wird dort vielfach als ein besonderer Körper betrachtet. In Wirklichkeit ist er weitgehend identisch mit dem aus Strophanthus gratus gewonnenen, gleichfalls krystallisierten g-Strophanthin. ARNAUD glückte außerdem, ähnlich wie ausnahmsweise CATILLON, auch aus Kombé ein krystallisiertes Strophanthin zu gewinnen. Die Darstellung dieses Körpers im Großen ist auch heute noch ein Problem, das aber mehr chemische als therapeutische Bedeutung hat.

Im weiteren Verlauf entbrannte ein Streit über die von den einzelnen Autoren verwandten Samenarten. Ein interessantes Resultat desselben ist die einwandfreie Feststellung GILGS, daß FRASER nicht, wie er glaubte, Strophanthus hispidus, sondern Strophanthus kombé in Händen hatte.

Die Geschichte der Strophanthingewinnung findet ihren Abschluß in dem großen Wurfe SCHMIEDEBERGS, als er das Strophanthin und alle anderen Glykoside von gleicher Grundwirkung in die Gruppe der Digitaliskörper zusammenfaßte. Bei aller Verschiedenheit der einzelnen Strophanthine unter sich und gegenüber den übrigen Digitaliskörpern im engeren (Digitoxin, Gitalin, Digitalein) und weiteren Sinn (Adonigin aus Adonis vernalis, Scillaren aus Scilla maritima, Convallamarin aus Convallaria majalis usw.) muß daran festgehalten werden, daß alle hierher gehörigen Körper pharmakologisch identisch sind. Den chemischen Beweis dafür hat, wie wir in dem Kapitel Chemismus sehen werden, WINDAUS erbracht.

Literatur.

ARNAUD: (1) Sur la matière cristallisée active des flèches empoisonnées de Çomalis, extraite du bois Ouabaïo. C. r. Acad. Sci. Paris **106**, 1011 (1888) — (2) Sur la composition élémentaire de la Strophanthine cristallisée, extraite du Stroph. kombé. C. r. Acad. Sci. Paris **107**, 179 (1888) — (3) Sur la matière cristallisée active, extraite des semences du Strophanthus glabre de Gabon. C. r. Acad. Sci. Paris **107**, 1162 (1888) — (4) Recherches sur l'ouabaïne et Sur les produits de dédoublement de l'ouabaïne par hydrolyse. C. r. Acad. Sci. Paris **126**, 346, 1208 (1898).

CATILLON, BLONDEL: (1) Étude chimique du strophanthus. Soc. de Thérap. J. Pharmacie V. s. **17**, 220 (1888) — (2) Sur les graines de Strophanthus. Soc. de Thérap. J. Pharmacie, V. s. **17**, 334 (1888) — (3) Étude chimique du Strophanthus. Soc. de Thérap. J. Pharmacie, V. s. **19**, 86 (1889).

DESCANDOLLE, PYRAMUS DE: nach DESFONTAINES: Extrait d'un mémoire du citoyen Descandolle, sur le genre Strophanthus. Ann. Mus. Hist. natur. **1** XI, 408 (1802).

FAGGE, H., and STEVENSON: Application of physiological tests for certain organic poisons. Proc. roy. Soc. Lond. **14**, 274 (1865). — FRASER, THOMAS R.: (1) On the kombé arrow poison of Africa. Proc. roy. Soc. Edinburgh **7**, 99 (1869/70) — (2) On the kombé arrow poison. J. Anat. a. Physiol. **7**, 140 (1872) — (3) The action and uses of digitalis and its substitutes, with special reference to strophanthus. Brit. med. J. **11**, 904 (1885) — (4) Strophanthus hispidus: its natural history, chemistry, and pharmacology. Trans. roy. Soc. Edinburgh **35** IV, 955 (1890); **36** II, 343 (1891) — FRASER and A. TH. MACKENZIE: (5) Strophanthus sarmentosus. Trans. roy. Soc. Edinburgh **47** II, 341 (1910).

GILG, E., H. THOMS and H. SCHEDEL: Die Strophanthusfrage vom botanisch-pharmakognostischen, chemischen und pharmakologisch-klinischen Standpunkt. Berlin 1904.

HARDY, E., et N. GALLOIS: Sur le principe actif du Strophanthus hispidus ou Inée. C. r. Acad. Sci. Paris **84**, 261 (1877) — J. de Pharmacie, IV. s. **25**, 177 (1877).

LIVINGSTONE, DAVID, and CHARLES: Narrative of an expedition to the Zambesi and its tributaries and of the discovery of the lakes Shirwa and Nyassa 1858—1864. S. 465—467. London: John Murray 1865.

PÉLIKAN: Sur un nouveau poison du coeur provenant de l'Inée ou Ouage, et employé au Gabon (Afrique Occidentale) comme poison des flèches. C. r. Acad. Sci. Paris **60**, 1209 (1865). — POLAILLON et CARVILLE: Étude physiologique sur les effets toxiques de l'inée poison des Pahouins (Gabon). Arch. de Phys. **4**, 523, 680 (1871/72).

SCHMIEDEBERG, O.: Beitrag zur Kenntnis der pharmakologischen Gruppe der Digitalis. Arch. f. exper. Path. **16**, 149 (1883).

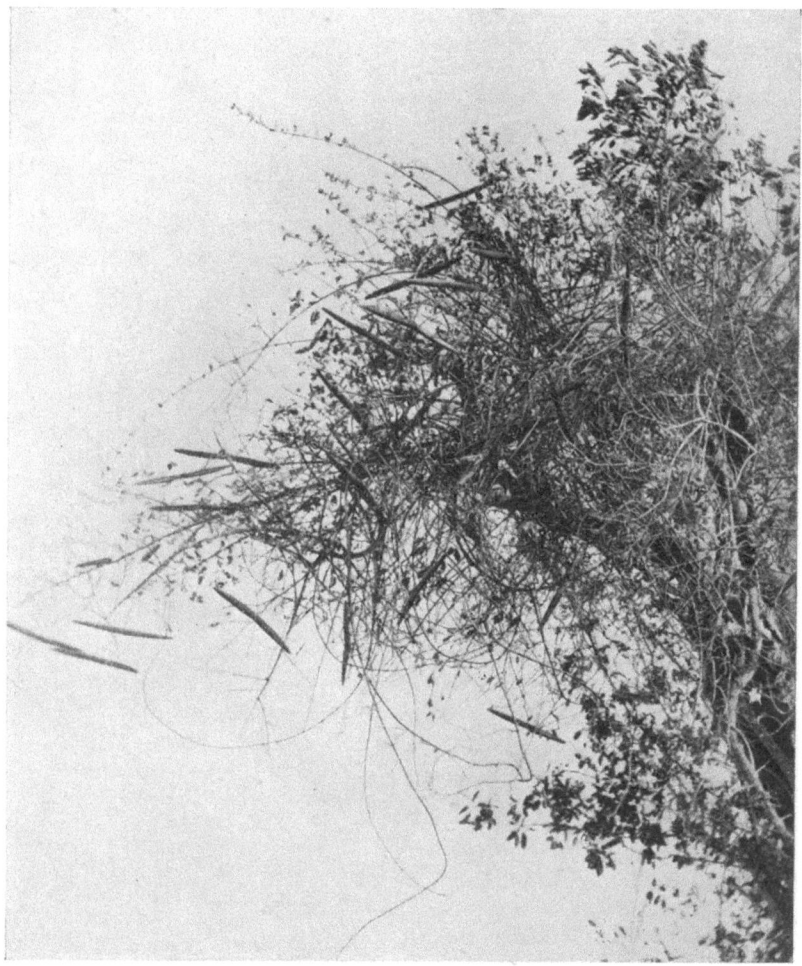

Abb. 1 zeigt die Strophanthuspflanze, wie sie ähnlich der wilden Rebe an einem Baum des Urwaldes der Gambia-Kolonie emporklettert. Sie zeigt zahlreiche Früchte (sogen. Doppelfollikel) und weniger deutlich einige Blüten. Diese erscheinen um die gleiche Zeit, wenn die Follikel des Vorjahres sich der Reife nähern, im April. Photographie von Dr. EVERETT DUTTON, im April 1903 nach der Natur aufgenommen.

B. Botanik des Strophanthins.

Aus den in der Mitte des 19. Jahrhunderts bekannten elf Arten der Gattung Strophanthus, die A. DE CANDOLLE — ein Nachfahre jenes oben erwähnten ersten Beschreibers der Pflanze — in seiner im Jahre 1844 erschienenen Arbeit zusammenstellte, waren im Jahre 1887 schon achtzehn geworden (REBER). 1892 zählte PAX fünfundzwanzig, 1893 FRANCHET fünfunddreißig, und im Jahre 1903 hat GILG, der sich besonders eingehend mit Strophanthus beschäftigte, über nicht weniger als dreiundvierzig Arten berichtet. Er rechnete damit, daß diese Zahl sich nicht wesentlich mehr vergrößern würde. Auf seine Lehren stützt sich unsere Darstellung.

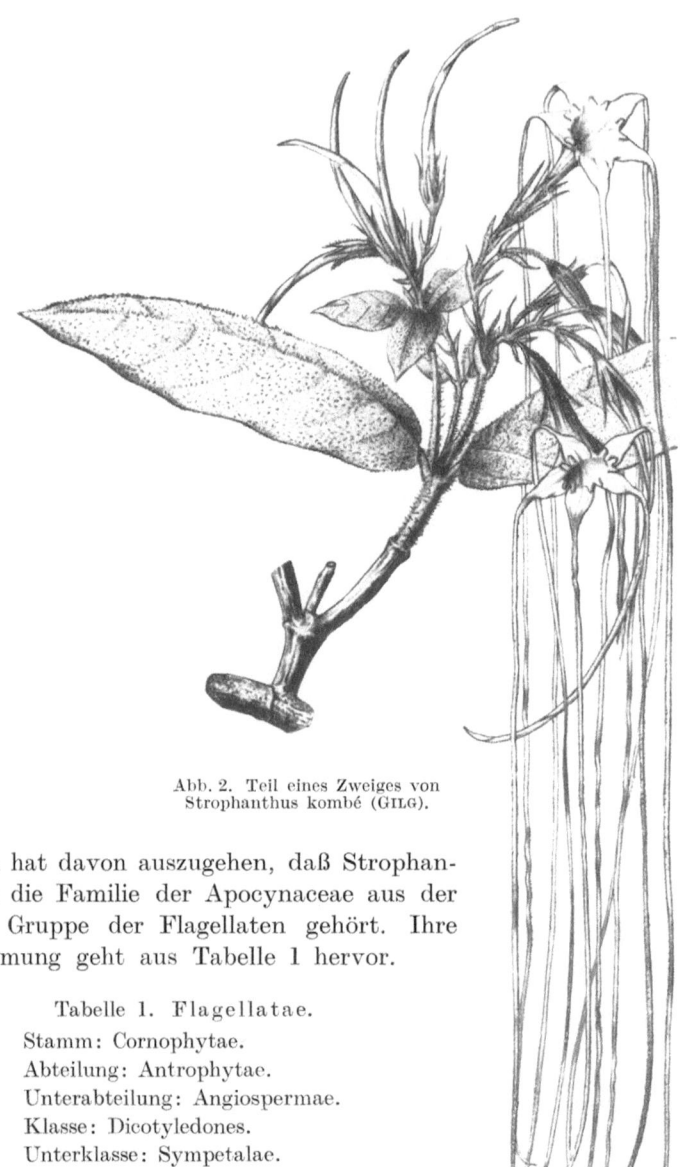

Abb. 2. Teil eines Zweiges von Strophanthus kombé (GILG).

Man hat davon auszugehen, daß Strophanthus in die Familie der Apocynaceae aus der großen Gruppe der Flagellaten gehört. Ihre Abstammung geht aus Tabelle 1 hervor.

Tabelle 1. Flagellatae.
Stamm: Cornophytae.
Abteilung: Antrophytae.
Unterabteilung: Angiospermae.
Klasse: Dicotyledones.
Unterklasse: Sympetalae.
Reihe: Contortae.
Familie: Apocynaceae.
Gattung: Strophanthus.

Die Stammpflanze der verschiedenen Strophanthusarten kennen die Botaniker anscheinend noch nicht. GILG gibt folgende Gruppen (Sektionen) der von ihm beschriebenen 43 Arten nach ihrem Standort an:

Tabelle 2.

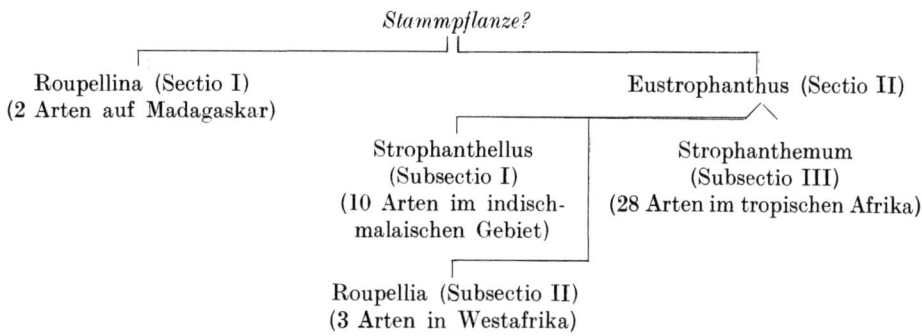

Die verschiedenen Strophanthusarten verteilen sich auf die in Tabelle 2 skizzierten Sektionen und Untersektionen (gleichfalls nach GILG) in folgender Weise:

Tabelle 3.

Sectio I. *Roupellina.*
 1. Stroph. Boivini.
 2. ,, Grevei

Sectio II. *Eustrophanthus Pax.*

Subsectio I. *Strophanthellus.*
 3. Stroph. singaporianus.
 4. ,, Wightianus.
 5. ,, Jackianus.
 6. ,, Pierrei.
 7. ,, caudatus.
 8. ,, longicaudatus.
 9. ,, divaricatus.
 10. ,, Wallickii.
 11. ,, Courningii.
 12. ,, puberulus.

Subsectio II. *Roupellia.*
 13. Stroph. *gratus.*
 14. ,, Thollonii.
 15. ,, gardeniiflorus.

Subsectio III. *Strophanthemum Gilg.*
 16. Stroph. Welwitschii.
 17. ,, Courmontii.

 18. Stroph. gracilis.
 19. ,, Preussii.
 20. ,, Barteri.
 21. ,, Dewevrei.
 22. ,, Wildemanianus.
 23. ,, Arnoldianus.
 24. ,, mirabilis.
 25. ,, erythroleucus.
 26. ,, parviflorus.
 27. ,, grandiflorus.
 28. ,, sarmentosus.
 29. ,, intermedius.
 30. ,, Demeusei.
 31. ,, Congoënsis.
 32. ,, amboënsis.
 33. ,, Petersianus.
 34. ,, speciosus.
 35. ,, Ledienii.
 36. ,, *hispidus.*
 37. ,, *kombé.*
 38. ,, Bullenianus.
 39. ,, Schlechteri.
 40. ,, holosericeus.
 41. ,, Nicholonii.
 42. ,, Eminii.
 43. ,, Schuchardtii.

Danach entstammen die wichtigsten Strophanthine verschiedenen Subsektionen des Eustrophanthus, und zwar das Gratus-Strophanthin der Subsektion Roupellia aus Westafrika und das Hispidus- und Kombé-Strophanthin der Subsektion Strophanthemum aus dem tropischen Afrika.

Alle Strophanthusarten sind Kletterpflanzen (Lianen), die im Urwald ihrer Natur treu bleiben, dagegen im Steppengebiet, ihre Lianennatur einbüßend, zum Buschwerk werden können.

Strophanthus Kombé, das Ausgangsprodukt des in Deutschland jetzt am meisten verwandten k-Strophanthins Boehringer, wird über Hamburg ein-

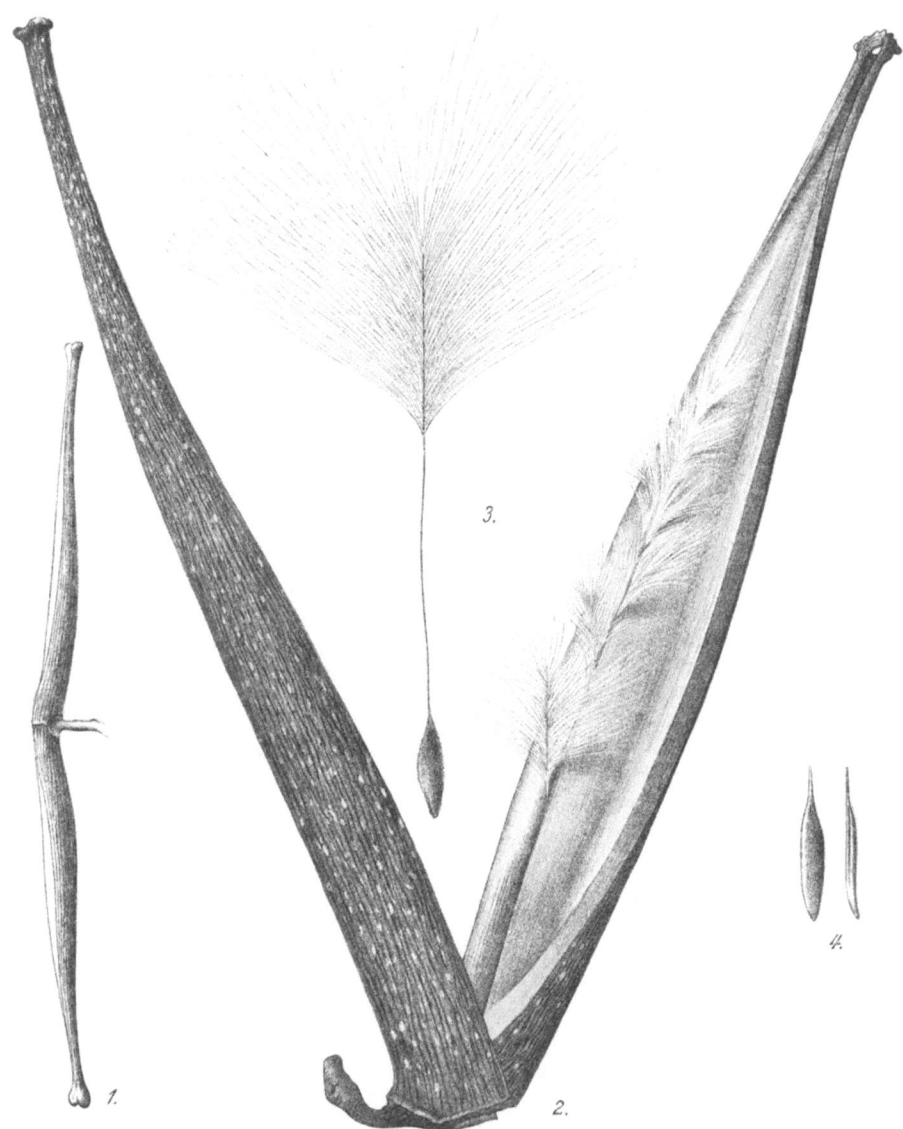

Abb. 3. Follikel und Samen von Strophanthus kombé (FRASER).
1 Doppelfollikel, *2* geplatzter Follikel, *3* Samen mit Schopf, *4* Samen in Auf- und Seitensicht.

geführt und stammt aus dem südlichen Ostafrika und dem Nyassaland, wo es die Eingeborenen mit den verschiedensten Namen belegen: „Kombi", „mtove", „ssongololo". Nach GILG, dessen klassischer Monographie wir auch die hier interessierenden Teile einer Zeichnung entnehmen dürfen, scheinen sich Blätter,

Blüten, Kelche und selbst die geschlossenen Follikel, wenigstens für den Nichtfachmann, nicht wesentlich von denen verwandter Gruppen zu unterscheiden.

Das Charakteristische sind auch hier die gedrehten Fortsätze der Blütenblätter, die entfaltet, 10—20 cm lang werden. Die die Samen enthaltenden Follikel sind 20—25 cm lang, in der Mitte mehr als 2 cm stark, und verdicken sich am Ende. Die Samen selbst sind verhältnismäßig plump, 14—18 mm lang, 3 mm breit, 1,5 mm dick. Ihr Schopfträger ist unbehaart und 4—6 cm lang.

Da bei dem natürlichen Aufspringen der reifen Früchte die Samen mittels der Schopfträger davonfliegen, werden sie schon vor der Reife von den Eingeborenen als Handelsobjekt gesammelt.

Literatur.

CANDOLLE, A. DE: Strophanthus D. C. Prodromus systematis naturalis regni vegetabilis **8**, 417 (1844).

DESCANDOLLE, PYRAMUS DE: nach DESFONTAINES: Extrait d'un mémoire du citoyen Descandolle, sur le genre strophanthus. Ann. Mus. Hist. natur. Paris **1802**, 408.

FRANCHET, M. A.: Sur quelques nouveaux strophanthus de l'herbier du Muséum de Paris. J. de Bot. **7**, 297, 318 (1893).

GILG, E.: Strophanthus. Monographien afrikanischer Pflanzenfamilien und -gattungen. Herausgeg. v. A. ENGLER. Nr 7 u. 8. Leipzig: W. Engelmann 1903.

PAX, FERD.: Über Strophanthus, mit Berücksichtigung der Stammpflanzen des ,,Semen strophanthi". Englers bot. Jb. **15**, 362 (1893).

REBER, R.: Le genre strophanthus et ses qualités thérapeutiques. Progrès méd. **3**, 277, 293, 313 (1887).

C. Pharmakognosie und Pharmazie des Strophanthins.

Da im Mutterland oft keine strenge Trennung der zu exportierenden Samen stattfindet, ergab sich als pharmazeutische Forderung, Differenzierungsmethoden auszubilden. Makroskopisch sind mit Sicherheit nur die Strophanthus gratus-Samen zu erkennen. Für die übrigen bedient man sich der von HELBING entdeckten Schwefelsäureprobe. Sie wird so angestellt, daß die Schnittflächen der Samen mit konzentrierter Schwefelsäure berührt werden. Samen aus der Gruppe von Strophanthus gratus färben sich rot, erst nach Wasserzusatz erfolgt ein Umschlag in grün, während Kombé- und Hispidus-Samen von vornherein die Grünfärbung zeigen (siehe auch HESSEL)[1].

---

[1] Wir durften von der Firma C. F. Boehringer u. Soehne, Mannheim-Waldhof, welcher die älteste und größte Erfahrung haben dürfte, ermitteln, wie sie zur Sicherung des richtigen Materials für ihre Darstellung vorgeht. Zunächst wird an 100 wahllos aus der Gesamtmenge herausgenommenen Samen die Schwefelsäureprobe angestellt. Sie begnügen sich aber damit nicht, sichern sich vielmehr nach Darstellung des Strophanthins noch dadurch, daß sie seinen Gehalt an Strophanthidin feststellen. Nur wenn 90% des von HEFFTER und SACHS aus der chemischen Formel errechneten Strophanthidins erhalten werden, gilt das Ausgangsmaterial für vollwertig. Die Kritik HEFFTERS an der Reinheit des k-Strophanthins ist danach hinfällig geworden, und HEFFTER hat später selbst die Übereinstimmung des Boehringerschen Strophanthins mit dem von ihm dargestellten k-Strophanthin anerkannt. Auch wird das Boehringersche Präparat nicht durch die Feststellungen FÜHNERS betroffen, daß Strophanthinlösungen ungleichmäßige und mit der Zeit sich abschwächende Wirkungen haben. Vorsichtige Sterilisierung und Wahl eines guten Ampullenglases sichern die Gleich-

Die pharmazeutischen Chemiker beschieden sich nicht mit der, wenn auch an sich wertvollen und eindeutigen, aber doch groben Schwefelsäureprüfungsmethode, sondern suchten dieselbe zu verfeinern und zu ergänzen (siehe G. Dragendorff, A. Richaud, H. Baljet).

Zur Illustrierung der aufgewandten Mühe und der Arbeitsrichtung folgt eine Tabelle der Reaktionen, wie sie Reichard aufgestellt hat.

Tabelle 4.

	k-Strophanthin	g-Strophanthin
Einwirkung verdünnter Schwefelsäure	Auflösung zu farbloser Flüssigkeit	Sehr langsam vor sich gehende Lösung der Krystalle
Konz. Schwefelsäure in der Kälte: bei Erhitzen:	Grünfärbung Grünfärbung	Unverändert Grünfärbung
Ammonium-heptamolybdat	in Gegenwart von Wasser völlige Lösung + konz. Schwefelsäure (zum Trockenrückstand) → blaugrün → blau	keine völlige Lösung → direkt blau
Wolframsaures Alkali	Beim Verreiben mit Wasser gelbl. Trockenrückstand + konz. Schwefelsäure → blaugrün + Wärme: Farbe intensiver	do. + konz. Schwefelsäure: ∅
Vanadinsäure (Natriumsalz)	Beim Verreiben mit Wasser gelbl. Trockenrückstand + verdünnte Schwefelsäure: farblose Lösung	do. + konz. Schwefelsäure: Braunfärbung + Wärme → Grünfärbung

Auf diesen Wegen der Ausgangsmaterialprüfung kam Tocco-Tocco (1, 2) zu der wichtigen Feststellung, daß die Samen bei der Aufbewahrung an wirksamer Substanz einbüßen. Er konnte in der Rinde und im Keimling von 12 Jahre alten Kombé-Samen eine Substanz nachweisen, welche bei 30° in 24 Stunden die smaragdgrüne Farbenreaktion von Strophanthin Merck mit 80proz. Schwefelsäure verschwinden läßt. Ließ er eine 0,5proz. Strophanthinlösung mit Endosperm und Schale von Strophanthus kombé-Samen 202 Stunden bei einer Temperatur von 10—30° stehen, so führte diese Lösung innerhalb 36 Stunden nicht mehr zum Herzstillstand, während bei der ohne Zusatz stehengebliebenen Lösung der Herzstillstand in $12^1/_2$ Minuten eintrat. Etwa vorhandene Unterschiede in der Wirksamkeit des Strophanthins führt Tocco-Tocco auf diese in Schale und Endosperm vorhandene Substanz zurück, die sich im Laufe der Zeit gebildet hat. Eine Nachprüfung dieser auch praktisch wichtigen Feststellung und die Erfassung des antagonistischen Körpers scheint noch auszustehen (siehe auch E. Pickering).

---

wertigkeit. Dies hat Führer der Fabrik bestätigt (schriftliche Mitteilung). Auch wir selbst haben bei physiologischen Wertbestimmungen während vieler Jahre den Wirkungswert der Ampulleninhalte immer identisch gefunden.

Literatur.

BALJET, H.: Glucosiden met Digitaliswerking. Eene nieuwe Identitatsreact. Pharmak. Weekbl. v. Neederl. **55**, 457 (1918).

DRAGENDORFF, G.: Beiträge zur gerichtlichen Chemie. Arch. Pharmaz. **234**, 63 (1896).

FÜHNER, H.: Die Strophanthinlösungen des Handels und ihre Wirksamkeit. Dtsch. med. Wschr. **1930**, 1727.

HEFFTER, A.: Sind die Strophanthine des Handels pharmakologisch gleichwertig? Ther. Mh. **23**, 45 (1909). — HEFFTER, A., und F. SACHS: Vergleichende Untersuchungen über Strophanthusglykoside. Biochem. Z. **40**, 83 (1912). — HELBING, H.: Strophanthus. Pharmaz. Ztg **32**, 37 (1887). — HESSEL, E.: Beiträge zur Kenntnis der Bestandteile und Wirkungen der Strophanthusdrogen. Sitzgsber. u. Abh. naturforsch. Ges. Rostock, N. F. **1913**, 137.

PICKERING, E.: Causas de alteracion de las semillas de estrofanto. Gaceta med. espan. Nr VIII, 379 (1928).

REICHARD, C.: Über die Reaktionen des k- und g-Strophanthins bzw. die Unterscheidung dieser Glykoside. Pharmaz. Zentralh. **56**, 159 (1915). — RICHAUD, A.: A propos de l'indification de l'ouabaïne et de la strophanthine. J. Pharmacie **1921**, 72, 164.

TOCCO-TOCCO, LUIGI: (1) Sulle cause che modificano la reacione della strofantina, fraticata facendo agire l'acido solforico, nei semi invecchiati. Arch. internat. Pharmacodynamie **28**, 289 (1923) — (2) Sopra alcune cause capaci di modificare la tossicità della strofantina. Arch. Farmacol. sper. **39**, 1 (1925).

D. Chemie des Strophanthins.

Die im Jahre 1870 in den Proc. roy. Soc. Edinburgh erschienene Arbeit FRASERS (1) gab den Auftakt zu einer nun fast 65 Jahre währenden Bearbeitung der Chemie des Strophanthusgiftes.

In Anlehnung an jene Untersuchungen über die Zugehörigkeit des Strophanthins zur Klasse der Glykoside, jener eigentümlichen, in großer Zahl in der Natur vorkommenden ätherartigen Verbindungen der Zucker mit hydroxylhaltigen anderen Verbindungen, haben sich vor allem HARDY und GALLOIS, CATILLON (1, 2, 3), ARNAUD (1, 2, 3, 4, 5), THOMS (1, 2, 3, 4, 5), FEIST sowie KOHN und KULISCH mit der weiteren Isolierung und Aufklärung dieses Körpers befaßt.

Leider ist die Verwertung der von den älteren Verfassern erhobenen Befunde zum Teil sehr schwierig, da sie mit verschiedenem Ausgangsmaterial arbeiteten und häufig dieses nicht oder nur ungenügend beschrieben haben (s. hierzu HEFFTER und SACHS). Zum Teil war die Trennung der einzelnen Strophanthusarten noch nicht möglich, zum Teil stand das Fehlen einheitlicher Nomenklatur im Wege.

Als erster rang FEIST um Klarheit und stellte das von FRASER und ihm bearbeitete (von Boehringer gelieferte) Strophanthin allen anderen gegenüber, die er als Pseudostrophanthine zusammenfaßte. Wenn sich auch diese Differenzierung nicht als richtig erwies, so machte sie doch den Weg frei für die erfolgreiche Zusammenarbeit des Botanikers GILG und des Pharmazeuten THOMS (3). Durch sie kam die endgültige Unterscheidung der Strophanthine nach ihren Ausgangsmaterial in k-, g-, h-Strophanthin, die in die Weltliteratur eingegangen ist, und wurden die großen analytischen Strophanthinforschungen erleichtert, die einen ungewöhnlichen Umfang angenommen haben und in denen WINDAUS und vor allem JACOBS durch ihre Studien über den Feinbau des Strophanthinmoleküls die Führung haben.

Tabelle 5.

	Ouabaïne (krystallisiert)	k-Strophanthin (krystallisiert)	k-Strophanthin (amorph)	h-Strophanthin (krystallisiert?)	h-Strophanthin (amorph)
Autoren	Catillon (1887) Arnaud (1888) Arnaud (1898) Thoms (1904)	Catillon (1887) Arnaud (1888) Thoms (1904) Heffter u. Sachs (1912) Brauns u. Closson 1914	Heffter u. Sachs (1912)	Kohn u. Kulisch (1898)	Catillon (1887) Arnaud (1888) Thoms (1904) Heffter u. Sachs (1912)
Fabrikmäßige Darstellung	Catillon Nativelle Merck Chem. F. Güstrow		Boehringer Burrough u. Wellcome Gehe Merck Parke u. Davis		
Krystallisationsform	quadratische Tafeln	prismatische Nadeln, die oft sternförmig gruppiert sind	amorph	mikrokrystallinisch	amorph
Reaktion	neutral	neutral	sauer		sauer
Färbung bei Schwefelsäurezusatz	rosa oder rot	sofortige Grünfärbung	sofortige Grünfärbung	rot, dann grün	Grünfärbung, nicht sofort
Schmelzpunkt des dehydrierten Produktes	185° (A.) 187—188° (T.)	165° (A.) 177—181° (H. u. S.) 178—179° (B. u. C.)	170° (H. u. S.) 180° (B. u. C.)	179° (K. u. K.)	Schmelzpunkt oberhalb 190°
Löslichkeit in Wasser in Prozenten	bei 8°: 0,66 (A.) „ ?: 1,0 (T.) „ 18°: 2,5 (A.) „ 20°: 2,20 (C.) „ 30°: 1,57 (A.) „ 50°: 6,50 (A.)	bei 18°: 1,99 „ 18°: 2,32 (A.) „ gew. Temp.: 2,5 (C.) „ 100°: 6,6 (A.)	sehr viel löslicher als krystallisiertes k-Strophanthin		
Drehungsvermögen in wässeriger Lösung	linksdrehend 30,8° (T.) 1 proz. Lsg. 30,6° (A.) 1 proz. Lsg. 33,8° (A.) 6 proz. Lsg.	rechtsdrehend 28,7° (B. u. C.) 0,8 proz. Lsg. 28,72° (H. u. S.) 1,95 proz. Lsg. 30° (A.) 2,3 proz. Lsg.	rechtsdrehend 11,87° (H. u. S.) 8,57 proz. Lsg. 20,6° (B. u. C.) 1,6 proz. Lsg. 12,65° (Merck) 5 proz. Lsg.	inaktiv oder schwach linksdrehend (K. u. K.)	rechtsdrehend 13,9° (H. u. S.) 3,48 proz. Lsg.

Tabelle 6.

Lfde. Nr.	Glykosid			Genin		Zuckerkomponente		Bemerkungen
	Bezeichnung	Vorkommen	Summenformel	Bezeichnung	Summenformel	Bezeichnung	Summenformel	
1	Cymarin	Apocynum cannabinum	$C_{30}H_{44}O_9$	Cymarigenin = Strophanthidin	$C_{23}H_{32}O_6$	Cymarose	$C_7H_{14}O_4$	
2	Oleandrin	Nerium oleander	$C_{30}H_{44}O_9$	Oleandrigenin = Gitoxigenin	$C_{23}H_{34}O_5$	Digitalose (?)	$C_7H_{14}O_5$	
3	Periplocin	Periploga graeca	$C_{30}H_{46}O_8$	Periplogenin = Periplocymarigenin	$C_{23}H_{34}O_5$	Cymarose	$C_7H_{14}O_4$	
4	Sarmentocymarin	Strophanthus sarmentosus	$C_{30}H_{46}O_8$	Sarmentocymarigenin	$C_{23}H_{34}O_5$	Cymarose	$C_7H_{14}O_4$	
5	Ouabaïn = g-Strophanthin	Acocanthera ouabaïo und Strophanthus gratus	$C_{29}H_{44}O_{12}$	Strophanthidin	$C_{23}H_{32}O_6$	Rhamnose	$C_6H_{12}O_5$	
6	k-Strophanthin	Strophanthus kombé	$C_{36}H_{54}O_{14}$	Strophanthidin	$C_{23}H_{32}O_6$	Cymarose + Glykose	$C_7H_{14}O_4$ + $C_6H_{12}O_6$	
7	Gitalin	Digitalis purpurea	$C_{35}H_{56}O_{12}$	Gitoxigeninhydrat	$C_{23}H_{36}O_6$	2 Mol Digitoxose	$2(C_6H_{12}O_4)$	
8	Digitalinum verum	do.	$C_{36}H_{56}O_{14}$	Gitoxigenin	$C_{23}H_{34}O_5$	Digitalose + Glykose	$C_7H_{14}O_5$ + $C_6H_{12}O_6$	
9	Digitoxin	do.	$C_{41}H_{64}O_{13}$	Digitoxigenin	$C_{23}H_{34}O_4$	3 Mol Digitoxose	$3(C_6H_{12}O_4)$	
10	Purpureaglykosid A	do.	$C_{47}H_{74}O_{18}$	Digitoxigenin	$C_{23}H_{34}O_4$	3 Mol Digitoxose + Glykose	$3(C_6H_{12}O_4)$ + $C_6H_{12}O_6$	
11	Gitoxin	do.	$C_{41}H_{64}O_{14}$	Gitoxigenin	$C_{23}H_{34}O_5$	3 Mol Digitoxose	$3(C_6H_{12}O_4)$	
12	Digoxin	Digitalis lanata	$C_{41}H_{64}O_{14}$	Digoxigenin	$C_{23}H_{34}O_5$	3 Mol Digitoxose	$3(C_6H_{12}O_4)$	
13	Digilanid A	do.	$C_{49}H_{76}O_{19}$ (H_2O)	Digitoxigenin	$C_{23}H_{34}O_4$	3 Mol Digitoxose + Glykose	$3(C_6H_{12}O_4)$ + $C_6H_{12}O_6$	+ Essigsäure $(C_2H_4O_2)$
14	Digilanid B	do.	$C_{49}H_{76}O_{20}$	Gitoxigenin	$C_{23}H_{34}O_5$	do.	do.	do.
15	Digilanid C	do.	$C_{49}H_{76}O_{20}$	Digoxigenin	$C_{23}H_{34}O_5$	do.	do.	do.
16	Scillaren	Scilla maritima	$C_{36}H_{52}O_{12}$	Scillaridin	$C_{24}H_{33}O_3$	Rhamnose + Glykose	$C_6H_{12}O_5$ + $C_6H_{12}O_6$	

Das Strophanthin teilt den Glykosidcharakter mit allen anderen Körpern der Digitalisgruppe. Für diese Glykoside gilt als Schema ihrer hydrolytischen Spaltung die Formel:

$$R_z - O - R_g + H_2O = R_z - OH + R_g - OH,$$

wobei R_z die Zuckerkomponente und R_g die Giftkomponente oder das Genin (= Aglykon) ist. Die Giftkomponente der Strophanthine ist immer die gleiche und unterscheidet sich, worauf wir noch zurückkommen, nur wenig von den R_g der übrigen Digitalisglykoside; variabel ist dagegen die Zuckerkomponente. Ihre qualitativen und quantitativen Unterschiede im Molekül der verschiedenen Strophanthinarten erklärt deren wechselnde physikalische Eigenschaften, besonders ihre verschiedene Krystallisationsfähigkeit. Zur Illustrierung dient eine mit Erlaubnis des Autors M. TIFFENAU seiner Arbeit entnommene Tabelle (Tab. 5).

Die größte Beachtung unter diesen physikalisch-chemischen Differenzen hat man der Frage zugewandt, ob die Strophanthine amorphe oder krystallinische Körper waren. Die Pharmakologen pflegten, in der unrichtigen Annahme der Inkonstanz der Wirkung der amorphen Körper, die krystallinischen Körper höher zu bewerten, während die Chemiker, allerdings von anderen Gesichtspunkten aus, die amorphen Strophanthine als Glykoside höherer Ordnung bezeichnen. Sie enthalten außer einem spezifischen Zucker noch wechselnde Glykosemengen in ätherartiger Verknüpfung. Aus der Nichtbeachtung dieser Unterschiede erklären sich auch die Differenzen der früheren Untersuchungen.

Um zu einer richtigen Vorstellung vom Digitalischarakter der Strophanthine zu kommen, reihen wir sie in eine tabellarische Zusammenfassung der verschiedenen Summenformen, Genine und Zuckerkomponenten der einzelnen Körper dieser Gruppe ein (Tab. 6).

Die für jedes einzelne der Strophanthine spezifische Zuckerkomponente ist teils die Strophanthobiose, ein Dissaccharid, bestehend aus einem Mol Glykose und einem Mol Cymarose (einem Methyläther des Digitaliszuckers, der Digitoxose) — so beim k-Strophanthin —, und teils die Rhamnose (eine Methylpentose) — so beim g-Strophanthin.

Die Verschiedenartigkeit der Zuckerkomponenten bei allen Digitaliskörpern, nicht nur den Strophanthinen, springt in die Augen. Sie hat eine große praktische Bedeutung, denn offenbar ist die Art des Zuckers von ausschlaggebendem Einfluß auf die verschiedene Löslichkeit. So sind die glykosehaltigen durch besonders ausgeprägte Wasserlöslichkeit ausgezeichnet; in erster Linie das k-Strophanthin. Aus denselben Gründen ist andererseits g-Strophanthin schwerer wasserlöslich; es enthält eben nur die Rhamnose als Zuckerkomponente. Von dieser Erkenntnis kommt man auch zum Verständnis der ungemein gegensätzlichen Löslichkeitsverhältnisse wichtiger Digitalisglykoside im engeren Sinne. Dem fast wasserunlöslichen Digitoxin fehlt die Glykose, deren Vorhandensein dem Digitalinum verum eine, wenn auch bedingte, so doch viel höhere Wasserlöslichkeit sichert.

Als einen weiteren großen Fortschritt auf dem Gebiete des Digitalisschemismus müssen wir den Nachweis ansehen, daß die Aglykone aller pharmakologisch nahe verwandten Körper nahezu identisch sind. Was sofort auffällt: Sie haben alle, mit Ausnahme des Scillaridins, 23 Kohlenstoffatome; auch die Genine, die STOLL und KREIS aus den kürzlich von ihnen dargestellten Digilaniden (aus Digitalis lanata) gewonnen haben. Danach darf nicht länger mehr ein künstlicher Gegensatz zwischen Strophanthin und Digitalis konstruiert werden, wie dies entgegen der pharmakologischen Lehre seit SCHMIEDEBERG immer noch üblich ist. Die tropische Schlingpflanze und der mitteleuropäische Fingerhut sind durch ihr wirksames Prinzip nicht nur biologisch, sondern auch chemisch Repräsentanten ein und derselben Gruppe. Noch nach einer anderen Richtung zeigt sich die Verwandtschaft der Digitalisglykoside. Es ist von WINDAUS und JACOBS nachgewiesen, daß ihre Genine nahe Beziehungen zu den Cholesterinen und den Gallensäuren haben.

Wir können uns nicht versagen, auch noch die jüngsten Resultate der weiteren chemischen Analyse der Genine, ihre gleiche und gegensätzliche Konstruktion anzureihen.

Tabelle 7[1].

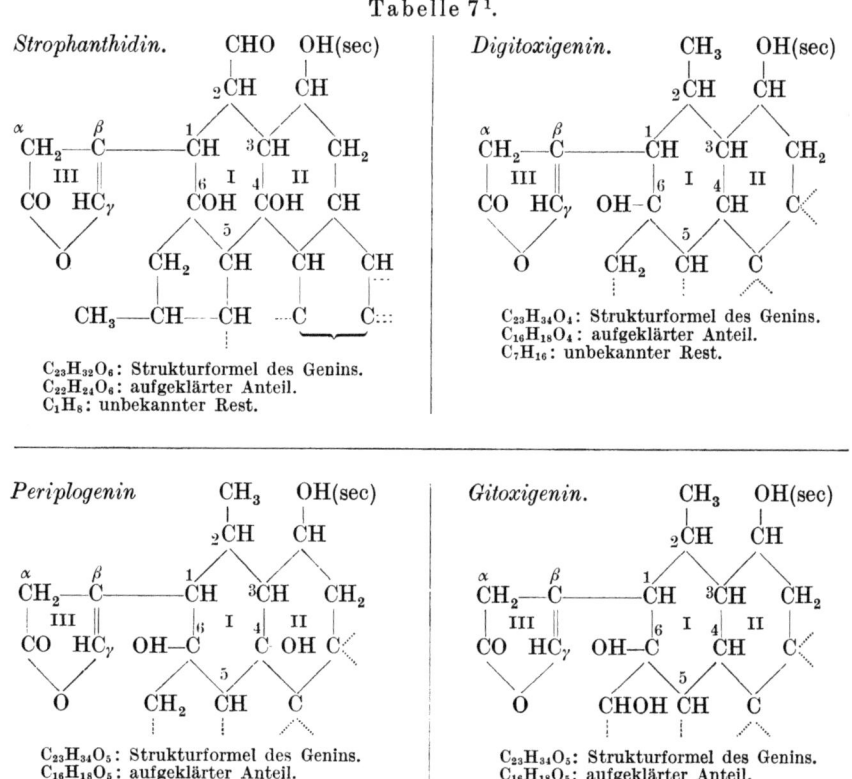

Aus den Arbeiten von JACOBS geht hervor, daß das den Geninen *gemeinsame* Grundgerüst ein tetracyclisches System ist. Die an diesem Gerüst befindliche (in Ring II mit sec bezeichnete) sekundäre Hydroxylgruppe ist mit hoher Wahrscheinlichkeit in jedem Falle die Stelle der glykosidischen Verknüpfung des Genins mit dem Zucker. Gemeinsam ist ferner ein Oxylactonring (III), entstanden aus einer Alkoholsäure durch Wasserabspaltung und Ringschluß,

---

[1] Die Formeln sind aus verschiedenen neueren Arbeiten, vor allen von JACOBS, zusammengestellt.

sowie eine zwischen dem β- und γ-C-Atom befindliche Doppelbindung; dieser Ring und die Brücke zum Zucker am Ring II sind die empfindlichsten Stellen im ganzen Molekül des Strophanthidins.

Auf *Unterschiede* im Geninaufbau stößt man nur bei Ring I. So trägt das Strophanthidin am C-Atom 2 des Ringes I eine Aldehydgruppe, während die übrigen Genine (wahrscheinlich mit Ausnahme des Antiarins) an gleicher Stelle methyliert sind. Auch Zahl und Stellung der an Ring I befindlichen Hydroxylgruppen variieren.

Die vorstehende Tabelle gibt Auskunft darüber, daß bei den vier Geninen neben dem aufgezeichneten charakteristischen Formelanteil noch ein Rest besteht, der noch nicht aufgeklärt ist. Das gleiche dürfte bei allen Geninen der Fall sein, deren Summenformel auf Tabelle 6 wiedergegeben ist.

Es will scheinen, daß diese theoretische Aufklärung auch die praktische Bedeutung hat, die geringe Haltbarkeit der Digitalisinfuse verständlich zu machen. Sie hängt mit der starken Empfindlichkeit der Oxylactonringe und mit der der Ätherbrücke an der sekundären OH-Gruppe zusammen. Auch die Wirksamkeitsabnahme von Strophanthinlösungen, wie man sie früher zu Laboratoriumszwecken gemacht und in großen Gläsern aufbewahrt hatte, findet auf diesem Wege ihre Deutung.

WINDAUS und HERMANNS konnten in Gemeinschaft mit W. STRAUB (2) für Cymarin und einige Derivate zeigen, wie die Integrität des Lactonrings für die Konstanz der Wirksamkeit von ausschlaggebender Bedeutung ist; alkalische oder saure Agenzien führen zur Sprengung des Lactonringes bzw. der Ätherbrücke mit nachfolgender Isomerisation und damit Inaktivierung. Die interessanten Resultate dieser Arbeiten, die einen lehrreichen Beitrag zu der so oft gestellten Frage nach dem Zusammenhang zwischen Konstitution und Wirkung liefern, sind in Tabelle 8 zusammengestellt.

Tabelle 8.

	Substanz	Wirksame Dosis pro Gramm Frosch
1	*Cymarin* (unverändertes Glykosid)	0,0008 mg
2	*Cymarigenin* (Aglykon durch Hydrolyse des Cymarins erhalten)	0,0025 mg
3	*Cymarinsäure* (alkalische Lactonringsprengung am intakten Glykosid)	0,420 mg
4	*Isocymarigenin* (alkalische Lactonringsprengung am Aglykon und Isomerisation durch Säure)	unwirksam
5	*Benzoylcymarigenin* (Ester, nicht Äther des Genins)	0,025 mg

Bei 3 und 4 ist die spezifische Froschherzwirkung durch Sprengung des Lactonringes (III) vermindert oder aufgehoben, bei 5 durch Ersatz der Ätherbindung des Zuckers durch Esterbildung.

Auch für die in Ampullen aufbewahrte Lösung konnten R. L. LEVY und GLENN E. CULLEN Wirkungsabnahme nachweisen und führen dies darauf zurück, daß das Glas bei der Erhitzung im Autoklaven erhebliche Mengen von Alkali abgibt, so daß die Reaktion des destillierten Wassers von $p_H = 6$ auf $p_H = 9$ ansteigt. Auf diese Weise können Lösungen von Strophanthin biologisch unwirksam gemacht werden. Die Autoren schlagen deshalb vor, Strophanthinlösungen herzustellen, die mit einer Phosphatlösung $p_H = 7$ zubereitet und in Ampullen aus Hartglas verpackt sind. Zu ähnlichen Ergebnissen kam HOLSTE, der die Wirksamkeitsabnahme der Ampullenlösung auf Enzyme (Glykosidasen) und Alkaliabgabe zurückführt.

Man sieht daraus, wie wichtig es ist, daß die das Strophanthin darstellende Fabrik die Herstellung der Ampullen selbst übernimmt, wie es die Fa. Boehringer von Anfang an getan und damit erreicht hat, daß die unveränderte Haltbarkeit ihres Präparates durch Jahre garantiert ist.

Literatur.

ARNAUD: (1) Sur la matière cristallisée active des flèches empoisonnées de Çomalis, extraite du bois d'Ouabaïo. C. r. Acad. Sci. Paris **106**, 1011 (1888) — (2) Sur la composition élémentaire de la strophanthine cristallisée, extraite du stroph. kombé. C. r. Acad. Sci. Paris **107**, 179 (1888) — (3) Sur la matière cristallisée active, extraite des semences du strophanthus glabre de Gabon. C. r. Acad. Sci. Paris **107**, 1162 (1888) — (4) Recherches sur l'Ouabaïne. C. r. Acad. Sci. Paris **126**, 346 (1898) — (5) Sur les produits de dédoublement de l'ouabaïne par hydrolyse. C. r. Acad. Sci. Paris **126**, 1208 (1898).

BRAUNS, D. H., und O. E. CLOSSON: Über krystallisiertes Kombé-Strophanthin. Arch. Pharmaz. **252**, 294 (1914).

CATILLON: (1) Étude chimique du strophanthus. Soc. de thérap. J. Pharmacie, V. s. **17**, 220 (1888) — (2) Sur les graines de strophanthus. Soc. de thérap. J. Pharmacie, V. s. **17**, 334 (1888) — (3) Étude chimique du strophanthus. Soc. de thérap. J. Pharmacie, V. s. **19**, 86 (1889). — CLOETTA: Die Darstellung und chemische Zusammensetzung der aktiven Substanzen aus den Digitalisblättern, ihre pharmakologischen und therapeutischen Eigenschaften. Arch. f. exper. Path. **112**, 261 (1926).

FEIST, FR.: Strophanthin und Strophanthidin (1.—4. Mitt.) Ber. dtsch. chem. Ges. **31**, 534 (1898); **33**, 2063, 2069, 2091 (1900) — Apothekerztg **1900**, 467. — FRASER, THOMAS R.: (1) On the kombé arrow poison of Africa. Proc. roy. Soc. Edenburgh **7**, 99 (1869/70) — (2) On the kombé arrow poison. J. of Anat. a. Physiol. **7**, 140 (1872) — (3) The action and uses of digitalis and its substitutes, with special reference to strophanthus. Brit. med. J. **11**, 904 (1885) — (4) Strophanthus hispidus: its natural, history, chemistry and pharmacologie. Trans. roy. Soc. Edinburgh **35** IV, 955 (1890); **36** II, 343 (1891). — FRASER, TH. R., and A. T. MACKENZIE: Strophanthus sarmentosus. Trans. roy. Soc. Edinburgh **47** II, 341 (1910).

GILG, E.: (1) Über einige Strophanthusdrogen. Ber. dtsch. pharmaz. Ges. **12**, 182 (1902) — (2) Die Strophanthusfrage vom botanisch-pharmakognostischen Standpunkt. Ber. dtsch. pharmaz. Ges. **14**, 90 (1904) — (3) Welche Strophanthusart verdient in das deutsche Arzneibuch aufgenommen zu werden? Ber. dtsch. pharmaz. Ges. **18**, 284 (1908). — GLEY, E.: Sur la toxicité comparée de l'ouabaïne et de la strophanthine. C. r. Acad. Sci. Paris **107**, 348 (1888).

HARDY, E., et N. GALLOIS: Sur le principe actif du Strophanthus hispidus ou Inée. C. r. Acad. Sci. Paris **84**, 261 (1877) — J. Pharmacie, IV. s. **25**, 177 (1877). — HEFFTER, A., und F. SACHS: Vergleichende Untersuchungen über Strophanthusglykoside. Biochem. Z. **40**, 83 (1912). — HERZIG, J., und R. SCHÖNBACH: Über die Methylierung von Glykosiden. Mh. Chemie **33**, 673 (1912). — HOLSTE, A.: Zur Strophanthinfrage. Z. f. exper. Path. **19**, H. 2 (1917).

IWANOW: Zur Frage der Herstellung von krystallisiertem Strophanthin. Farmaz. J. **45**, 637 (1906).

JACOBS, W. A., and MICHAEL HEIDELBERGER: (1) Strophanthin I. Strophanthidin. J. of biol. Chem. **54**, 253 (1922). — JACOBS, W. A.: (2) Strophanthin II. J. of biol. Chem. **57**, 553 (1923) — (3) Strophanthin III. J. of biol. Chem. **57**, 569 (1923). — JACOBS, M. A., and A. M. COLLINS: (4) Strophanthin IV. Anhydrostrophanthidin and dianhydrostrophanthidin. J. of biol. Chem. **59**, 713 (1924) — (5) Strophanthin V. The isomerisation and oxydation of isostrophanthidin. J. of biol. Chem. **61**, 387 (1924) — (6) Strophanthin VI. The anhydrostrophanthidins and their behaviour on hydrogenation. J. of biol. Chem. **63**, 123 (1925) — (7) Strophanthin VII. The double bond of Strophanthidin. J. of biol. Chem. **64**, 383 (1925) — (8) Strophanthin VIII. The carbonyle group of Strophanthidin. J. of biol.

Chem. **65**, 491 (1925). — JACOBS, W. A., and A. HOFFMANN: (9) Strophanthin IX. On crystalline kombé strophanthin. J. of biol. Chem. **67**, 609 (1926) — (10) Strophanthin X. On k-Strophanthin-β and other kombé strophanthins. J. of biol. Chem. **69**, 153 (1926). — JACOBS, W. A., and E. L. GUSTUS: (11) Strophanthin XI. The hydroxylgroups of strophanthidin. J. of biol. Chem. **74**, 795 (1927) — (12) Strophanthin XII. The oxydation of trianhydrostrophanthidin. J. of biol. Chem. **74**, 805 (1927) — (13) Strophanthin XIII. Isostrophanthidin and its derivatives. J. of biol. Chem. **74**, 811 (1927) — (14) Strophanthin XIV. Isomerization in the isostrophanthidin series. J. of biol. Chem. **74**, 829 (1927). — JACOBS, W. A., and A. HOFFMANN: (15) Strophanthin XV. Hispidus strophanthin. J. of biol. Chem. **79**, 531 (1928). — JACOBS, W. A., and E. L. GUSTUS: (16) Strophanthin XVI. Degradation in the isostrophanthidin series. J. of biol. Chem. **79**, 549 (1928) — (17) Strophanthin XVII. Dehydration and lactone cleavage in isostrophanthic acid derivates. J. of biol. Chem. **84**, 183 (1929) — (18) Strophanthin XVIII. Allocymarin and allostrophanthidin. An enzymatic isomerization of cymarin and strophanthidin. J. of biol. Chem. **88**, 519 (1930). — JACOBS, W. A., and ELMER E. FLECK: (19) Strophanthin XIX. The dehydrogenation of a strophanthidin and gitoxigenin. Science (N. Y.) **1931**, 133. — JACOBS, W. A., R. C. ELDERFIELD, TH. B. GRAVE and ERNST W. WIGNALL: (20) Strophanthin XX. The conversion of isostrophanthidic acid into the desoxo-derivative. J. of biol. Chem. **91**, 617 (1931). — JACOBS, W. A., and R. C. ELDERFIELD: (21) Strophanthin XXI. The correlation of strophanthidin and periplogenin. J. of biol. Chem. **91**, 625 (1931) — (22) Strophanthin XXII. The correlation of strophanthidin and periplogenin with digitoxigenin and gitoxigenin. J. of biol. Chem. **92**, 313 (1931). — JACOBS, W. A., and E. L. GUSTUS: (23) Strophanthin XXIII. Ring II of strophanthidin and of related aglucones. J. of biol. Chem. **92**, 323 (1931). — JACOBS, W. A., R. C. ELDERFIELD, A. HOFFMANN and TH. B. GRAVE: (24) Strophanthin XXIV. Isomeric hexahydrodianhydrostrophanthidins and their derivatives. J. of biol. Chem. **93**, 127 (1931) — (25) Strophanthin XXV. The allocation of the lactone group of strophanthidin and related aglucones. J. of biol. Chem. **96**, 357 (1932) — (26) Ouabaïn or g-strophanthin. J. of biol. Chem. **96**, 647 (1932) — (27) Strophanthin XXVI. A further study of the dehydrogenation of strophanthidin. J. of biol. Chem. **97**, 57 (1932) — (28) Strophanthin XXVII. Ring III of strophanthidin and related aglucones. J. of biol. Chem. **97**, 727 (1932).

KARSTEN, W.: Über das Vorkommen von Strophanthin, Cholin und Trigonellin in der Wurzel von Stroph. hispidus. Ber. dtsch. chem. Ges. **12**, 241 (1902). — KOHN, L., und V. KULISCH: Zur Kenntnis des Strophanthins. Ber. dtsch. chem. Ges. **31**, 514 (1898) — Sitzgsber. Akad. Wiss. Wien, Math.-naturwiss. Kl. IIb **107**, 437 (1898).

LEVY, R. L., and GLENN E. CULLEN: Deterioration of cryst. strophanthin in aqueous solution. J. of exper. Med. **31**, 267 (1920).

MEYER, A.: Über Semen Strophanti. Arch. Pharmaz. **245**, 351 (1907) — Offiz. Stroph.-Arten. Arch. Pharmaz. **246**, 241 (1908).

PÉDEBIDOU, J.: Étude des toxicités des strophanthines selon les voies d'aministreation. C. r. Acad. Sci. Paris **149**, 306 (1909).

SAMAAN, R.: An experimental study of strophanthus kombé seeds. Amer. J. Pharmacy **91**, 679 (1919). — SCHAUB: Zur Prüfung von Semen Strophanthi. Apothekerztg **23**, 920 (1908). — SIEBURG, E.: Über Strophanthinsäure, ein Saponin aus dem Samen von Strophanthus gratus. Ber. dtsch. pharmaz. Ges. **23**, 278 (1913). — STOLL, A., und W. KREIS: Über genuine Digitalisglykoside. Münch. med. Wschr. **1933 I**, 723. — STRAUB, W.: (1) Quantitative Untersuchungen über den Chemismus der Strophanthinwirkung. Biochem. Z. **28**, 391 (1910) — (2) Chemischer Bau und pharmakologische Wirksamkeit in der Digitalisgruppe. Biochem. Z. **75**, 132 (1916).

THOMS, H.: (1) Über das Vorkommen von Cholin und Trigonellin in Strophanthussamen und über die Darstellung von Strophanthin. Ber. dtsch. chem. Ges. **31**, 271 (1898) — (2) Strophanthin. Apothekerztg **15**, 753 (1900) — (3) Die Strophanthusfrage vom chemischen Standpunkt. Ber. dtsch. pharmaz. Ges. **14**, 104 (1904) — (4) Über Ouabaïn und Strophanthin. Pharmaz. Ztg. **52**, 699 (1907) — (5) Alte und neue Aufgaben der pharamzeutischen Chemie und insbesondere über die biologische Prüfung der Arzneimittel. Ber. dtsch. pharmaz. Ges. **1913**, 462. — THOMS und UNGER: Über k-Strophanthidin. Z. angew. Chem. **37**, 721 (1924). — TIFFENAU, M.: Étude pharmacologique et pharmacodynamique des glycosides strophanthiques: strophanthine et ouabaïne. Bull. Sci. pharmacol. **29**, 68 (1922).

WINDAUS, A., und L. HERMANNS: (1) Über Cymarin, den wirksamen Bestandteil aus Apocynum canabicum. Ber. dtsch. chem. Ges. **48**, 979 (1915) — (2) Über die Verwandtschaft des Cymarins mit anderen Herzgiften des Pflanzenreiches. Ber. dtsch. chem. Ges. **48**, 991 (1915). — WINDAUS, A., G. REVEREY und A. SCHWIEGER: Über Cymarin. Ber. dtsch. chem. Ges. **58**, 1509 (1925). — WINDAUS, A.: Über die Glykoside der Digitalisblätter. Arch. f. exper. Path. **135**, 253 (1928).

E. Pharmakologie des Strophanthins.

Die Wasserlöslichkeit und die von ihr und dem intravenösen Einverleibungsweg abhängige Raschheit des Wirkungseintritts ist der Grund für die Bevorzugung des Strophanthins zum Studium der Digitaliswirkung im Tierexperiment und für seine therapeutische Anwendung. Aber seine Pharmakodynamie bleibt doch nur ein Teilglied der Digitalispharmakologie, die hier nur so weit zur Erörterung stehen soll, als sie für das Verständnis der Strophanthinwirkung am Menschen notwendig ist.

Ein prinzipieller Unterschied der Herzwirkung der Körper aus den verschiedenen Gruppen, der immer wieder als möglich und als wichtiges Problem hingestellt wurde, existiert sicher nicht. Es wurde z. B. früher behauptet, Strophanthin wirke mehr erregend auf den Herzmuskel als pulsverlangsamend auf den Vagus. Das hat sich nicht bestätigt. Ein Herz, das in charakteristischer Weise auf Strophanthin anspricht, reagiert auch auf alle anderen reinen Körper der Gruppe in gleicher Richtung. Solange wir an die therapeutisch maßgebliche Herzwirkung denken, kommen nur quantitative, keine qualitativen Unterschiede in Frage.

Infolgedessen ist unsere Aufgabe, die Theorie der Strophanthinwirkung darzustellen, nur ein Versuch, sie im engsten Zusammenhang mit dem Digitalisproblem zu sehen. Dabei beschränken wir uns sinngemäß auf die Heranziehung derjenigen Tatsachen, die zum Verständnis der Digitaliswirkung auf das kranke menschliche Herz notwendig sind. Es ist ein von der üblichen pharmakologischen Betrachtungsweise abweichender Standpunkt, denn die Pharmakologie hat sich erst in den letzten Jahren mehr dem für die Klinik wichtigen Studium therapeutischer Dosen am pathologisch veränderten Kreislauf zugewandt. Das ist keine Kritik, denn das Verdienst der früheren und jetzigen Generation der Pharmakologen um das Verständnis der Digitaliswirkung ist groß. Es gibt wohl keinen Vertreter des Faches, der nicht daran teilgenommen hat; etwa 5% aller Arbeiten im Archiv für experimentelle Pathologie und Pharmakologie beschäftigen sich ausschließlich mit diesem Thema.

Die Entdeckung der therapeutisch ausschlaggebenden Grundeigenschaften verdanken wir WITHERING, der in seinen Schlußfolgerungen klar ausspricht, daß die erfolgreiche Wirkung bei Wassersucht einhergehe mit einem starken Einfluß des Mittels auf die Bewegung des Herzens, wie es bisher von keiner anderen Medizin beobachtet wurde: „That it has a power over the motion of the heart, to a degree yet unobserved in any other medicine, and that this power may be converted to fatulary ends".

Gestützt auf ingeniöse Beobachtungen am Menschen, ergänzt durch Tierversuche, war es dann TRAUBE, der auf der Grundlage der Entdeckung des regulatorischen Herznervensystems durch die großen Physiologen E. WEBER, LUDWIG und VOLKMANN die Vaguswirkung der Digitalis erkannte.

Diese Beobachtungen wurden zur Wegweisung für die theoretische Forschung, die infolge der verschiedenen Wirkung auf das Kalt- und Warmblüterherz bald die muskuläre Wirkung, bald die vagale in den Vordergrund rückte. Das Froschherz mit seiner relativen Unabhängigkeit vom Vagus ließ die rein muskuläre Digitaliswirkung mehr hervortreten; dagegen zeigte das Digitalisexperiment am Warmblüter die nervösen Einflüsse so stark, daß es verständlich ist, wenn man eine Zeit lang sogar zu der Verirrung kam, daß die Vaguswirkung die wichtigste wäre. In dieser Zeit drang wohl die überholte Vorstellung in die Klinik ein, daß die Digitalis bei der Herzinsuffizienz mit langsamem Puls überhaupt nicht wirke und daher nicht indiziert sei. (SUTHERLAND drückte dies noch vor einigen Jahren so aus: ,,No slowing of the ventricular rate, now benefit from digitalis".) Das Studium des Zusammenwirkens der Herzmuskel- und Vaguswirkung, wie sie täglich sich am kranken Menschen zeigt, blieb den letzten Dezennien vorbehalten.

I. Wirkung des Strophanthins (der Digitalis) auf das Herz.
a) Pharmakologische Grundwirkungen.
1. Wirkung auf den Herzmuskel.

Die Herzmuskelwirkung bleibt die *Digitalisurwirkung*. Sie hat eine systolische und diastolische Komponente. Es ist nicht so, daß unter dem Einfluß der Digitaliskörper — nach einem bekannten Vergleich — der Pfeil nur deshalb weiterfliegt, weil der Bogen straffer gespannt, die Diastole größer wird. An einer gleichzeitigen *primären Beeinflussung der Systole* ist heute nicht mehr zu zweifeln. Lange Zeit waren die Auffassungen führender Pharmakologen in der Frage der Art der systolischen Wirkung divergent. W. STRAUB (2) konnte am Frosch zeigen, daß unter Benutzung eines FRANKschen Manometers durch Digitalis keine Erhöhung der isometrischen Maxima eintritt, d. h. des größtmöglichen Druckanstiegs bei gleichbleibendem Volumen. Dies glaubten GOTTLIEB und MAGNUS (3) durch die Registrierung der Druckschwankungen eines Gummiballons festgestellt zu haben, den sie in ein nach LANGENDORFF isoliertes Katzenherz einlegten. Nach STRAUBS Auffassung, die sich vor allem auch auf die mangelhafte Eignung des zur Bestimmung der isometrischen Druckmaxima verwandten Manometers bezog, ist die Elementarwirkung der Digitaliskörper nicht, wie das am Heidelberger Pharmakologischen Institut angenommen wurde, auf einen größeren Druckanstieg der systolischen Kontraktion zu beziehen, sondern sie ist einzig der Ausdruck einer *Beschleunigung* derselben. Nach DE HEER ist auch die auf die Spannungszunahme folgende Verkürzung des Ventrikels beschleunigt.

In der weiteren Verfolgung des Problems haben dann MAGNUS und SOWTON unter Berücksichtigung der Kritik STRAUBS mit einer verbesserten Druckmessung die Versuche von GOTTLIEB und MAGNUS wiederholt. Sie konnten trotzdem ihre früheren Resultate bestätigen, daß unter isometrischen Bedingungen bei jeder einzelnen Kontraktion eine Erhöhung der Druckwerte eintritt, und daß unter isotonischen Bedingungen, d. h. gleichbleibendem Ventrikelinnendruck die Auswurfmenge (Schlagvolumen) steigt. Es liegen verdienstvolle bestätigende Arbeiten von SANDERS, ISHIDA, SULZER am Froschherzen vor. Man muß daraus auf die primär systolische Wirkung der Digitalis schließen. Die Diskrepanz der Befunde von STRAUB und MAGNUS in bezug auf die Beeinflussung der isometrischen

Maxima erklärt sich nach MAGNUS und SOWTON daraus, daß STRAUB am intakten Kreislauf gearbeitet hat, bei dem der Moment des Übergangs von der isometrischen in die isotonische Kontraktion allein von der Höhe des Aortendrucks bestimmt wird. Da dieser keineswegs jedesmal unter Digitalis steigt, braucht auch das Druckmaximum im Ventrikel nicht zuzunehmen. Aus dem Ausbleiben des Druckanstieges an sich kann deshalb niemals gefolgert werden, daß etwa die Digitalis keine größere Energieentfaltung der Kontraktion bewirke. Das wichtigste aber, auch für das Verständnis der Digitaliswirkung am insuffizienten Herzen, ist, daß die Gegensätzlichkeit der Feststellung von MAGNUS und STRAUB sofort verständlich wird, wenn man berücksichtigt, daß die Versuche STRAUBS am widerstandsfähigen Froschherzen, die von GOTTLIEB, MAGNUS und seinen Schülern ausgeführten Experimente mit dem empfindlicheren und bei der Präparation unvermeidlich geschädigten Säugetierherzen durchgeführt sind. Dafür sprechen auch die Arbeiten von GEIGER und JARISCH und GEIGER und OROSZ, die zeigen konnten, daß Digitalis am durch Calciumentziehung geschädigten Froschherzen die isometrischen Maxima bis zur Norm steigert, nicht aber darüber hinaus.

Zu alledem machen es neuere interessante Versuche wahrscheinlich, daß die systolische Digitaliswirkung nicht einzig darauf beruht, daß bei gleichbleibendem Ausgangsvolumen der Druckanstieg und bei gleichbleibendem Druck die Auswurfsmenge vergrößert wird. Denn BILJSMA und ROESSINGH (1, 2) haben gegenüber früherer Auffassung gezeigt, daß unter Digitalis auch die absolute Herzkraft ansteigt. Ihr Beweis ist allerdings nur ein indirekter und beruht darauf, daß unter dem Einfluß von Digitalis bei Kompression der Aorta das Herz erst bei einem höheren Druck versagt als das unvorbehandelte.

Jüngste und, wie uns scheint, endgültige Nachweise für einen spezifisch systolischen Wirkungsfaktor der Digitalis sehen wir in den Experimenten von WIGGERS und STIMSON. Die amerikanischen Autoren haben sie durch Ausschaltung der diastolischen Wirkung in überzeugender Weise sichergestellt. Sie haben am Ganztier gearbeitet, den Vagus ausgeschaltet, einen gleichmäßigen Rhythmus durch elektrische Reizung der Vorhöfe erzeugt und haben außerdem durch Kompensationsvorrichtungen verstanden, die diastolische Anfangsspannung gleichzuhalten. Dabei kam es auch bei ihnen zu dem eindeutigen Resultat, daß der systolische Druckanstieg erhöht und beschleunigt war.

Damit ist für das klinische Denken gewonnen, daß die Digitalis-Herzwirkung mehr ist als nur eine bessere Ausnutzung der Reservekraft. Das Gesamtergebnis über die *systolische* vom Vagus unabhängige Wirkung kann man dahin zusammenfassen, daß *die isometrischen Maxima und die absolute Kraft des Herzens gesteigert werden können, und daß die Geschwindigkeit der Anspannungs- und Austreibungszeit zunimmt.*

Auch die Kontroverse über die *diastolische Wirknng* ist durch die amerikanischen Arbeiten aus der Welt geschafft.

Die schon von den ersten Digitalisforschern eindeutig gesehene und beschriebene, auch bei Vagusausschaltung (Atropin) persistierende diastolische Wirkung [BOEHM, SCHMIEDEBERG (1), s. auch W. STRAUB (8), ISHIDA, EISMAYER und QUINCKE (1, 2, 3)] wurde auch für das Warmblüterherz angenommen, hier allerdings im wesentlichen als eine Folge der Frequenzverminderung durch Vaguswirkung angesehen. BILJSMA und ROESSINGH (1, 2) gehen sogar so weit, eine diastolische Wirkung ohne Pulsverlangsamung überhaupt zu negieren. Die Berechtigung, die Froschherzbeobachtung einer vom Vagus unabhängigen, also rein muskulären diastolischen Wirkung wenigstens in qualitativer Hinsicht auf das Säugetierherz zu übertragen, ist aus den zahlreichen Untersuchungen, die besonders seit GOTTLIEB und MAGNUS (3) einsetzten, aus den genannten Studien von WIGGERS und STIMSON abzuleiten. Sie konnten nicht nur zeigen, daß unter der Digitaliswirkung die Anfangsfüllung zunimmt, sondern daß auch die Geschwindigkeit der isometrischen Erschlaffung (der sog. Tonusabnahme) bei gleichbleibendem Volumen ansteigt. Daraus wird verständlich, wenn Anfangsfüllung und Anfangsspannung nicht parallel gehen, d. h. die Anfangsspannung gleichbleiben kann, wenn die Anfangsfüllung wächst.

Damit erweist sich die klassische *muskuläre diastolische Digitaliswirkung als Vertiefung der Diastole durch Vergrößerung der Anfangsfüllung, gepaart mit einer Erhöhung der Geschwindigkeit der isometrischen Erschlaffung.*

Es ist wieder das Verdienst STRAUBS (4), das Studium der Digitalismuskelwirkung auch auf den Vorhof ausgedehnt und gezeigt zu haben, daß er wohl gleichsinnig anspricht, aber viel weniger empfindlich ist. Diese für die gesamte Herzwirkung wahrscheinlich prinzipiell sehr wichtige Unterempfindlichkeit der Vorhöfe (sie haben die 10fach höhere toxische Dosis) könnte nach STRAUBS Überlegung durch die von WEARN nachgewiesene verminderte Capillarisierung der Vorhofsmuskulatur mitbedingt sein.

So wenig eine Digitalisdoppelwirkung auf Systole und Diastole nach dem oben angeführten experimentellen Material zu bezweifeln ist, so schwierig ist das Verstehen der Gleichzeitigkeit gegensätzlicher Wirkungen. Seit SCHMIEDEBERG(2) tritt die Frage immer wieder in den Brennpunkt des Interesses. Seine und seiner Schule (JACOBY, WYBAUW, BENEDICENTI) Annahme von der Existenz zweier verschiedenwertiger Muskelschichten und die darauf begründete Lehre, daß die oberflächliche Schicht durch Digitalis in den diastolischen, die innere in den systolischen Zustand versetzt wird, wurde lange verteidigt. Auch HOLSTE (3, 5) sucht noch in den Resultaten WERSCHININS (1, 2) für sie eine Stütze. In einer aus dem GOTTLIEBschen Institut hervorgegangenen Arbeit, welche das Problem von einer anderen Seite anfaßte, hat WERSCHININ nämlich gezeigt, daß die Konzentration der verwandten Digitalislösungen ausschlaggebend ist. Bei höheren Konzentrationen überwiegt die systolische, bei niederen die diastolische Wirkung. Diese Resultate versuchte dann HOLSTE für die SCHMIEDEBERGsche Lehre dadurch zu verwerten, daß er die Geschwindigkeit der Durchdringung des Herzmuskels für den Effekt verantwortlich machte. Strophanthin in Ringerlösung dringe rascher zu der peripheren diastolischen Schicht durch, während Strophanthin in Serumlösung gleicher Konzentration stärker in den systolischen Muskelschichten verankert bleibe. Speziell für die Theorie der Strophanthinwirkung im Gegensatz zur Digitaliswirkung ist an seinen Untersuchungen noch besonders beachtlich, daß er den Strophanthinlösungen gleicher Konzentration ein rascheres Durchdringen des Herzens und damit eine stärkere diastolische Wirkung zutraut als anderen Glykosiden [HOLSTE (6)].

Befriedigend sind seine theoretischen Schlußfolgerungen für die Wirkung auf die verschiedenen Muskelschichten schon deswegen nicht, weil Digitalis bei gleicher Konzentration systolisch *und* diastolisch wirkt. Außerordentlich ansprechend ist die Theorie H. H. MEYERS. Sie geht davon aus, daß Wechsel von Diastole und Systole auf einer doppelten Innervation beruhe, d. h. der Sympathicus die Systole, der Vagus die Diastole fördere. Die Erregungen fließen vom Zentralnervensystem den Sammelganglien des Vagus und Sympathicus dauernd zu, die Abflüsse zur Muskulatur haben jedoch eine automatische Wechselschleusenvorrichtung, die bewirkt, daß immer nur eine Erregung in den Muskel einfließt. Der Digitalis fällt die Aufgabe zu, die Erregbarkeit der im Herzen gelegenen Nervenapparate zu steigern. Nach H. H. MEYER interferieren die gesteigerten Effekte beider Antagonisten nicht, sondern sie alternieren. Ähnlichen Gedankenrichtungen folgt EDENS, nur macht er den ausschlaggebenden Vagus- und Sympathicuseinfluß vom Ionenmilieu abhängig. Dabei geht er von der bekannten Tatsache aus, daß man die Wirkung einer Nervenreizung durch Änderung des Kalium-Calciumverhältnisses umkehren kann. Hierher gehören die interessanten Untersuchungen von PICK, nach dem durch Änderungen des Ionenmilieus eine paradoxe Wirkung des Sympathicus und Vagus ausgelöst werden kann.

Natürlich sind hiermit nicht alle Versuche der Deutung dieses pharmakologischen Rätsels wiedergegeben, aber aus der Zusammenstellung der wichtigsten Theorien wird offensichtlich, daß ihre Lösung durch das Fehlen letzter morphologischer und physiologischer Grundlagen erschwert ist.

Ähnlich ist die Situation beim *Herzmuskelstoffwechsel*. Auch für ihn fehlt die sichere Basis physiologischer Grundanschauung. Wichtige Bausteine haben STARLING und VISCHER geliefert. Sie vermochten zu zeigen, daß unabhängig von der entwickelten mechanischen Energie der Sauerstoffverbrauch des Herzens von der Oberfläche des Herzmuskels abhängig ist. Je größer sie ist, um so höher der Verbrauch. Auch von der Frequenz ist er abhängig — er sinkt bei verringerter Schlagfolge. Hier stößt man auf Beziehungen zu den Untersuchungen von REIN (1, 2), der nachweisen konnte, daß die Durchblutung des Coronarkreislaufs bei gleicher Herzleistung mit sinkender Frequenz abnimmt.

Diese Erkenntnisse werfen Licht auf die bisherigen zum Teil sich widersprechenden pharmakologischen Untersuchungen über den Sauerstoffverbrauch des Herzens unter Digitalis. Wir denken dabei an die Kontroverse zwischen RHODE und OGAWA aus dem pharmakologischen Institut und WEIZSÄCKER-GOTTSCHALK aus der Medizinischen Klinik Heidelbergs. Jene fanden am LANGENDORFF-Herz unter Strophanthin mit steigender Herztätigkeit eine Zunahme des Sauerstoffverbrauchs, diese am Froschherzen eher eine Hemmung [s. a. EISMAYER und QUINCKE (4)]. Am weitesten vorgetrieben wurde die Erkenntnis neuerdings durch GREMELS (3), der unter den Bedingungen kontrollierbarer Funktionsschädigung des Herzens durch Campher und Numal sah, wie unter Strophanthin der Umsatz bei steigender Arbeitsleistung abnahm, der vor Einführung des Mittels bei herabgesetzter Arbeitsleistung angestiegen war — eine eindeutige Feststellung des durch Strophanthin gebesserten Nutzeffektes.

Auch die bis jetzt bekannten Vorgänge des intermediären Stoffwechsels des Herzmuskels, soweit sie zum Studium der Digitaliswirkung verwandt sind, scheinen dies zu bestätigen. RIESSER hat, von den STARLINGschen Untersuchungen ausgehend, nachgewiesen, daß unter physiologischen Bedingungen auch die

Milchsäurebildung ähnlich wie der Sauerstoffverbrauch in Beziehungen zur Oberfläche des Herzmuskels steht. Hierher gehören die Untersuchungen von HAARMANN[1]. Unter ihnen scheint die bedeutendste die zu sein, daß unter Strophanthin mehr Milchsäure auf anaerobem Weg verschwindet als normal. Dies gilt aber nur von therapeutischen Dosen, nicht von toxischen, die gegensätzliche Wirkung entfalten. Wir haben darin einen neuen Beweis für die Wichtigkeit der Dosierung auch im pharmakologischen Experiment.

Das weitere Vordringen in das Gebiet des Digitaliseinflusses auf die stoffwechselchemischen Vorgänge des Herzmuskels vollzieht sich nur langsam. Ansätze sehen wir in der Arbeit von FREY und TIEMANN, die die Phosphorsäureausscheidung des Herzens unter Strophanthin untersuchten.

Auch die Ausnützung der *elektrokardiographischen Methodik* zum Studium der Herzmuskelwirkung der Digitalis hat seit langem eingesetzt. Sie ging zunächst von klinischem Bedürfnis aus. Die bisherigen und zukünftigen pharmakologischen Untersuchungen mit ihr leiten ihre Berechtigung schon daraus ab, daß Veränderungen der T-Zacke mit Veränderungen der Kontraktilität des Herzmuskels in kausalen Zusammenhang gebracht werden. Es scheint einwandfrei festzustehen, daß eine Umgestaltung der T-Zacke bis zur Inversion als Folge toxischer Dosen auftritt [H. STRAUB (1, 2), ROBINSON und WILSON, PLANNELLES und WERNER], daß aber im Gegensatz hierzu therapeutische Dosen nie Inversionen, sondern, wenn überhaupt nur kleine Größenveränderungen ergeben. Das dürfte nach den Versuchen von H. STRAUB (1, 2), BRAMS (wenigstens bei Hunden, nicht bei Katzen), BLUMENFELDT, PLANELLES und WERNER, GOLDENBERG und ROTHBERGER (1), BICKEL und PAWLOW und ROTHBERGER und WINTERBERG (2) als feststehend zu betrachten sein.

Eine sehr wichtige Analyse des Phänomens hat man den schönen Untersuchungen von KAHLSON zu danken. Er hat mit Hilfe des STARLINGschen Herz-Lungenpräparates nachweisen können, daß die Gestaltveränderungen der T-Zacke von 4 Faktoren der Strophanthinwirkung abhängen. Durch Vaguswirkung, Vergrößerung der Kammerfüllung und Drucksteigerung in der Aorta tritt jedesmal eine Verkleinerung der T-Zacke ein; schaltet man diese Faktoren aus, dann tritt die Erhöhung der T-Zacke als Ausdruck der positiv inotropen Wirkung hervor.

2. Wirkung auf den Vagus.

Dicht neben den beschriebenen herzmuskulären Grundwirkungen der Digitaliskörper steht, vom historischen und ärztlichen Standpunkt aus an Bedeutung gleich, die Vaguswirkung. Sowohl die negativ-chronotrope Wirkung therapeutischer wie die positiv-chronotrope Wirkung toxischer Dosen dienen deshalb seit langem der Fragestellung für pharmakologische Experimente, denen aber die Schwierigkeit entgegensteht, daß muskuläre und vagale Wirkungen fest miteinander verknüpft und schwer zu trennen sind.

Eine absolut feststehende Erklärung der Natur der Vaguswirkung gibt es bis zur Stunde noch nicht. Noch nicht einmal darüber herrscht Klarheit, ob der

---

[1] Wir entnehmen diese Mitteilung einem Hinweis von Professor FREUND auf der Pharmakologentagung 1932.

Vaguseffekt direkt, also primär, oder indirekt, also reflektorisch ausgelöst wird. Ein Teil der Forscher steht auf dem Standpunkt einer den Digitaliskörpern eigentümlichen spezifischen Affinität zur Medulla oblongata bzw. zum Vaguskern. Die auch von CUSHNY vertretene Auffassung schien durch GREENS und PEELERS anscheinend eindeutige Versuche erwiesen. Sie schufen sich ein Schildkrötenpräparat, bei dem der Kopf bis auf die Nervi vagi vom Rumpf getrennt war. Setzten sie einer Lösung, mit der sie den aus der Zirkulation ausgeschalteten Kopf durchströmten, Digitalis oder Strophanthin zu, so erhielten sie die typische Digitalispulswirkung, die verschwand, wenn sie den Kopf ganz lösten. Diese kühne Versuchsanordnung wurde von HEYMANS und HEYMANS noch überboten. Sie stellten eine wechselseitige symbiotische Verbindung der Halsgefäße zweier Hunde her, und schalteten bei einem der beiden die Zirkulation zwischen Kopf und Rumpf durch Gefäßunterbindung aus; nur die Nervi vagi blieben erhalten. Injizierten sie dem intakten Hund Digitalis, so blieb die Wirkung auf das Herz des dekapitierten, die man nach GREEN und PEELER hätte erwarten müssen, aus. Nach diesen widersprechenden Befunden bliebe Raum für den Standpunkt W. STRAUBS (8) und H. H. MEYERS, welche, wenn auch jeder auf seine Art, das Wesentliche der Vaguswirkung in einer von der übrigen Wirkung auf das Herz unabhängigen Steigerung seiner Erregbarkeit für die ihm zugehenden normalen Vagusreize sehen — doch haben DOCK und TAINTER neuerdings jede Sensibilisierung der Vagusendapparate im Herzen durch Digitalis negiert. Jedenfalls vermißten sie nach Durchtrennung des Vagus am digitalisvorbehandelten Herzen eine zu erwartende Zunahme der bradykardischen Wirkung des Physostigmins.

Ob man nun der Vorstellung zuneigt, daß die Pulsverlangsamung zentral angreift oder der, daß sie auf einer spezifischen Sensibilisierung des Herzens für den Hemmungsnerven beruht, in beiden Fällen bekennt man sich zu einer primären Digitaliswirkung. Andere Pharmakologen zeigen die Möglichkeit anderer Zusammenhänge. So faßte HEUBNER in einer noch heute beachtlichen Überlegung die Möglichkeit ins Auge, daß der Vaguseffekt auch beim Warmblüter nur Begleiterscheinung bzw. Folge einer ausschließlichen Herzwirkung sei, die entweder durch die Blutdrucksteigerung, oder, da diese nicht immer eintritt, durch Dehnung des Anfangsteils der Aorta durch das erhöhte Schlagvolumen oder überhaupt nur durch die Tonusveränderung den Vagus reflektorisch beeinflußt. HERING hält die Blutdrucksteigerung, die auf dem Wege des von ihm entdeckten Carotis-Sinus-Reflexes zustande kommt, für das genetisch wichtigste Moment. Wo sie fehlt, nimmt auch er eine erhöhte Anspruchsfähigkeit der herzhemmenden Fasern an. HEYMANS, BOUCKAERT und RÉGNIERS gehen einen Schritt weiter. Sie haben die HERINGsche Carotis-Sinus-Region durchströmt und erlebt, daß unter dem Zusatz von Strophanthin bei gleichem Druck eine vorher eingetretene Bradykardie sich noch steigerte. Daraus schließen sie, daß die Empfindlichkeit der presso-receptorischen Region durch Digitaliskörper gesteigert wird. Auf die Möglichkeit eines anderen reflektorischen Weges weist neuerdings WEISS hin, der den zum Vaguszentrum gehenden Reiz von den Eingeweiden ausgehen läßt.

Das letzte Wort in dieser Frage ist demnach noch nicht gesprochen.

3. Wirkung auf Minutenvolumen und Herzgröße.

Fragt man, wie die systolische und diastolische muskuläre und wie die vagalen Einflüsse ineinandergreifend unter Digitalis sich auswirken, so stößt man auf das zentrale Problem des Kreislaufs: das Minutenvolumen. Auf diesem Gebiet ist durch die gleichgerichtete Arbeit und durch die Erkenntnis vor allem deutscher, holländischer und amerikanischer Forscher im letzten Dezennium fester Boden gewonnen worden. Die verschiedensten Versuchsanordnungen führen zu dem wichtigen Resultat, daß das geschädigte Herz durch Digitalis die durch die Schädigung herbeigeführte Abnahme seines Minutenvolumens unter Rückbildung der pathologischen Dilatation wieder ausgleicht.

Die Resultate sind um so überzeugender, weil die verschiedensten Versuchstiere und die verschiedensten Methoden benutzt wurden, um einen der menschlichen Insuffizienz verwandten Ausgangszustand für die Untersuchungen herbeizuführen. Das isolierte Froschherz haben GEIGER und JARISCH, das Froschherz in situ BÜLBING durch Calciumentziehung vorbehandelt; die Utrechter Schule [BILJSMA und ROESSINGH (1, 2)] benutzte am Herz-Lungenpräparat des Säugers zu gleichem Zweck das Chloralhydrat, oder sie bediente sich der mechanischen Methode, indem sie das Herz entweder gegen erhöhten Widerstand arbeiten ließ oder die Zufuhr zu ihm vergrößerte. Der klassisch gewordene Versuch von ANITSCHKOW und TRENDELENBURG und die späteren Versuche von KRAYER (1, 2) gingen von der Verminderung des Minutenvolumens aus, die am STARLINGschen Präparat nach einiger Zeit spontan einzutreten pflegt, und untersuchten das Verhalten des Schlagvolumens bei Digitalis unter dosierter Veränderung des Angebotes. Eine Festigung der Brücke zur menschlichen Pathologie haben wir auch in den Experimenten von MIES zu sehen, der durch Dauerausschaltung der Blutdruckzügler beim Kaninchen den Blutdruck erhöhte und dadurch die Herzleistung herabsetzte. STEWART und COHN haben zu gleichem Zweck, ebenfalls am Ganztier, künstliche Rhythmusstörungen durch faradische Reizung (Vorhofflimmern) gesetzt und in anderen Fällen durch Natrium-Bromid-Vergiftung den Kreislauf bis zum Eintreten künstlicher Ödeme geschädigt.

Die gleichartigen Ergebnisse dieser Untersuchungen werden am besten durch die Resultate von BILJSMA und ROESSINGH (1) einerseits und von ANITSCHKOW, TRENDELENBURG und KRAYER andererseits illustriert. BILJSMA und ROESSINGH (1) fassen ihre Beobachtungen dahin zusammen:

„1. Wenn bei gleichbleibender Zufuhr das Herz nicht mehr imstande ist, die gesamte mitgeführte Blutmenge zu bewältigen (Schädigung durch Chloralhydrat), nahm das Minutenvolumen durch Strophanthinzusatz zu.

2. Wenn man die Zufuhr bei gleichbleibenden anderen Bedingungen vergrößert und feststellt, bis wie weit man mit dieser Vergrößerung gehen kann, ehe das Herz außerstande ist, die Gesamtzufuhr zu bewältigen, so liegt die Grenze nach Strophanthin höher als zuvor.

3. Wenn man untersucht, bei welchem arteriellen Widerstand das Herz nicht mehr imstande ist, sein normales Minutenvolumen (das gleich ist seiner venösen Zufuhr) auszuwerfen, wobei dann das Minutenvolumen stark abnimmt, so findet man nach Strophanthin diesen Widerstand meist höherliegend als zuvor."

Sie konnten weiterhin zeigen, wie unter Strophanthin der gleiche mechanische Effekt bei kleinerer Anfangslänge erzielt wird und das Herzvolumen abnimmt (s. auch GEIGER und JARISCH, H. MIES, COHN und STEELE, STEWART und COHN).

ANITSCHKOW und TRENDELENBURG vertieften diese Erkenntnisse:

Schon beim Ausgang des Versuchs schöpft das Herz nur etwa die Hälfte der normalerweise geförderten Blutmenge. In kurzen Zwischenräumen wird es durch Erhöhung der Blutzufuhr belastet. Unmittelbar vor der zweiten Belastung wird Strophanthin zugeführt, mit dem Erfolg, daß das Zuflußgefälle und das Minutenvolumen der zweiten gegen die erste Belastung außerordentlich stark zugenommen hat, während der Vorhofsdruck im ersteren Falle anstieg, im zweiten absank. (Abb. 4.)

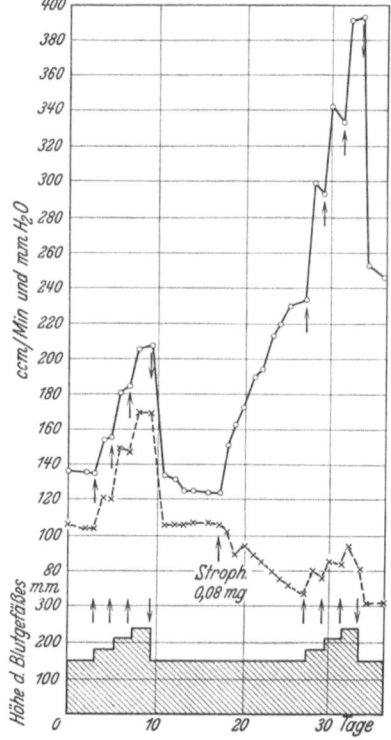

Abb. 4.

KRAYER (2) hat in verdienstvoller Weise die Arbeiten seines Lehrers dadurch vervollständigt, daß er die Gesetzmäßigkeiten für die Beziehungen zwischen Angebot, Minutenvolumen, Frequenz und Suffizienzgrenze eingehend erforschte.

Während die TRENDELENBURGschen und KRAYERschen Digitalisversuche davon ausgehen, daß unter normalen Bedingungen das Herz optimal arbeitet — sie haben gesehen, wie das gesunde Herz imstande ist, eines Mehrangebotes von Blut lange Zeit ohne Steigerung des Vorhofdruckes Herr zu werden — und daß daran auch die Digitaliszufuhr nichts ändert, haben STEWART und COHN, allerdings nicht am Herz-Lungenpräparat, sondern am Ganztier, eine Verminderung des Minutenvolumens nach Digitalis registriert. Dies haben TAINTER und DOCK (1, 2) bestätigt. Sie deuten diesen Befund als Folge verminderten Angebotes durch Lebervenenkontraktion, denn der Druck in der Pfortader steigt während der Herzverkleinerung, abweichend vom Vorhofsdruck, an. So erklärt sich der Gegensatz der Resultate am STARLINGschen Präparat und am Ganztier als ein scheinbarer, bedingt durch die Ausschaltung der Leber am Herz-Lungen-Präparat.

Es kann und muß für das klinische Verständnis daran festgehalten werden, daß *das normale Herz mit optimalem Minutenvolumen arbeitet, und daß bei den geschädigten Herzen das gesunkene Minutenvolumen unter Digitalis wieder ansteigt*. Dies gilt ausdrücklich, aber nicht ausschließlich für Strophanthin.

4. Wirkung auf Reizbildung und -leitung.

Zu den das gebesserte und wiederhergestellte Minutenvolumen beeinflussenden Wirkungen der Digitalis gehören die auf den *Rhythmus*. Sie müssen erörtert werden, obwohl sie zum Teil in das Gebiet der Toxikologie gehören; denn sie sind namentlich dort klinisch von größter Wichtigkeit, wo das Herz vor der Digitaliszufuhr Rhythmusstörungen hat oder zu ihnen neigt.

Die Frage der Digitaliswirkung auf die Reizbildungsstätten haben die um das ganze Gebiet verdienten Forscher ROTHBERGER und WINTERBERG (2) dadurch aufgeklärt, daß sie unter der Bedingung der Vagusausschaltung experimentierten. Sie erhielten so die reine Wirkung auf die reizbildenden Zentren: Anfangs wirken die Digitaliskörper — insonderheit das Strophanthin — erregend auf den Sinusknoten, die Frequenz vermehrt sich; bei höheren Dosen tritt, offensichtlich durch Schädigung des Sinusknotens, eine Verlangsamung ein. Ganz ähnlich liegen die Verhältnisse in dem sekundären Zentrum des Tavaraknotens, nur ist die Wirkung an sich viel geringer. Dafür spricht auch die Beobachtung, daß unter Strophanthin die Automatie des Tavaraknotens nur ausnahmsweise größer wird als die des Sinus. Noch schwerer ansprechbar sind die ventrikulären tertiären Zentren; aber wenn, reagieren sie mit stärkeren Reizerscheinungen. Die anfangs von einer Stelle ausgehenden Reize greifen auf benachbarte über, bis es zum finalen Kammerflimmern kommt.

Der Gegensatz zwischen der bekannten pulsverlangsamenden Wirkung der Digitalis in therapeutischen Dosen zu diesen nahezu antagonistischen Beeinflussungen der reizerzeugenden Zentren, besonders des Sinusknotens, spricht eindeutig für die Dominanz des Vagus in diesem Gebiet. In tieferen Reizzentren geht sie verloren. Diese werden nur dann indirekt durch Vagusreizung beeinflußt, wenn bei größeren Dosen Strophanthin der Sinusknoten das Steuer abgibt. Dann treten die im Ventrikel offenbar bereits latent vorhandenen Impulse hervor, die Frequenz steigt trotz Vaguswirkung [scheinbare Vaguslähmung von ROTHBERGER und WINTERBERG (1)].

Wie diese eurhythmischen sind auch die arrhythmischen Wirkungen der Digitalis in den letzten Jahren unserem Verständnis nähergebracht worden. Von den bekannten regellosen Extrasystolien trennt man die Digitalis-Bi- und Polygeminien. Während über die Entstehung jener die übereinstimmende Auffassung dahingeht, daß sie der Ausdruck gesteigerter Automatie von Extra-Reizherden sind, ist diese noch der Gegenstand der Kontroverse. Ihr Studium ist dadurch erschwert, daß sie im Gegensatz zu dem häufigen Auftreten beim Menschen im Tierexperiment schwer zu erzeugen sind. Gerade das hat die Forschung gereizt. Es ist GOLDENBERG und ROTBERGER (1, 2) gelungen, eine durch Strophanthin erzeugte Tachykardie dann in Polygimenie und schließlich Bigeminie überzuführen, wenn sie das Tier Kohlensäure einatmen ließen. Ohne Zwang wird man hier daran denken, daß auch beim Menschen die Bigeminie nur unter bestimmten dispositionellen Momenten auftritt. Das Wesen dieser experimentell erzeugten Bigeminien konnten die gleichen Autoren noch weiter aufklären. Die Doppelschläge bleiben dann aus, wenn und sooft es gelingt, durch Vagusreizung den einleitenden Sinusreiz zu unterdrücken. Das spricht dafür, daß die Bi- und Polygeminie kein Symptom der gesteigerten Kammerautomatie ist, sondern von einem Normalschlag unter bestimmten Bedingungen ausgelöst wird. — Das letzte Wort über diese Frage ist noch nicht gesprochen, solange die ENGELMANNschen Gesetze noch unwiderlegt sind, nach denen durch jede Systole das gesamte Reizmaterial vernichtet wird.

Auch die Digitaliswirkung auf die Überleitungszeit, d. h. die Neigung des a-v-Intervalles, sich bis zum Systolenausfall zu verlängern, erscheint durch neuere Untersuchungen in anderem Lichte. Seit STRAUBS (1) grundlegenden Untersuchungen mit Antiarin galt sie als feststehend (s. auch S. DE BOER u. a.). Allerdings vermißte sie SCHÖNLEBER gelegentlich selbst bei größeren Dosen, während CITRON eine Abhängigkeit des Phänomens von dem angewandten Präparat konstatierte. Bei Digipurat fehlte die Erscheinung, die bei Strophanthin auftrat. Diese widersprechenden Resultate wurden durch SCHELLONG (1) als Folge von Frequenzunterschieden gedeutet. Der andauernden Verlängerung der Überleitungszeit geht ein Stadium voraus, in dem das Intervall zwischen Vorhof und Kammer von der Vorhofsfrequenz, d. h. also Häufigkeit der Beanspruchung der Leitungsbahn in der Zeiteinheit, abhängig ist. Diesem Stadium wieder geht nach SCHELLONG eine Phase geringer Verkürzung des a-v-Intervalls voran. Den am isolierten Froschherzen gemachten Beobachtungen vielleicht vergleichbar ist die Verkürzung der Überleitungszeit bei therapeutischen Strophanthindosen, die EGMOND am Säugetierherzen dann gesehen hat, wenn er die Reizleitung bis zur Blockbildung durch Abklemmung oder chemische Substanzen schädigte.

Die genetische Auffassung, daß die Verlängerung der Überleitungszeit auf einer Verlängerung der refraktären Phase beruhe, die von W. STRAUB (1), SLUYTERMAN, DE BOER u. a. festgestellt wurde, verlor schon an absoluter Geltung, als JUNKMANN (2) zeigte, daß die Veränderung der refraktären Phase überhaupt nur in den ersten Stadien auftritt, und als LOVE auf Grund neuerer Methodik behauptete, daß Digitalis die refraktäre Phase verkürze (s. auch LEWIS, DRURY und ILIESCU).

Auch diese Widersprüche hat SCHELLONG (1, 2, 3) dadurch aufgeklärt, daß er in einer Reihe von Untersuchungen prinzipieller Natur die physiologischen Vorgänge bei der Reizleitung auf einen neuen Boden gestellt hat. Die Überleitungszeit und refraktäre Phase stehen nicht in der bisher gedachten einfachen Beziehung zueinander, und es muß deshalb auch die Vorstellung über ihre Digitalisbeeinflussung revidiert werden. Nicht die refraktäre Phase allein spielt eine Rolle — die verschiedene *Erregbarkeit* der Herzmuskelelemente ist es, die die Geschwindigkeit des Erregungsanstiegs im Einzelelement und damit die Geschwindigkeit der Erregungsfortpflanzung, die Leitfähigkeit, bedingt. Digitalis setzt die Erregbarkeit herab und verzögert damit Erregungsanstieg und Fortpflanzungsgeschwindigkeit. Von diesen grundlegenden Experimenten am Froschherz-Muskelstreifen aus kam SCHELLONG auch zu einer Erklärung für den Gegensatz zwischen absoluter und relativer Refraktärphase, durch deren Verhalten unter verschiedenen Bedingungen auch das Entstehen des partiellen Blocks aufgeklärt wurde.

b) Beeinflussung der Strophanthin- (Digitalis-) Wirkung durch chemische, thermische, mechanische und andere Einflüsse.

1. Beeinflussung der Strophanthin- (Digitalis-) Wirkung durch chemische Einflüsse.

Selbst die Vertiefung unserer Kenntnisse von den Grundwirkungen der Digitalis enthebt weder die theoretische Forschung noch den Beobachter therapeutischer Nutzeffekte von der Verpflichtung, der Frage nachzugehen, ob und welche

Einflüsse des Milieus den Digitaliseffekt beeinflussen. Hat man sie doch sogar in einzelnen Fällen in ihrer Bedeutung neben das Pharmakon gestellt und mindestens seine Wirkung als von ihnen abhängig erklärt. LOEWI (1, 2, 3) hat Calcium-Strophanthinversuche am Froschherzen so gedeutet, daß die bekannten, der Digitalis zugeschriebenen Wirkungen eigentlich Calciumwirkungen seien und daß die Digitalis nur sensibilisierende Bedeutung habe. Den naheliegenden Einwand, daß bei insuffizienten Herzkranken der Calciumspiegel im Blut nicht erniedrigt ist, hat sich auch LOEWI gemacht, aber ihn durch die Annahme zu zerstreuen gesucht, daß in diesen Fällen die Anspruchsfähigkeit des Herzens für den physiologischen Calciumreiz herabgesetzt sei, wobei dem Strophanthin die Aufgabe zufalle, die normale Empfindlichkeit wiederherzustellen. Diese an ältere Arbeiten über die Kationenwirkung anknüpfenden Untersuchungen LOEWIS hatten eine große Reihe von Nachprüfungen zur Folge, bis eine Erklärung der paradoxen Schlußfolgerung zustande kam. ZONDEK schwächte auf Grund eigener Experimente die Theorie LOEWIS dahin ab, daß es einen Synergismus zwischen Calcium und den Digitaliskörpern gäbe. Er konnte beispielsweise den Arsen- und Chininstillstand des Herzens nicht nur durch Calcium, sondern auch durch Strophanthin, und umgekehrt die Strophanthinwirkung durch die Antagonisten des Calciums: Kalium, Arsen und Chinin aufheben.

Entscheidend scheinen uns die Untersuchungen von H. FISCHER (2), der einen Synergismus nur bedingt anerkennt. Calcium und Digitalis „riefen zwar am Herzen eine äußerlich ähnliche Wirkung hervor, stellten aber in ihrem Wesen durchaus differente, prinzipiell verschiedene Stoffe mit verschiedenen Angriffspunkten am Herzen dar". Auch konnte FISCHER (wie schon früher KONSCHEGG) zeigen, daß Strophanthin, auch nach Durchspülung des Herzens mit calciumfreier Ringerlösung, noch maximalen systolischen Stillstand hervorrufen kann, und daß überdies Digitalis das Herz nicht nur für Calcium, sondern für viele andere Stoffe erregbarer macht. [Zu dem Thema siehe auch die Arbeiten von JUNKMANN (1), GEIGER und JARISCH, WEIZSÄCKER (3), WIECHMANN (1), GOLD und EDWARDS, H. HOFFMANN, HANDOVSKY, WERSCHININ (2), MANDELSTAMM.]

2. Beeinflussung der Strophanthin- (Digitalis-) Wirkung durch physikalisch-chemische Einflüsse.

Eine Verstärkung der Digitaliswirkung durch physiko-chemische Einflüsse begegnet man in den Experimenten von KOHN und COSTOPANAGIOTIS (1), denen es gelungen ist, die d. l. m. dadurch herabzusetzen, daß sie die Substanz in hypertonischen Lösungen injizierten. Zu demselben Resultat gelangten sie, wenn sie die Tiere durch Sublimat oder Ureterenunterbindung künstlich urämisch machten. Sie erklärten dies mit einer Änderung der osmotischen Verhältnisse. Ähnliche Beziehungen ergeben sich bei der Änderung der H-Ionen-Konzentration. NEUSCHLOSS fand, daß die durch die Ermüdung entstehende Säurebildung den quergestreiften Muskel für Strophanthin sensibilisiert (s. auch RIESSER und NEUSCHLOSS).

Auf der gleichen Linie dürften die Untersuchungen von ROSENCRANTZ, BRUNS und RICHTER liegen, nach denen das Strophanthin der Säureschädigung des Herzens durch starke mechanische Überanstrengung entgegenwirkt. Vielleicht erklären sich auch damit die Beobachtungen WEIZSÄCKERS (1), der die Strophanthinwirkung um so schneller eintreten sah, je rascher das Herz schlug.

3. Beeinflussung der Strophanthin- (Digitalis-) Wirkung durch thermische Einflüsse.

Das Studium der Strophanthinwirkung unter dem Einfluß abnormer Temperaturen ist dadurch belebt worden, daß sich die Aufmerksamkeit der empirischen Beobachtung geringerer Empfindlichkeit Fiebernder gegen Digitalis zuwandte. Untersuchungen am Kaltblüter liegen zum Teil schon länger zurück. Sie sprechen nahezu übereinstimmend dafür, daß die erwärmten Herzen des STRAUB-Präparates eine höhere Ansprechbarkeit zeigen. Sowohl ISSEKUTZ wie FISCHER (3) gelang es nachzuweisen, daß der Schwellenwert der Digitaliswirksamkeit verdünnter Lösungen bei Temperaturerhöhungen herabgesetzt und ihr Eintritt wesentlich beschleunigt wird. TRENDELENBURG (1) sah eine deutliche Beschleunigung nur bei höheren Konzentrationen.

Beim Warmblüterherzen begegnen wir mit Ausnahme des Zeitmomentes den umgekehrten Verhältnissen; dieser Gegensatz kann nicht wundernehmen, da das Froschherz nicht die gleiche Fähigkeit hat, aus beliebig verdünnten Lösungen die wirksame Dosis an sich zu reißen wie das Warmblüterherz [s. GRÜNWALD, GROSS, WEIZSÄCKER (2), ISSEKUTZ, FISCHER (1)], was um so bedeutungsvoller ist, weil überhaupt erst durch die Erwärmung beim Kaltblüterherzen ähnliche Bedingungen geschaffen werden, wie sie beim Warmblüterherzen schon bei seiner an sich höheren Normaltemperatur von Anfang an bestehen. Auch gehen die Versuche am Warmblüter mehr von pharmakologisch-klinischer Fragestellung aus und bedienen sich ganz anderer Versuchsanordnungen. Versuche am Ganztier ergeben das übereinstimmende Resultat, daß bei Tieren, bei denen künstlich Fieber erzeugt wurde, die d. l. m. höher liegt als beim Normaltier [HERZOG und SCHWARZ, WEESE (5), LENDLE (1)]. Nur JAMIESON konnte überhaupt keine, HIRSCHFELDER, BICEK, KUCERA und HANSON von den Resultaten der übrigen Forscher prinzipiell abweichende Beobachtungen machen; allerdings sind ihre Versuchsanordnungen nicht besonders glücklich. Dieser hat die Tiere im Wasserbad erhitzt, jene haben künstliche Pneumonien gesetzt und damit unübersichtliche Bedingungen geschaffen.

HERZOG und SCHWARZ, die Fieber durch Wärmestich erzeugten, erklären die erhöhte Widerstandsfähigkeit fiebernder Tiere gegen Strophanthin durch erhöhte Zurückhaltung des Giftes in den Geweben, weil analoge Versuche am isolierten Herzen des Fiebertieres negativ ausgefallen waren. Demgegenüber konnte aber WEESE zeigen, daß dies zwar zutrifft, wenn man Blut vom Normaltier nimmt, oder wenn man das Herz eines normalen, i. e. nicht fieberhaften Tieres, mit dem Blut eines Fiebertieres durchströmt, daß aber dann ein gesteigerter Aufbrauch zutage tritt, wenn Fieberblut und Fieberherz verwandt wurden, ein überzeugender Nachweis dafür, daß humerale *und* kardiale Fieberumstimmungen nötig sind, um diese geringere Digitaliswirksamkeit bei fiebernden Tieren zu erklären. Mit der von HERZOG und SCHWARZ angenommenen Änderung des Verteilungsfaktors durch erhöhte extrakardiale Retention der Glykoside kommt man demnach nicht aus. Aber auch auf der durch das Fieber bedingten Stoffwechselsteigerung scheint diese Erscheinung nicht zu beruhen, denn, wie WEESE andeutet, tritt auch durch Chinin, das im Gegensatz zum Fieber den Stoffwechsel herabsetzt, unter den gleichen Versuchsbedingungen ebenfalls eine Unterempfindlichkeit gegen Strophanthin ein. — Die Betonung des kardialen

Anteils an dem besonderen Verhalten des Fiebertieres finden wir auch bei LENDLE (1), der Vergleiche darüber anstellt, wieviel Strophanthin unter normalen, und wieviel unter den Bedingungen des Fiebers entgiftet wird. Dieser als Eliminationsgröße bezeichnete Faktor ist im Fieber nicht so erhöht, daß er die bisher gefundenen Tatsachen erklärt, wonach es LENDLE mit Recht für wahrscheinlich hält, daß — unabhängig von den Entgiftungsprozessen — die Aufbrauchdosis des Herzens im Fieber erhöht ist.

Wie beim Frosch, wird der Zeitpunkt des Eintritts der Strophanthinwirkung auch beim Warmblüter durch die Temperatur beeinflußt: Erhöhung der Temperatur beschleunigt ihn. GUNN, dem wir diese Feststellung verdanken, erklärt sie durch die bei Temperaturerhöhung beschleunigte Coronaldurchströmung.

4. Beeinflussung der Strophanthin- (Digitalis-) Wirkung durch mechanische Einflüsse.

Von klinischen Fragestellungen geht eine Untersuchungsreihe aus oder führt zu ihnen hin, welche sich mit der Beeinflussung der Digitalisempfindlichkeit durch den Dehnungszustand der verschiedenen Herzteile beschäftigt. Ausgangspunkt ist die viel beachtete Untersuchung PIETRKOWSKIS (1) bei STRAUB, welcher durch Vorhofsdehnung die Kammermuskulatur für die Digitaliswirkung sensibilisieren konnte. Diese Tatsache wird aber erst durch den Nachweis im richtigen Lichte gesehen, daß die Vorhofsdehnung, wie sie PIETRKOWSKI ausführte, jedesmal auch zur Kammerdehnung führen muß, die ihrerseits die Tonisierung auslöst (E. KOCH). Das geht auch aus den Versuchen von MACHIELA hervor, der bei nicht zu starker Belastung den Dehnungseffekt auch am isolierten Kammermuskelstreifen sah. Dies dürfte LOEWE wahrscheinlich dadurch entgangen sein, daß er die Streifen zu stark belastete. Zugleich weist MACHIELA gegenüber LOEWE darauf hin, daß am Vorhof-Kammerpräparat vom Vorhof eher hemmende als fördernde Impulse ausgehen. Dies geht auch aus den Versuchen von AMSLER und PICK hervor. Stellten sie ein Herzpräparat her, an dem auf einer Seite der Vorhof von der Kammer getrennt war, so trat der systolische Stillstand nach Strophanthin nur an dem isolierten Ventrikel auf — wohl der eindeutigste Beweis für den hemmenden Einfluß des Vorhofs. Diese auch physiologisch wichtigen Analysen, die von der Untersuchung PIETRKOWKIS ihren Ausgang nahmen, lassen dessen Beobachtung zu Recht bestehen, wenn man neben der Vorhofsdehnung auch eine Ventrikeldehnung annimmt, die ihrerseits die größere Empfindlichkeit für Digitalis bedingt.

5. Beeinflussung der Strophanthin- (Digitalis-) Wirkung durch pharmakologische Einflüsse.

Es ist nicht zu umgehen, auch nach dem pharmakologischen Material Umschau zu halten, welches die gleichzeitige Anwendung anderer wirklicher oder vermeintlicher Herzmittel mit Digitalis experimentell begründen könnte.

Purinderivate erweitern die Coronargefäße. Bei gleichzeitiger Anwendung von Coffein und Digitalis müßte man deshalb a priori eine Wirkungsverstärkung erwarten, weil Coffein die für das Strophanthin günstigen Wirkungsbedingungen verstärkter Durchblutung schafft. Das hat auch WIETHAUP so gefunden und so gedeutet. Ihm stehen allerdings überzeugende andere Untersuchungen gegenüber, die jedes Zusammenwirken und jeden additionellen Effekt beider Pharmaca auf dem Wege verbesserter Coronardurchblutung ausschließen lassen. Es verhalten sich schon die verschiedenen, in bezug auf die Coronargefäßwirkung identischen Körper der Puringruppe gegensätzlich in ihrem Zusammenwirken mit Strophanthin [Kohn und Costopanagiotis (2)], und ebensowenig charakteristisch und eindeutig sind die Resultate, wenn andere coronarerweiternde Mittel und Methoden angewandt wurden. Beispielsweise tritt eine verminderte Strophanthinwirkung ein, wenn die Vaguswirkung durch Atropin, eine verstärkte, wenn sie durch Nervendurchschneidung ausgeschaltet wird [Lendle (2)]. Eine zum Teil von denselben und anderen Untersuchern nachgewiesene Möglichkeit, die d. l. m. für Digitaliskörper durch gleichzeitige Zufuhr von Coffein zu vergrößern [Lendle (2), Kohn und Costopanagiotis (2), Preobraschensky], kann demnach nicht auf die bekannte Coffein-Coronararterienwirkung zurückgeführt werden. Worauf die abschwächende Wirkung des Coffeins beruht und ob ihr eine Bedeutung zukommt, steht noch dahin.

Auf festerem experimentellem Boden stehen ähnliche Vorstellungen über die Beziehung der Strophanthin- zur Chininwirkung; konnte doch von mehreren Seiten am Frosch festgestellt werden, wie durch Strophanthin die dem Chinin und Chinidin eigentümliche negativ-inotrope Wirkung verzögert, oder wie ein durch sie eingetretener Herzstillstand zum Verschwinden gebracht werden kann [Wiechmann (3), Zondek, Gehlen, Junkmann (1), Stoye]. Umgekehrt kann das strophanthinvergiftete Froschherz durch Chinin wieder annähernd zu normaler Tätigkeit gebracht werden (Starkenstein).

Für das Zusammenwirken von Chinin und Digitalis bei Rhythmusstörungen mit Herzinsuffizienz fehlen bisher noch die experimentellen Unterlagen.

Ebenso ist das Material, welches die Verstärkung der Digitaliswirkung durch Campherpräparate und seine modernen Derivate erweisen dürfte, noch sehr klein. Einzig für Cardiazol (Pentamethylentetrazol) hat Hildebrandt eine Art antagonistische Wirkung zum Strophanthin gezeigt. Er konnte durch toxische Digitalisdosen hervorgerufene Irregularitäten am Froschherz mit Cardiazol aufheben. Für einen Synergismus im Sinne einer positiv inotropen Wirkung liegen keine genügenden experimentellen Untersuchungen vor — sie dürften auch nicht aussichtsreich sein, da Trendelenburg (2) nachgewiesen hat, daß dem Cardiazol jede Herzwirkung fehlt.

6. Beeinflussung der Strophanthin- (Digitalis-) Wirkung durch innersekretorische Einflüsse.

Ein besonderes Gebiet ebenso interessanter wie aussichtsreicher praktischer Beziehungen der Digitaliswirkungen zum biologischen Milieu hat vor allem Hermann Freund (1, 2, 3, 4) und seine Schule (König, Stoye, Schulte) durch das Heranziehen hormonaler Faktoren neu erschlossen. Er hat für den Antagonismus und Synergismus von Thyroxin und Insulin einerseits und Strophanthin andererseits schon gewisse Gesetzmäßigkeiten herausarbeiten und sie einander gegenüberstellen können:

Tabelle 9.

	Therapeutische Digitaliswirkung	Toxische Digitaliswirkung
Thyroxinvorbehandlung	stark verringert	stark gesteigert
Thyreopriver Zustand	erheblich gesteigert	herabgesetzt
Insulinwirkung	stark gesteigert	stark herabgesetzt

Diese Resultate, die um so überzeugender sind, als sie mit den verschiedensten Methoden gewonnen und auch von anderen bestätigt wurden (BRAUN, LENDLE (1)], sprechen dafür, daß ein thyroxinvorbehandeltes Herz höhere Dosen Digitalis bis zur Wirkung braucht, daß aber andererseits auch toxische Erscheinungen leichter auftreten; also eine Paarung schlechter Ansprechbarkeit mit hoher Empfindlichkeit.

Anders bei Vorbehandlung mit Insulin! Hier besteht bei geringen Digitalisdosen ein Synergismus, bei toxischen Dosen Antagonismus, also größere Ansprechbarkeit bei geringerer Empfindlichkeit. Weitere Versuchsreihen des Pharmakologischen Institutes in Münster, die sich mit der Analyse dieser Feststellung beschäftigen, lassen keinen Zweifel darüber, daß Stoffwechselbeeinflussungen im Spiele sind; denn die Prüfung der Kohlehydratverwertung in den verschiedenen Phasen der Digitaliswirkung und bei mit verschiedenen Hormonen vorbehandelten Tieren zeigt ein zu den festgestellten therapeutischen und toxischen synergischen und antagonistischen Wirkungen analoges Verhalten (HAARMANN). Hierin und in dem weiteren Nachweis STOYES, daß kastrierte Tiere Neigung zu verstärkter Digitaliswirkung haben, sehen wir einen neuen Beweis für die weite Perspektive dieser Fragestellung.

Auch für die Vitamine hat MANCKE Beziehungen zur Digitaliswirkung gefunden. Wenn und sooft er das Herz durch bestrahltes Ergosterin anatomisch nachweisbar schädigen konnte, trat in der Konzentration der maximalen Giftwirkung der systolische Stillstand später ein als beim normalen Tier.

c) Aufnahme, Verteilung, Speicherung und Kumulation.

1. Die verschiedenen Einverleibungswege.

Die schwankenden Wirkungen bei enteraler und parenteraler Zufuhr, wie sie der Arzt kennt, verpflichteten die Pharmakologie zum Studium der Frage, ob und inwieweit die Aufnahme vom Einverleibungsweg abhängig ist, — dies um so mehr, seitdem auch am Menschen die quantitative intravenöse Zufuhr sich als möglich erwies.

Alle, die sich mit dem Thema beschäftigten, sind darüber einig, daß im Magen-Darmkanal Teile der zugeführten Digitalissubstanzen zerstört werden. HOLSTE (1) schuldigte die Verdauungsfermente an; LHOTA (2) kam auf die richtigere Erkenntnis, als er die Magensaftsekretion durch Alkali abstumpfte und in anderen Versuchen die Magenpassage dadurch ausschaltete, daß er die Mittel direkt in das Duodenum einführte. Da es ihm so gelang, der Abnahme der Wirkung zu steuern, war erwiesen, daß nicht den Fermenten des Darmes, sondern der Salzsäure des Magens die zerstörende Wirkung zukommt. JOHANNESSOHN (1, 2) war es vorbehalten, in großen Versuchsreihen zu erweisen, daß es tatsächlich die H- und OH-Ionen sind, welche die Abschwächung der verschiedenen Präparate bewirken, und zwar bei den verschiedenen Körpern in wechselnder Intensität. So wird beispielsweise das g-Strophanthin viel weniger angegriffen als das k-Strophanthin, das durch die Salzsäure des Magens zum großen Teil in Zucker und Strophanthidin gespalten wird. Diese experimentellen Feststellungen finden ihre Bestätigung in den therapeutischen Versuchen mit Strophanthin bei peroraler Verabreichung, die LINZENMEIER schon 1909 angestellt hat.

Den Gedanken, daß die Wirkungsabschwächung bei peroraler Verabreichung nicht ausschließlich auf der Zerstörung der Substanzen im Magen und Duodenum beruht, hat HATCHER (1) in die Diskussion geworfen. Er hat es durch vergleichende Untersuchungen wahrscheinlich gemacht, daß der Effekt der Digitaliskörper, jedenfalls des Strophanthins, auch stark von Resorptionsbedingungen abhängt. Wenn er Strophanthin in einen aus dem Darmrohre losgelösten, aber mit dem Mesenterium noch in Verbindung gebliebenen „kleinen Darm" einbrachte, so war zum Erzeugen von Intoxikationserscheinungen über das Fünffache der intravenös tödlichen Dosis notwendig. Auch bei der Resorption zeigen sich Wesensunterschiede der verschiedenen Körper: Digitoxin wird rascher, Strophanthin langsamer resorbiert, wie dies NYÁRY unter Bestimmung der Komplementärdosen nachgewiesen hat. Das Resorptionsmoment spielt anscheinend die größte Rolle dann, wenn der Pfortaderkreislauf erschwert ist. OGAWA hat unter diesen Versuchsbedingungen über 90% der peroral eingeführten Digitoxinmenge aus dem Darm wiedergewonnen, — das kommt einer fast vollständigen Aufhebung der Resorption gleich.

Wahrscheinlich liegt in dem wichtigen Nachweis WEESES (4) der Verteilung aufgenommener Digitalismengen auf die verschiedenen Organe eine weitere Erklärung für die Abschwächung des Wirkungswertes bei oraler Zufuhr gegenüber der intravenösen. Auf jenem Wege dürfte die Leber als Hauptspeicherungsorgan einen großen Teil des Glykosids abfangen, während auf diesem zuerst das Herz gesättigt wird.

Damit dürfte die geringere Wirksamkeit bei oraler Einverleibung verständlich werden; auch die Ungleichheit und Unsicherheit derselben findet in den WEESEschen Versuchen ihre zwanglose Erklärung.

Am schärfsten tritt diese komplexe Erscheinung der Wirkungsminderung bei peroraler Zufuhr zutage, wenn man die bei diesem Einführungswege zur Tötung des Tieres nötige Menge mit der d. l. m. bei intravenöser Einverleibung vergleicht. Aus einer aus den Resultaten von HEFFTER und SACHS und den von JOHANNESSOHN (1) zusammengestellten Tabelle geht die Größe des Zerstörungs- und Resorptionsfaktors deutlich hervor.

Tabelle 10.

	d. l. m. bei intravenöser Zufuhr (HEFFTER u. SACHS)	d. l. m. bei peroraler Zufuhr (JOHANNESSOHN)
g-Strophanthin	0,16 mg pro kg	8 mg pro kg Kaninchen
k-Strophanthin, amorph	0,24 ,, ,, ,,	30 ,, ,, ,, ,,
,, krystallisiert	0,16 ,, ,, ,,	20 ,, ,, ,, ,,

Darnach ist für k-Strophanthin die d. l. m. bei oraler Zufuhr etwa 120mal größer als bei intravenöser; das gleiche gilt für das krystallisierte k-Strophanthin, wenn dies auch an sich etwas wirksamer ist. Dagegen liegen die Vergleichswerte intravenöser und oraler Zufuhr für g-Strophanthin nach diesen Untersuchungen des Berliner pharmakologischen Institutes unter HEFFTER weniger weit auseinander. HAUPTSTEINS ähnlich gerichtete Experimente bestätigen diese prinzipiellen Gegensätze der beiden verschiedenen Einverleibungswege, im speziellen aber gleicht die Spanne für g-Strophanthin, wie er sie gefunden hat, nicht der, wie sie HEFFTER und seine Mitarbeiter für den gleichen Körper, sondern derjenigen, die sie für k-Strophanthin festgestellt hatten. Seiner peroralen d. l. m. von 18,2 mg g-Strophanthin pro Kilogramm Kaninchen steht die intravenöse von 0,187 mg gegenüber.

Ähnlich exakte Untersuchungen über die Resorptionsverhältnisse bei *rectaler Einverleibung* liegen nicht vor. STRAUB (9) hat sich ganz allgemein dahingehend geäußert, daß „es in den letzten Abschnitten des Dickdarmes bekanntlich keine Chemie mehr gäbe". Man denkt dabei an den Wegfall der im Magen und unteren Darmkanal sich abspielenden Einflüsse von p_H, Fermenten u. a., der einen Vorzug gegenüber der peroralen Applikation darstellt; die Langsamkeit der Resorption ist aber auch der rectalen Einverleibung eigen — namentlich im Vergleiche zum intravenösen und den beiden anderen parenteralen Zufuhrwegen.

FÜHNER hat als Gutachter in einem Giftmordprozesse Versuche über rectal tödliche Dosen angestellt, und übereinstimmend mit ihm haben HEUBNER und FUCHS quantitative Unterschiede in dem Sinne gefunden, daß von g-Strophanthin die d. l. m. bei rectaler Zufuhr 10—20mal größer ist als bei intravenöser (bei Katzen).

HEUBNER und FUCHS weisen angesichts der auffälligen Spanne auf die Möglichkeit hin, daß es für das Wirksamwerden des Strophanthins auf das Verhältnis der Geschwindigkeiten der Zu- und Abwanderung ankäme. Jedenfalls zeigten sich den beiden Autoren verdünnte, rectal zugeführte Lösungen unwirksamer als konzentrierte bei gleicher absoluter Menge.

Bei allen Versuchen rectaler Zufuhr bereiten die starken lokalen Reizerscheinungen große Schwierigkeiten. Auf sie könnte unter Umständen auch das Erbrechen als Darmreflex zurückgeführt werden, welches auch dann auftritt, wenn es nicht zum tödlichen Ausgange kommt.

Das Verständnis für die hemmenden Einflüsse, welche sich, von der auch hier in Erscheinung tretenden lokal reizenden Wirkung abgesehen, der Resorption des *unter die Haut* gebrachten Digitaliskörpers entgegenstellen, verdanken wir gleichfalls den Überlegungen STRAUBS (9). Er zieht eine anatomische Betrachtung der Vascularisation des subcutanen Gewebes und die Oberflächenaktivität der Digitaliskörper zur Erklärung heran. Ein Digitalismolekül haftet länger und diffundiert langsamer als beispielsweise Morphin, und die schlechtere Capillarversorgung des subcutanen Gewebes ist dem Weitertransport nicht günstig.

Da sie im Muskel eine sehr viel bessere ist, erklärt sich die Überlegenheit der Resorption bei *intramuskulärer* gegenüber subcutaner Injektion.

Das Primat des *intravenösen* über alle anderen Einverleibungswege ist im Hinblick auf die Resorption eine Selbstverständlichkeit. Es beruht aber auch zugleich auf der Unschädlichkeit auch hoher Konzentrationen für das Blut. Diese ist sogar Voraussetzung. Entgegen BUSACCA hat BAADE das Ausbleiben der Hämolyse unter den Bedingungen wechselnder Konzentration nachgewiesen, ebenso HEFFTER und SACHS, die nur bei dem von ihnen dargestellten krystallisierten k-Strophanthin leichte hämolytische Wirkungen gesehen haben. Umgekehrt greift auch das Blut selbst Strophanthin nicht an (OPPENHEIMER). Das Blut ist nur ein Träger des Pharmakons an die giftempfindlichen Organe; dabei ist, wie HOEKSTRA zeigte, Digitoxin an die Kolloide des Serums gebunden, während Strophanthin ungebunden zu den Depotorganen gelangt.

2. Verteilung der Digitaliskörper im Organismus.

Das Schicksal des im Blute befindlichen Glykosides hat WEESE (1, 2) in seinen schon angeführten grundlegenden Untersuchungen über die Verteilung auf die verschiedenen Organe gezeigt. Wenn er bis zur Hälfte derjenigen Dosis in die Aorta injizierte, welche der Summe der Aufnahmefähigkeit aller giftspeichernder Organe entspricht, so blieb das venöse, zum Herzen zurückfließende Blut stets glykosidfrei, bei höherer Dosierung nicht. Das Verhältnis der injizierten Dosis zu dieser sog. „Körperkapazität" scheint uns auch die Feststellung von GOTTLIEB (5) aufzuklären, welcher, nur das Zeitmoment berücksichtigend, das Blut erst nach 1 Stunde frei von Glykosid fand, dessen Hauptmenge in den ersten 10—15 Minuten verschwand. Ebenso brauchen die Befunde LHOTAS (3, 4), der beide durch Gefäßverbindung vereinigten Tiere sterben sah, wenn er einem derselben die dem Gewichte beider entsprechende d. l. m. injizierte, nicht auf dem von ihm angenommenen Verbleiben des Giftes im Blute zu beruhen. Auch hier könnten die Dosierungen und die Einflüsse des Verteilungsmodus schuld sein.

Daß das aus dem Blute verschwindende Glykosid nicht einzig den Weg zum Herzen sucht und findet, sondern daß auch Nebenaffinitäten anderer Gewebe mitwirken, hat schon GOTTLIEB (5) weitblickend erkannt. Die Sicherung und Vertiefung dieser Vorstellung verdanken wir aber erst den Arbeiten WEESES (1,2,4) und FISCHERS (1) über die Verteilung der Glykoside im Organismus.

Am STARLINGschen Herz-Lungen-Präparat, an dem andere Organe im Nebenschluß eingeschaltet waren, konnte WEESE exakt nachweisen, daß, etwa bei Anwendung von g-Strophanthin, die Hälfte des Gesamtglykosides in die quergestreifte Muskulatur wandert und daß selbst das Bindungsvermögen der Leber und der Niere dasjenige des Herzens übersteigt. Legt man die von der Herzmuskulatur aufgenommene Glykosidmenge als Einheit zugrunde, so ergeben sich für die einzelnen Organe folgende, für Digitoxin und Strophanthin verschiedene Aufbrauchdosen:

	Muskel	Leber	Niere	Lunge
Digitoxin	10	$1^2/_3$	$1^1/_2$	0 Herzeinheiten
g-Strophanthin	7	$2^1/_4$	2	0 Herzeinheiten

Diese Feststellungen und Zahlen bekommen ein anderes Gesicht, wenn man die Werte zum Gewicht der Organe in Beziehung setzt. Dann erst tritt die spezifische Bindungskraft des Herzens überzeugend zutage:

	Muskel	Leber	Niere	Lunge	
Digitoxin	$1/_{24}$	$1/_4$	1	0	der vom Herzen pro Einheit
g-Strophanthin	$1/_{10}$	$1/_2$	1	0	aufgenommenen Menge

Besonders beachtlich ist noch, daß das Bindungsvermögen der Niere dem des Herzens gleich ist, ein Phänomen, welches WEESE durch ihre Doppelaufgabe des Abbaues und der Ausscheidung erklärt.

Der Verteilungsmodus ist nur bei den gleichen Körpern konstant. Die Organe, insonderheit das Herz, machen Unterschiede zwischen den verschiedenen Glykosiden. Das Verhältnis zwischen Aufbrauchdosis des Herzens zu der des Gesamtorganismus ist beispielsweise für Digitoxin 1:16,1, für g-Strophanthin 1:11,1; das heißt: von der im Blute zirkulierenden Gesamtmenge reißt das Herz bei g-Strophanthin 9%, beim Digitoxin 6,2% an sich.

3. Speicherung im Herzen — Kumulation.

Es hat lange gedauert, bis die Vorgänge im Herzen bei Digitalisangebot als Speicherung im GOTTLIEBschen Sinne anerkannt wurden [GRÜNWALD, ISSEKUTZ, WEIZSÄCKER (2, 4), FISCHER (1), HOLSTE (2)]. Die GOTTLIEBsche Lehre stand im Wettbewerb mit der auf SCHMIEDEBERG (3) zurückgehenden Auffassung STRAUBS (4), der Wirkungseintritt und Wirkungsstärke von der Konzentration des Giftes in der umspülenden Flüssigkeit abhängig machte. Diese Auffassung wurde von CLARK (1) gestützt. Die endgültige Darstellung ist ein Verdienst des Münchener pharmakologischen Institutes, wo WEESE (1) einwandfrei gezeigt hat, wie sich das Herz die ihm adäquate Giftmenge ganz unabhängig vom Verdünnungsgrad aus jeder Lösung herauszuholen versteht. Die Konzentration spielt nur eine Rolle für den zeitlichen Eintritt der Wirkung, wie dies schon TRENDELENBURG (1), GRÜNWALD, WEIZSÄCKER (2), ISSEKUTZ und FISCHER dargetan haben. Auch aus ganz verdünnten Lösungen weiß sich das Herz alles herauszuholen, wenn es lange genug mit dem glykosidhaltigen Blute durchspült wird; die Wirkung tritt nur langsamer ein. Bei dem Wettbewerbe der anderen glykosidspeichernden Organe droht aber dem Herzen die Gefahr, daß ihm eine Glykosidmenge, die es einmal durchströmt hat, für immer verloren ist.

Vom pharmakologisch-klinischen Gesichtspunkt aus gesehen, bedeutet dies, daß die rasche intravenöse Injektion nicht die wirksamere und auch nicht, wie viele glauben, die gefährlichere ist, sondern daß der größere Erfolg beim langsamen Injizieren eintritt. Wenn WEESE (2) nach der HATCHERschen Methode langsam infundierte statt injizierte, so nahm das Herz 7% des passierenden Glykosides auf, bei der schnellen Injektion in 5 Sekunden nur 4%. Darum empfiehlt auch STRAUB (9) eher langsam, etwa 2 Minuten, als rasch zu injizieren. Der Arzt, welcher während der Injektion immer etwas Blut in die Spritze einzieht, dürfte dieser theoretischen Forderung schon genügend gerecht werden.

Das tiefere Verständnis für die elementaren Vorgänge der Giftbindung am Herzen ist durch die darauf gerichteten Untersuchungen TRENDELENBURGS (1), GOTTLIEBS (5), STRAUBS (4) und H. FISCHERS (1, 3) gewonnen worden. Der Nachweis, daß der Eintritt der Digitalisherzwirkung von einer bestimmten Grenze an durch Steigerung der Konzentration nicht mehr beschleunigt werden kann (TRENDELENBURG), und die Feststellung, daß der Höhepunkt der Wirkung erst eintritt, wenn schon 50—80% der wirksamen Substanz aus dem Blute verschwunden sind (ISSEKUTZ, GOTTLIEB) sind nur unter der Voraussetzung verschiedener Wirkungsphasen verständlich. In der Tat macht sich zunächst ein Zustand geltend, in dem alle Glykoside, sowohl die Digitoxine wie die Strophanthine, sich leicht auswaschen lassen (FISCHER, W. STRAUB). Ihm liegt eine physiko-chemische Grenzflächenwirkung zugrunde, die sich als Adsorption an der Muskelfasergrenzschicht oder als Diffusion durch die Grenzmembranen abspielt [„Membranphase" nach FISCHER, s. auch CLARK (2)]. Gestützt wird diese Auffassung, worauf FISCHER aufmerksam gemacht hat, durch die von anderen Fragestellungen ausgehende Feststellung, daß Digitalisstoffe die Beschaffenheit einer Membran beeinflussen können [PIETRKOWSKI (2, 3, 4), BAADE, NEUSCHLOSS, H. STRAUB und KL. MEIER].

Schon nach Sekunden wird dieser reversible Vorgang durch eine zweite Phase abgelöst, in der das Glykosid auch dann schon irreversibel verankert ist (Fixationsphase), wenn die Wirkung sich noch nicht geltend gemacht hat (Latenzperiode). Die Fixationsperiode geht demnach zeitlich über die Latenzperiode hinaus. Hier liegen chemische Vorgänge zugrunde, was FISCHER (3) daraus ableitet, daß sie dem VAN'T HOFFschen Gesetz unterworfen sind, d. h. daß bei Temperaturerhöhung um $10°$ der Prozeß um das 2—3fache beschleunigt wird.

Es war eine glückliche Konzeption STRAUBS (9), wenn er die wechselnde Dauer der Fixation der verschiedenen Glykoside mit aller Vorsicht auf ihre verschiedenen Komponenten zurückführt und den variablen *Zuckeranteilen* eine größere Bedeutung beimißt als den einander ähnlicheren Geninen. Die Glykoside erster Ordnung aus der Digitalis purpurea mit körperfremden Zuckern (Digitoxose u. a.) sind es, die länger und fester fixiert bleiben als die Glykoside 2. Ordnung, wie Strophanthin, Convallatoxin, Scillaren, deren Zucker, die Rhamnose, Glykose, Pentose körpereigen sind. Diese, ist STRAUB anzunehmen geneigt, werden vom Organismus leichter angegriffen und zerstört als jene.

Die zweite Komponente des Digitalismoleküls, die *Genine* mit ihrer, wie wir sahen, starken konstitutionellen Verwandtschaft, können bei der Fixation keine erhebliche Rolle spielen, weil sie — zuckerfrei — keine Haftfähigkeit besitzen, obwohl sie nach der neueren Auffassung nicht unwirksam, sondern im Gegenteil die eigentlichen Träger der Wirkung sind. Sie werden durch die Bindung an den Zucker nur wirkungsstärker [STRAUB (5), GRÖBER, LENZ]. GRÖBER fand am Kaninchen, daß Strophanthidin 3,6mal weniger wirksam ist als das zugehörige Strophanthin, und auch STRAUB kam zu ähnlichen Ergebnissen am Froschherzen.

Das Studium der Haftfähigkeit der Digitalisglykoside und das der Wirkungskraft der Genine führt zu dem Problem der Nachwirkung der Einzeldosis und damit zu dem der *Kumulation*. FISCHER (1) geht von der auch den Klinikern genehmen Vorstellung aus, daß die nach hydrolytischer Spaltung der jeweiligen Digitalisglykoside entstandenen Genine, solange sie noch im Blute vorhanden sind, die Wirkung jeder neu zugeführten Dose verstärken. Das kann im einen Falle günstig, im anderen ungünstig sein (therapeutische oder toxische Kumulation). Die Vorstellung hätte durch WEESES Nachweis einer Vielheit glykosidspeichernder Organe noch an Boden gewinnen können, wenn seine Untersuchungen nicht gleichzeitig ergeben hätten, daß die Konzentration der aus den extrakardialen Depots stammenden Aglucone im Blute zu niedrig ist, um an sich oder additionell noch Wirkungen auszuüben. WEESE (3) besteht deshalb darauf, daß einzig und allein die Speicherung im Herzen selbst für die Nachwirkung entscheidend ist. Damit dürfte die kumulative Eigenschaft der Digitaliskörper endgültig ins Herz verlegt und die verschiedenen Neigungen der Glykoside 1. und 2. Ordnung zur Nachwirkung einzig von der Art ihrer Haftung im Herz abhängig sein.

Wenn die eben erst mitgeteilten interessanten Versuche von BAUER und FROMHERZ sich bestätigen, wird an der Tatsache, daß die vom Herzen aufgenommene Digitalismenge über die Kumulation entscheidet, nichts geändert — wohl aber für ihr Zustandekommen ein neuer Gesichtspunkt gewonnen. Nicht das Glykosid selbst hält die Wirkung fest, sondern es setzt bei Vergiftung sogar morphologisch nachweisbare organische Veränderungen von kürzerer oder längerer Nachwirkung. Eine Hauptstütze ihrer Auffassung sehen die Autoren darin, daß bei kleinen Dosen (unter 0,05 mg Digitoxin) Kumulierung überhaupt nicht auftritt und daß die Tiere, denen nur $^1/_3$ der tödlichen Dosis einverleibt war, die also hätten am Leben bleiben müssen, noch nach 14 Tagen zugrunde gingen. Für die extremen Grade toxischer Wirkung, den systolischen Stillstand, hat STRAUB (7) schon immer nicht das Gift selbst, sondern progrediente sekundäre Vorgänge verantwortlich gemacht.

Auch im Lichte dieser Forschung ist also die Kumulation Dosierungsfrage. Die Dose ist entscheidend und muß nach diesen pharmakologischen Erkenntnissen so eingerichtet werden, daß genügend Glykosid im Herzen gespeichert wird, aber nicht so viel, daß eine einmalige oder daß folgende Dosen zu einer schwer reversiblen Veränderung im Herzmuskel führen. Die Neigung zu Nachwirkungen ist vielen Pharmaca eigen und damit auch die Gefahr der Summation der Wirkung bei weiterer Zufuhr. Die besondere Bedeutung dieser Eigenschaft der Glykoside wurzelt in ihrer Spezifität für das lebenswichtigste Organ.

Die Untersuchungen FRAENKELS (2, 3, 4), die mit verfeinerter Methodik von HATCHER (2) nachgeprüft wurden, stellen einen Versuch dar, die klinisch bekannten Gegensätze der verschiedenen Digitaliskörper in ihrem kumulativen Charakter quantitativ zu erfassen. Er injizierte ungefesselte Katzen subcutan und sah, wie beispielsweise die Wirkung von Strophanthin in wenigen Stunden, die von Digitoxin erst nach viel längerer Zeit eintrat, und daß auch die Nachwirkung, ebenfalls gesetzmäßig, bei dem einen kurze, bei dem anderen längere Dauer hatte. Aber auch die Digitaliskörper im engeren Sinne sind untereinander verschieden. So wirkt beispielsweise $^1/_3$ der letalen Dosis Digitoxin in bestimmten Intervallen nach der 3. Injektion schon toxisch, während man von Digitalin die Hälfte der d. l. m. wochenlang ungestraft geben kann. In allen Vergleichsversuchen fiel die geringere Neigung des Strophanthins zur Kumulation auf. HATCHER und BRODY injizierten direkt in die Vene und gingen so vor, daß sie erst einen Teil der tödlichen Dosis und dann nach Ablauf einer wechselnden Zahl von Tagen die Komplementärdosis nachschickten. Sie gewannen so einen Maßstab, wieviel von dem betreffenden Körper noch gebunden war. Auch sie bestätigten, daß die Wirkung von Strophanthin rascher abklingt als die der anderen Körper, und daß es in größeren Dosen ebenfalls kumulierend wirkt. Die Versuche nach beiden Methoden dürften ihre Beweiskraft hinsichtlich der Unterschiede der Digitaliskörper behalten, trotz der Einwände von BAUER und FROMHERZ, daß mit Hinblick auf die von ihnen festgestellten sekundären Veränderungen durch die Erstdosis die Komplementärdose als Maßstab an Bedeutung eingebüßt habe.

Die pharmakologische Lehre von einer differenzierten Neigung der einzelnen Digitaliskörper zur Kumulation bekommt eine neue Stütze durch die Untersuchungen MANABES an kultivierten Geweben. Er sah, daß die Pharmaca der Digitalisgruppe in schwacher Konzentration das Wachstum der Kulturen von Fibroblasten fördern, in starker hemmen, und daß die Wachstumsförderung, die bei einer bestimmten Konzentration in der anfänglichen Passage zu beobachten ist, derjenigen entspricht, die bei schwächerer Konzentration nach mehreren Passagen in Erscheinung tritt. In dieser nur durch Kumulation zu erklärenden Wirkung verhalten sich die einzelnen Digitaliskörper verschieden. Digitalin und Digitalein wirken auch im Rahmen dieser Versuchsanordnung stärker kumulativ als k-Strophanthin.

4. Toxische Nebenwirkungen.

Als wichtigste Symptome der Überdosierung, die bei allen akuten und länger dauernden experimentellen Versuchen auftreten, und die uns auch vom Menschen her geläufig sind, stehen neben den früher beschriebenen *Rhythmusstörungen* die *Nausea* und das *Erbrechen*. Solange man nur die orale Zufuhr kannte, deutete man sie als lokale Reizerscheinungen im Magen-Darmkanal, die je nach der Disposition des Kranken und der Art der Stauung verschieden stark auftreten sollten. In Untersuchungen an der Hornhaut [HOLSTE (4)], an der Schleimhaut der Nase (HATCHER und EGGLESTON), des Magens (OGAWA) ist die lokale Reizwirkung bestätigt worden, die KAUFMANN im SCHMIEDEBERGschen Institut bei subcutaner Anwendung schon vor vielen Jahren als glykosidcharakteristisch festgestellt hat (s. auch LOEB und LOEWE).

Die Deutung der Nebenwirkungen als Ausdruck lokaler Reizerscheinungen wurde schon durch die ärztliche Beobachtung erschüttert, daß sie auch bei intravenöser Einverleibung auftrat, wenn auch seltener. Eine Reihe experimenteller Untersuchungen klärten den Zusammenhang auf. HATCHERS und seiner Schüler [HATCHER und WEISS (1, 2), HATCHER und EGGLESTON] erste Ergebnisse deckten sich mit der Auffassung GOTTLIEBS (5), daß das Erbrechen auf einer direkten Reizung des Brechzentrums beruhe. Sie haben in ihren Versuchen am Hund den ganzen Magen-Darmkanal vom Oesophagus bis zum Rectum reseziert und doch Erbrechen erlebt. Diese damit erkannte zentrale Wirkung ist aber keine direkte, sondern wird vom Herzen reflektorisch ausgelöst. Die Digitalisglykoside stehen in dieser Hinsicht im Gegensatz zu den Emetica, und der reflektorische Mechanismus erinnert eher an das Erbrechen bei Angina pectoris. DRESBACH und WADDELL glaubten die HATCHERsche Auffassung widerlegen zu können, weil sie auch nach Durchtrennung sämtlicher Herznerven bei intraperitonealer Einverleibung der Glykoside Erbrechen auslösen konnten. Demgegenüber aber beweisen Experimente von HATCHER und WEISS (2) mit verfeinerter Methodik die Richtigkeit ihrer Auffassung. Das Erbrechen bei toxischen Dosen blieb auch dann aus, wenn sie die Herznerven nicht durchschnitten, sondern ihre Wirkung durch Nicotin ausschalteten. HATCHER, darauf sei ausdrücklich noch hingewiesen, blieb nicht ohne Widerspruch. HANZLIK und WOOD lassen die nauseosen Erscheinungen von der Leber ausgehen. Das Gemeinsame aber liegt in der Ablehnung der lokalen Reizwirkung.

Zweifelsohne ist die Neigung zum Digitalis-bedingten Erbrechen beim Tier und beim Menschen von Disposition und Dosierung beherrscht, aber auch hierbei stößt man auf ein quantitativ verschiedenes Verhalten der einzelnen Digitaliskörper. Nach HATCHER und EGGLESTON tritt Erbrechen auf, wenn gegeben wird:

von Digitalinum verum	22%	der d. l. m.
„ g-Strophanthin	49%	„ „
„ Digitox. krystall.	58%	„ „
„ k-Strophanthin, amorph	65%	„ „

Also auch hier nimmt das k-Strophanthin unter den Digitaliskörpern eine bevorzugte Stellung ein.

5. Gewöhnung an Digitalis.

LHOTA (1, 2) und KLEIN sind die einzigen, welche für eine Angewöhnung an die Glykoside eintreten. Ihre Fütterungs- und Injektionsversuche scheinen uns nicht so eindeutig als die Tatsache, daß sich in der großen experimentellen Digitalisliteratur keine ähnliche Beobachtung findet. In diesem Sinne spricht auch die Beobachtung am Menschen. So hat KUSSMAUL bei einem Kranken 8 Jahre lang täglich oral Digitalis gegeben und jedesmal eine verstärkte Wirkung gesehen, wenn er die Dosis erhöhte. Auch die intravenöse Strophanthintherapie schwerer Fälle kann jahrelang fortgesetzt werden, ohne daß die Einzeldosis ihren therapeutischen Wert verliert. Die Notwendigkeit, die Dosen zu vergrößern, beruht nicht auf Angewöhnung an das Mittel, sondern auf einer Zunahme der Herzinsuffizienz durch das Fortschreiten des Grundleidens.

II. Wirkung auf die Gefäße.

Solange es eine experimentelle Digitalispharmakologie gibt, hat das Problem die Pharmakologen beschäftigt, ob der Digitalis auch Gefäßwirkungen eigentümlich sind und in welchem Grade. Vor allem hat das Heidelberger Pharmakologische Institut sich jahrelang mit dieser Frage beschäftigt. Dort und andererseits gemachte Experimente lassen keinen Zweifel darüber, daß die Gefäße digitalisreaktiv sind [POPPER, GOTTLIEB und MAGNUS (1, 2), GOTTLIEB (3), TIGERSTEDT, EPPINGER und HESS, EPPINGER und WAGNER, KASZTAN, FAHRENKAMP, SAMELSON, MOOG, DE HEER, JOSEPH, STROOMANN, PICK und WAGNER, BECO, SCHEMENSKY, KRAFT, LÖHR, BOCK]. — Dies gilt nicht nur für toxische Dosen, wie im Verlauf der Kritik festgestellt wurde (HEUBNER, GANTER), sondern auch für eben herzwirksame und noch kleinere Mengen [KASZTAN, FAHRENKAMP, MOOG, GOTTLIEB (3), JOSEPH, PICK und WAGNER, SCHEMENSKY]. Dabei ergaben sich wieder Unterschiede der einzelnen Körper (KASZTAN, FAHRENKAMP, SAMELSON, MOOG, JOSEPH, STROHMANN, PICK und WAGNER, STAUB) und ein verschiedenes Verhalten der verschiedenen Gefäßgebiete bei Dosen verschiedener Größe [GOTTLIEB und MAGNUS (1), KASZTAN, FAHRENKAMP, JOSEPH, SCHEMENSKY].

Die folgende Tabelle gibt eine Zusammenstellung der von den verschiedenen Autoren gewonnenen Resultate in bezug auf die verschiedenen Gefäßgebiete. Die ihnen zugrunde liegenden Versuchsanordnungen sind allerdings wechselnd. Zum Teil wurde am Ganztier gearbeitet, zum Teil an isolierten Organen — entweder onkometrisch, oder es wurde die Durchströmung gemessen. Auch die Tierart wechselt bei den einzelnen Autoren.

Alles in allem gewinnt man aus dieser Tabelle etwa den Eindruck, daß das Splanchnicusgebiet sich nur auf größere Dosen verengert. Wo es sich erweitert, wurden anscheinend immer nur niedere Dosen angewandt — und zwar gilt dies sowohl für Strophanthin wie für Digitoxin. Besonders beachtlich ist noch ein ähnliches Verhalten der Nieren. Auch hier tritt unabhängig von dem Präparat die Verengerung nur bei großen Dosen ein, doch liegt, wie sich aus den Originalarbeiten ergibt, der Grenzwert für diese vasoconstrictorische Wirkung auf die Nierengefäße höher als der bei den Splanchnicusgefäßen, wodurch sich das gegensätzliche Verhalten der beiden Gefäßbezirke bei der gleichen Dosierung erklären läßt. Für das Verhalten der Gehirn-, der Lungen- und der peripheren Gefäße liegen meist nur Versuche mit hohen Dosen vor. GOTTLIEB und MAGNUS (1, 2) sahen in ihren Versuchen am Ganztier ein antagonistisches Verhalten von Gehirn und Peripherie zum Splanchnicusgebiet, während die großen Dosen an den isolierten Organen (Lunge und isolierte Extremität) vasoconstrictorisch wirkten.

Wirkung auf die Gefäße.

Tabelle 11.

Autor	Gefäßgebiet	Tierart	Verenge-rung	Erweite-rung	Dosierung	Präparat
Gottlieb und Magnus	*Splanchnicus*	Hund	+		große D.	Stroph.
Popper	,,	,,		+		,,
Kasztan	,,	,,	+		mittl.	,,
,,	,,	Hund, Katze	+		große	,,
,,	,,	Kaninchen		+	kleinste	,,
Fahrenkamp	,,	Katze und Kaninchen	+		gr. u. kl.	Digitoxin
Joseph	,,	Kaninchen	+		kleine	Stroph.
Schemensky	,,	Katze, Hund	+		große	Digitoxin
,,	,,	Kaninchen		+	kleine	,,
Gottlieb und Magnus	*Gehirn*	Hund		+	große	Stroph.
Gottlieb und Magnus	*peripher*	Hund	+		große	,,
Bock	,,	Hunde-extremität	+		mittl.	,,
Kraft	,,	Kaninchen-ohr	+		alle Konz.	,,
Eppinger und Wagner	*Lunge*	Meerschw.		+	kleine	Digitoxin u. Stroph.
Eppinger und Wagner	,,	,,	+		große	Digitoxin u. Stroph.
Löhr	,,	Katze	+		0,1:150	Stroph.
Bock	,,	Hund	+ (nicht re-gelmäßig)		mittl.	,,
Kasztan	*Nieren*	Hund, Katze		+	mittl.	,,
,,	,,	Kaninchen	+		große	,,
Fahrenkamp	,,	Katze	+		große	Digitoxin
,,	,,	Kaninchen		+	kleine	,,
Joseph	,,	Kaninchen	+		kleine	Stroph.
,,	,,	,,	+		große	,,
,,	,,	,,		+	kleine	Digipurat
,,	,,	,,	+		große	,,
Beco	,,	Hund		+	kleinste	Stroph.
,,	,,	,,	+		mittl.	,,
Schemensky	,,	Katze, Hund		+	kleine	Digitoxin
,,	,,	Kaninchen	+		große	,,
Reid	,,	Hund	unverändert		kleinste	Digitalis-tinktur
,,	,,	,,	+		mittl.u.gr.	Digitalis-tinktur
Costopana-giotis	,,	Frosch	+			alle außer Gitoxin
Jonescu und Loewi	,,	Kaninchen		+	kleine	Stroph.

Alle diese Versuche sind am gesunden Tier oder an normalen Organen ausgeführt; diese pharmakologisch sehr interessanten Analysen isolierter und differenter Gefäßwirkungen sagen darum nichts aus über die Verhältnisse am Menschen unter normalen Bedingungen. Noch weniger aber gelten sie, wenn das Herz insuffizient ist, da es dann auf allerkleinste Mengen anspricht, auf die das gesunde Herz noch nicht reagiert. Deshalb kann beispielsweise die am gesunden Tier gemachte Beobachtung, daß Gefäßwirkungen schon bei Dosen eintreten, die an der unteren Grenze der Herzwirkung liegen, nicht auf den pathologischen Kreislauf übertragen werden. HEDINGER (1, 2) hat unter ROMBERG nachgewiesen, daß Digitalis ebenso wie Purinkörper in gleichen Dosen stärker gefäßerweiternd wirken, wenn die *Nieren* der Tiere vorher durch Chrom oder Uran geschädigt waren.

Auch die Vorstellung von der Digitaliswirkung auf die *Kranzarterien* stützte sich lange Zeit auf primitive pharmakologische Untersuchungen. Experimente mit Dosen verschiedener Stärke am isolierten Warmblüterherz oder Gefäßstreifen schienen mit wenigen Ausnahmen (MANCKE) für eine vasoconstrictorische Wirkung der verschiedenen Digitaliskörper auf dieses wichtige Gefäßgebiet zu sprechen (RABE, FISCHER, GUGGENHEIMER und MÜLLER, LOEB, EPPINGER und HESS, VOEGTLIN und MACHT). Einen tieferen Einblick gewannen erst diejenigen Forscher, welche zu Durchströmungsversuchen am Ganztier übergingen und dazu kleine Dosen anwandten. Unter diesen Bedingungen sahen MORAWITZ und ZAHN mit „therapeutischen Dosen" überhaupt keine Wirkung auf die Coronardurchblutung, mit Ausnahme solcher, die sich durch die Blutdrucksteigerung erklären ließ. SAKAI und SANEYOSHI bestätigten diese Befunde, und F. MEYER und HOCHREIN sahen sogar eine Erweiterung.

Wie wenig man auf diesem Wege zu der tatsächlichen funktionellen Beeinflussung der Kranzgefäße durch Digitalis vordringt, zeigen noch unveröffentlichte Versuche von RÖSSLER[1], der nicht vasodilatativen, sondern vasoconstrictorischen Effekt nach Strophanthin gesehen hat.

Auf eine höhere Ebene wurden die Untersuchungen von dem Augenblick an gestellt, als man die Wirkung auf die Coronararterien gleichzeitig mit der auf das gesamte Herz betrachtete. Dies war erst möglich, nachdem die Physiologie des Coronarkreislaufs besser erforscht war. Wir verdanken vor allem REIN (1, 2, 3) den Nachweis, daß die Coronardurchblutung von der Herzleistung und bei gleicher Leistung von Schlagvolumen und Schlagzahl abhängig ist, und nicht — wenigstens nicht beim Ganztier — durch den mittleren Aortendruck bestimmt wird. Jede Vermehrung der Herzleistung vermindert nicht den Durchfluß (ANREP), sondern begünstigt ihn [HOCHREIN, REIN (1, 2)], wobei die systolische Kontraktion nicht hemmt (ANREP), sondern in ihr ein Maximum der Durchströmung besteht (HOCHREIN). Dazu kommt, daß das Herz bei gleichbleibender Leistung weniger Blut braucht, je langsamer es schlägt, je größer sein Schlagvolumen ist. Umgekehrt kann eine größere Leistung bei derselben Durchblutung erzielt werden, wenn die Frequenz vermindert wird. Auf diesen Feststellungen fußend, warnt REIN (3) mit Recht vor einer einseitigen Beurteilung der Coronarinsuffizienz vom Standpunkt der Gefäßweite oder -enge und verlangt Berücksichtigung der Funktion des Versorgungsgebietes. Sein Wunsch, die Coronarinsuffizienz nicht immer nur, wie bisher, durch gefäßerweiternde Mittel, sondern indirekt dadurch

---

[1] Zitiert nach MEYER-GOTTLIEB.

zu beeinflussen, daß man die Frequenz senkt und das Schlagvolumen vergrößert, wird, wenigstens in vielen Fällen, von der Digitalis erfüllt. Damit tritt die Frage der direkten Beeinflussung der Coronararterienweite in den Hintergrund.

III. Wirkung auf den Blutdruck.

Die Blutdrucksteigerung durch Digitalis, einst unter die Kardinalwirkungen eingereiht, wurde im Laufe der Jahre durch die experimentellen Untersuchungen so weit zurückgedrängt, daß STRAUB (8) ihr Auftreten am gesunden Tier als Kunstprodukt bezeichnete. Sie ist es insofern, als sie in der Tat nur bei großen Dosen auftritt [TIGERSTEDT, COHN und LEVY, WOLFER, TAINTER und DOCK (1, 2), POPPER, GOTTLIEB und MAGNUS (1)]. Bei kleinen Dosen wird sie vermißt, und, wie u. a. GOTTLIEB gezeigt hat, erst nach Ausschaltung der pulsverlangsamenden Wirkung des Vagus durch Atropin beobachtet.

Dieser Antagonismus kann nur so erklärt werden, daß auch bei kleinen Dosen eine Tendenz zur Blutdrucksteigerung vorhanden ist, die aber unter dem Einfluß der Blutdruckzügler nicht in Erscheinung tritt, bis deren Wirkung durch Vagusausschaltung überkompensiert wird. Man kann sich das so vorstellen, daß durch die Frequenzsteigerung das Minutenvolumen wächst und dadurch die noch bestehende Kompensationsvorrichtung, die Hemmung des Vasomotorenzentrums durch die Blutdruckzügler, nicht mehr in Erscheinung tritt. Wenn die latente Blutdrucksteigerung kleiner Dosen an gesunden Tieren ohne Änderung des Minutenvolumens zustande kommt, muß eine Gefäßwirkung angenommen werden. Das sind aber nur pharmakologische Feststellungen, die nicht auf die kleinsten Dosen übertragen werden können, welche bei Kreislaufinsuffizienten wirksam sind.

IV. Wirkung auf die Diurese.

Auch die Frage Digitalis und Niere hat ihre toxikologische, pharmakologische und pharmakologisch-klinische Seite. Jede hat ihre eigene Bedeutung. Große Dosen, die den bei Menschen anwendbaren nicht mehr gleichen (JONESCU und LOEWI: 0,5 mg pro kg Tier beim Hund; dies würde etwa 35 mg [!] beim 70 kg schweren Menschen entsprechen), machen Blutdrucksteigerungen und hemmen die Diurese, doch ist dies keine spezifische Nierenparenchymwirkung, sondern beruht darauf, daß große Dosen Digitalis die Nierengefäße verengern.

Der Nachweis einer direkten Beeinflussung der sekretorischen Leistung der Niere durch kleine Dosen ist erst GREMELS (1, 2) gelungen. Am STARLINGschen Herz-Lungen-Nierenpräparat konnte er bei maximaler Nierendurchblutung — ohne Veränderung der Gefäßweite — mit Strophanthin und Digitoxin eine Steigerung der Diurese und der Ausscheidung fester Substanzen erzielen (Kochsalz, manchmal auch Stickstoff). Diese damit erwiesene spezifische Wirkung bestätigte COSTOPANAGIOTIS an der isolierten Froschniere und glaubte nachgewiesen zu haben, daß sowohl die Glomeruli wie die Tubuli auf Digitalis ansprechen. Er sah sogar eine differente Ansprechbarkeit der Glomeruli und Tubuli, denn die NaCl-Konzentration des aus der Froschniere stammenden Urins konnte noch auf gleicher Höhe bestehen bleiben, wenn die Diurese schon wieder abgesunken war.

Die oben angeführten von klinischen Fragestellungen ausgehenden Untersuchungen HEDINGERS zeigen, wie die diuretische Wirkung der Digitalis unter künstlich geschaffenen pathologischen Verhältnissen erhöht werden kann.

Wertbestimmung.

Wir haben versucht, in dieser Darstellung der experimentellen Ergebnisse das wichtigste Material zusammenzustellen, mit dem die Pharmakologie das Fundament für das Verstehen der Digitaliswirkung und für die Anwendung der Digitalis am Menschen geschaffen hat. Sie hat aber auch noch über dies hinaus das Verdienst, sich mit der Qualität des pharmazeutischen Materials befaßt zu haben, mit dem der Arzt arbeitet. Seitdem die Ungleichheit der Wirkungsstärke der üblichen galenischen Präparate diskutiert wurde, besteht das Bestreben, Methoden auszuarbeiten, welche geeignet sind, den Wirkungswert eines Präparates zu bestimmen.

Man übte zunächst die sog. *Zeitmethode* [FOCKE, FRAENKEL (1)], die sich darauf beschränkte, den Giftwert nach der Zeit zu bestimmen, in der ein durch Fensterung der Beobachtung zugängliches Froschherz zum systolischen Stillstand kommt. Dabei ging man von der fehlerhaften Voraussetzung aus, daß eine feststehende Beziehung zwischen Dose und Zeit bis zum Eintritt der Wirkung bestehe. Es war auch kein eigentlicher Fortschritt, als man sich der 2-, 12- und 24-Stundenmethode mit Reihenuntersuchungen zuwandte und sie verschiedentlich modifizierte. Diesen relativen Zeitmethoden steht die von HOUGHTON gegenüber, dem das Verdienst zukommt, überhaupt als erster Meßmethoden für galenische Präparate angewandt zu haben, und die von STRAUB in Deutschland eingeführt und ausgebaut wurde. Sie ist eine *zeitlose Methode*, d. h. bestimmt wird die d. l. m. pro Gramm Frosch am Eintritt des systolischen Stillstandes unabhängig von dem Zeitpunkt der Endwirkung. Die Kautelen, die angewandt werden, bestehen darin, daß man nur Winterfrösche nimmt (Oktober bis Mai), daß man das zu untersuchende Gift in nicht mehr als 0,5 ccm Lösung in den Bauchlymphsack injiziert und Gewichtsfehlerquellen durch Ausdrücken des Urins ausschaltet. Diese in der deutschen Pharmakopie eingeführte Methode wurde durch BEHRENS so vervollkommnet, daß der mittlere Fehler der einzelnen Auswertung nur noch $\pm 6\%$ beträgt. Er wendet zur Bewertung seiner Resultate die KÄRBERsche Formel an:

$$(aM) = Dm - \frac{\Sigma(z \cdot d)}{m}.$$

Es bedeutet dabei:

(aM) = arithmetisches Mittel;
Dm = Dosis, bei der alle Tiere reagieren;
z = halbe Summe der je bei zwei aufeinanderfolgenden Dosen reagierenden Tiere;
d = Differenz der Zahlenwerte je zwei aufeinanderfolgender Dosen;
m = Anzahl der Tiere in jeder Gruppe.

Der um den Ausbau der Wertbestimmungsmethoden und ihre kritische Verwendung besonders verdiente Autor hat neuerdings gezeigt, daß die Frösche relativ um so empfindlicher werden, je schwerer sie sind, daß also die Dosierung nach Körpergewicht fehlerhaft ist. (BEHRENS und REICHELT, noch nicht veröffentlicht.)

Es ist verständlich, wenn die Froschmethoden nicht die allgemeine Zustimmung einer internationalen Konferenz der Hygieneorganisation des Völkerbundes fanden (Referat s. KNAFFL-LENZ).

Seit HATCHER und BRODY hat die *Katze als Testobjekt* den Vorzug. Diese Autoren bestimmten die d. l. m. so, daß sie erst ungefähr die Hälfte der voraussichtlichen Gesamtmenge der zu prüfenden Substanz dem Tier einverleibten und dann bis zum systolischen Stillstand eine Ouabaïnlösung nachschickten, deren Wirkungswert konstant und genau bekannt ist (0,1 mg pro Kilogramm Katze). Aus der Differenz der dabei verbrauchten Strophanthinmenge und derjenigen, die bei ausschließlicher Anwendung von Strophanthin nötig gewesen wäre (Gewicht der Katze mal 0,1), läßt sich die Wirkungsstärke des zu prüfenden Digitalispräparates berechnen. Die MAGNUSsche Schule (Literatur bei DE LIND VAN WIJNGAARDEN) modifizierte diese HATCHERsche Methode, indem sie vor allem die d. l. m. durch ausschließliche Infusion der zu untersuchenden Substanz feststellte.

Als Beispiele seien einige mit der HATCHERschen Methode erhaltenen Werte angeführt:

Ouabaïn krystall.	0,10 mg pro kg Katze
Strophanthin amorph	
Boehringer	0,13 ,, ,, ,, ,,
Merck	0,17 ,, ,, ,, ,,
Digitoxin krystall.	0,30 ,, ,, ,, ,,
Digitalein	2,90 ,, ,, ,, ,,
Digitalis, deutsch	82,0 ,, ,, ,, ,,
,, englisch	92,0 ,, ,, ,, ,,

Zweifellos läßt sich mit den verschiedenen Prüfungsmethoden, auch mit denen, die an anderen Tieren ausgeführt sind, und mit neueren chemischen Methoden (colorimetrische Pikrinsäuremethode von KNUDSON und DRESBACH, Kaliumpermanganat-Oxydationsmethode von NOVÁK) der Wert der in einem Präparat enthaltenen wirksamen Substanz bestimmen. Doch darf man nicht erwarten, diese Resultate untereinander (Katze, Frosch usw.) vergleichen und noch weniger bindende Schlüsse auf die therapeutische Wirkung am Menschen ziehen zu können. Eine von uns ergänzte Tabelle von TIFFENAU über die Auswertung von verschiedenen Strophanthinarten illustriert die großen Differenzen der d. l. m. des gleichen Präparates bei den verschiedensten Tieren:

Tabelle 12. D. l. m. bei intravenöser Applikation in mg pro kg Tier.

Strophanthinart	Hund	Katze	Kaninchen	Maus	Ratte
h-Strophanthin			0,20 (C.)		
k-Strophanthin					
amorph	0,18 (T.)	0,13 (H.Br.)	0,30 (M.)	3,75 (Go.)	13,0 (S.)
			0,24 (Ja.)		
krystall.	0,11 (T.)		0,16 (Jo.)		
			0,25 (Gl.)		
			0,25 (H. S.)		
Ouabaïn	0,10 ⎱ (Ja.)	0,06 (Le.)	0,10 ⎱ (Le.)	5,0 (Go.)	12,0 (H. E.)
aus Strophanthus	0,15 ⎰	0,10 (H.)	0,20 ⎰		
gratus	0,15 (T.)	0,10 (Ja.)	0,16 (Ja.)		
	0,175 (H.)		0,20 (C.)		
	0,19 ⎱ (B.)		0,20 (H.)		
	0,24 ⎰		0,20 (P.)		
			0,23 (T.)		
Ouabaïn			0,15 (Gl.)		
aus Ouabaïo-Holz			0,10 (Lh.)		

Die Initialen geben die Autoren an: B.: BUSH, C.: CATILLON, GL.: GLEY, Go.: GOTTLIEB, H.: HATCHER, H. Br.: HATCHER und BRODY, H. E.: HATCHER und EGGLESTON, H. S.: HEFFTER und SACHS, Ja.: JAMIESON, Jo.: JOHANNESSOHN, Le.: LEVINE, Lh.: LHOTA, M.: MAUREL, P.: PÉDEBIDOU, S.: STRAUB, T.: TIFFENAU.

Praktische Bedeutung hat deshalb die physiologische Wertbestimmung nur für die Prüfung der Konstanz des Wirkungswertes eines und desselben Präparates, wie beispielsweise der titrierten Blätter. Weitere Schlußfolgerungen aus ihr führen leicht auf Irrwege.

Literatur.

AMSLER, C., und E. PICK: Über die Strophanthinkontraktur der getrennten Kammerhälften des Kaltblüterherzens. Pflügers Arch. **184**, 62 (1920). — ANITSCHKOW, S. W., und P. TRENDELENBURG: Die Wirkung des Strophanthins auf das suffiziente und auf das insuffiziente Warmblüterherz. Dtsch. med. Wschr. **1928**, 1672. — ANREP, G. v.: Neuere Untersuchungen über die Physiologie und Pharmakologie der Kranzgefäße. Verh. dtsch. pharmak. Ges. **1928**, ref. Arch. f. exper. Path. **138**, 119 (1928).

BAADE, K.: Zur Frage der Abhängigkeit von Giftwirkungen vom physikalisch-chemischen Zustande der Zellen. Arch. f. exper. Path. **114**, 137 (1926). — BAUER, H., und R. FROMHERZ: Über die Kumulierung der Digitalisglykoside. Klin. Wschr. **1933**, 973. — BECO, L., Sur l'action physiologique de quelques substances du groupe de la digitale. Arch. internat. Physiol. **18** (1921). — BEHRENS, B.: Zur Auswertung der Digitalisblätter in Froschversuchen. Arch. f. exper. Path. **140**, 237 (1929). — BEHRENS und REICHELT (noch unveröffentlicht). — BENEDICENTI, A.: Über die Wirkung der Stoffe der Digitalisgruppe bei exokardialer Applikation. Arch. f. exper. Path. **47**, 360 (1902). — BICKEL, A., und M. PAWLOW: Über den Einfluß einiger Herzmittel auf die Kurve des Elektrokardiogrammes. Biochem. Z. **48**, 459 (1913). — BILJSMA, U. G., und M. J. ROESSINGH: (1) Die Dynamik des Säugetierherzens unter dem Einflusse von Stoffen der Digitalisgruppe. Arch. f. exper. Path. **94**, 235 (1922). — BILJSMA, U. G., D. A. HIJMANS VAN DEN BERGH, I. S. MEULENHOFF und M. J. ROESSINGH: (2) Die Digitalis und ihre therapeutische Anwendung. Deutsche Übersetzung von P. Neukirch. Berlin: Julius Springer 1923. — BLUMENFELDT, E., und SP. G. STRAUSS: Der Einfluß der Digitalis auf die Finalschwankung des Elektrokardiogrammes. Z. klin. Med. **113**, 502 (1930). — BOCK, E. H.: Zur Gefäßwirkung des Strophanthins, Theocins und Coffeins. Untersuchungen an der überlebenden Extremität und an der überlebenden Lunge. Arch. f. exper. Path. **166**, 634 (1932). — BOEHM, R.: Untersuchungen über die physiologische Wirkung der Digitalis und des Digitalins. Pflügers Arch. **5**, 153 (1872). — BOER, S. DE: Recherches pharmacophysiologiques sur la contraction rhythmique du coeur de la grenouille. II. L'action de la digitale. Arch. néerl. des Sciences naturelles, s. IIIc **1**, 502 (1918). — BOER, S. DE, und C. H. DELPRAT: Die Wirkung von Ouabaïn auf das Froschherz. Neederl. Tijdschr. Geneesk. **67**, Nr 17 (1923). — BRAMS, W. A.: The effect of digitalis on the electrocardiogramm. Arch. int. Med. **43**, 676 (1929). — BRAUN, L.: Das thyreotische Herz. Z. f. exper. Pharm. u. Path. **68**, 106 (1929). — BÜLBING, E.: Die Wirkung einiger neuer Herzmittel am durchströmten Froschherzen. Arch. f. exper. Path. **152**, 257 (1930). — BUSACCA, A.: Sull'azione emolitica dei glicosidi. Arch. Farmacol. sper. **49**, 143 (1930).

CITRON, J.: Klinische Indikationen zur Anwendung von Digitalis- und Adonispräparaten. Med. Klin. **19**, 170 (1923). — CLARK, A. J.: (1) The action of strophanthin upon the cardiac tissue. Brit. med. J. **1913**, 897 — (2) Mode of action of strophanthin on cardiac tissue. J. of Pharmacol. **5**, Nr 3 (1914). — COHN, A. E., und R. L. LEVY: The effect of therapeutic doses of digitalis on the contraction of heart muscle. Proc. Soc. exper. Biol. a. Med. **17**, 7 (1920). — COHN, A. E., und H. J. STEWART: (1) Relation between cardiac size and cardiac output per minute following administration of digitalis. Proc. Soc. exper. Biol. a. Med. **25**, 304 (1928) — (2) The relation between cardiac size and cardiac output per minute following the administration of digitalis in dogs in which the heart is enlarged. J. clin. Invest. **6**, Nr 1 (1928). — COHN, A. E., and M. STEELE: Studien über den Effekt der Digitaliswirkung auf den Ausstrom des Herzens. I. Mitteilung: Effekt auf Ausstrom des Hundeherzens im Herz-Lungenpräparat. J. clin. Invest. **11**, 871 (1932). — COSTOPANAGIOTIS, B. C.: Über die diuretische Wirkung der Digitalisglykoside erster und einiger zweiter Ordnung an der isolierten Froschniere. Arch. f. exper. Path. **167**, 660 (1932). — CUSHNY, A. R.: The action and uses in medicine of Digitalis and its allies. London 1925.

DOCK, W., and M. L. TAINTER: Influence of digitalis on the sensitivity of the cardiac vagus endings. Proc. Soc. exper. Biol. a. Med. **29**, 726 (1932). — DRESBACH, M., und K. C. WADDELL: (1) The emetic action of Strophanthidin in cats with denervated heart. Proc.

Soc. exper. Biol. a. Med. **22** (1925) — (2) k-Strophanthidin emesis in cats with denervated hearts, the seat of its action. J. of Pharmacol. **27**, 9 (1926).

EDENS, E.: Die Krankheiten des Herzens und der Gefäße. Berlin: Julius Springer 1929. — EGMOND, A. A. J. VAN: Über die Wirkung einiger Arzneimittel bei partiellem Herzblock nebst Versuchen über Entstehen von Herzblock durch oligodyname Metallwirkung. Pflügers Arch. **180**, 149 (1920). — EISMAYER, G., und H. QUINCKE: (1) Zum Tonusproblem des Herzmuskels. Arch. f. exper. Path. **137**, 362 (1928) — (2) Zum Tonusproblem des Herzmuskels. Arch. f. exper. Path. **139**, 313 (1929) — (3) Die Beeinflussung der Diastole des Herzens durch Ermüdung, Ionenentzug und Strophanthin. Arch. f. exper. Path. **141**, 164 (1929) — (4) Stoffwechseluntersuchungen aus Kaltblüterherzen. V. Mitt. Einfluß von Strophanthin und Hexeton auf Atmung und Arbeit des Herzens. Arch. f. exper. Path. **150**, 308 (1930). — EPPINGER, H., und L. HESS: Versuche über die Einwirkung von Arzneimitteln auf überlebende Coronargefäße. Z. exper. Path. u. Ther. **5**, 622 (1909). — EPPINGER, H., und R. WAGNER: Zur Pathologie der Lunge. Wien. Arch. inn. Med. **1920**, 83.

FAHRENKAMP, C.: Über die verschiedene Beeinflussung der Gefäßgebiete durch Digitoxin. Arch. f. exper. Path. **65**, 367 (1911). — FISCHER, HANS: (1) Über Aufnahme, Bindung und Abbau von Digitalisstoffen und den daraus sich ergebenden Beziehungen zu ihrer Wirkung am Herzen. Arch. f. exper. Path. **130**, 111 (1928) — (2) Beitrag zur Frage des Synergismus zwischen Digitalis- und Calciumwirkung. Arch. f. exper. Path. **130**, 194 (1928) — (3) Über den Einfluß der Temperatur auf die Bindungs- und Wirkungsgeschwindigkeit von Digitalisstoffen. Arch. f. exper. Path. **135**, 39 (1928). — FISCHER, J., GUGGENHEIMER und MÜLLER: Über die Beeinflussung der Coronardurchblutung und Herztonus durch Theophyllinpräparate und Untersuchungen am Starlingschen Herz-Lungenpräparat. Dtsch. med. Wschr. **1928**, 1584. — FOCKE, C.: Näheres über die physiologische Wertbestimmung der Digitalisblätter und über das Verhalten des Giftwertes zum Digitoxingehalt. Arch. Pharmaz. **241**, 669 (1903). — FRAENKEL, A.: (1) Über die physiologische Dosierung von Digitalispräparaten. Ther. Gegenw., N. F. **4**, 106 (1902) — (2) Über die kumulative Wirkung der Digitaliskörper. Verh. dtsch. Ges. inn. Med. **1902**, 411 — (3) Vergleichende Untersuchungen über die kumulative Wirkung der Digitaliskörper. Arch. f. exper. Path. **51**, 84 (1905) — (4) Zur Frage der Kumulation, insbesondere beim Digalen. Arch. f. exper. Path. **57**, 123 (1907). — FREUND, H.: (1) Die Abhängigkeit der Herzmittelwirkung von verschiedenen Stoffwechselbedingungen des Herzens. Verh. dtsch. Ges. inn. Med. **1928**, 440 — (2) Über die Besonderheiten der Arzneiwirkung bei Hyperthyreoidismus. Dtsch. med. Wschr. **1931**, 1229 — (3) Digitaliswirkung und Stoffwechsel. Verh. dtsch. pharmak. Ges. **1932**, 73 — (4) Das Versagen des Kreislaufes bei pharmakologischen Einwirkungen. III. ärztlicher Fortbildungskurs in Salzufeln, 1932. Leipzig: Thieme 1932. — FREY, W., und F. TIEMANN: Der Einfluß von Herzmitteln (Adrenalin, Campher, Strophanthin) auf die Phosphatabgabe des geschädigten Herzens. Z. exper. Med. **53**, 658 (1927). — FÜHNER, H.: Rectale Strophanthinvergiftung. Der Fall „Mertens —Dr. Richter." Dtsch. med. Wschr. **1929**, Nr 34, 1408.

GEHLEN, K.: Über kombinierte Strophanthin-Chinin-Wirkung auf das Herz (Antagonismus). Arch. f. exper. Path. **169**, 195 (1933). — GEIGER, E., und A. JARISCH: Über therapeutische und toxische Wirkung des Strophanthins auf das Froschherz. Arch. f. exper. Path. **94**, 52 (1922). — GEIGER, E., und L. OROSZ: Über die Wirkung von Strophanthin auf die absolute Kraft des Froschherzens. Arch. f. exper. Path. **111**, 32 (1926). — GOLD, H., and D. J. EDWARDS: The effects of ouabain on the heart in the presence of hypercalcemia. Amer. Heart J. **3**, Nr 1 (1927). — GOLDENBERG, M., und C. J. ROTHBERGER (1): Experimentelle Beiträge zur Kenntnis der Strophanthin-Extrasystolen. Z. exper. Med. **79**, 705 (1931) — (2) Beiträge zur Kenntnis der Strophanthinbigeminie. Z. Kreislaufforsch. **23**, 457 (1931). — GOTTLIEB, R.: (1) Herzmittel und Vasomotorenmittel. Verh. dtsch. Ges. inn. Med. **1901**, 21 — (2) Zur Theorie der Digitaliswirkung. Med. Klin. **1906**, Nr 37 — (3) Haben therapeutische Digitalisdosen Gefäßwirkung? Ther. Mh. **26**, 479 (1912) — (4) Theorie der Digitaliswirkung. Kongreß für innere Medizin **1914**, 374 — (5) Über die Aufnahme der Digitalissubstanzen in die Gewebe. Arch. f. exper. Path. **82**, 1 (1917). — GOTTLIEB, R., und R. MAGNUS: (1) Über die Gefäßwirkung der Körper der Digitalisgruppe. Arch. f. exper. Path. **47**, 135 (1902) — (2) Über den Einfluß der Digitaliskörper auf die Hirnzirkulation. Arch. f. exper. Path. **48**, 262 (1902) — (3) Digitalis und Herzarbeit. Arch. f. exper. Path. **51**, 30 (1904). — GOTTSCHALK, G.: Über die Wirkung des Strophanthins auf den Sauerstoffverbrauch des

Froschherzens. Arch. f. exper. Path. **75**, 33 (1913). — GREEN, C. W., und J. O. PEELER: The central action of digitalis, as tested by the cardio-inhibitory center. J. of Pharmacol. **7**, 591 (1915). — GREMELS, H.: (1) Über die Wirkung einiger Diuretica am Starlingschen Herz-Lungenapparat. Arch. f. exper. Path. **130**, 61 (1928) — (2) Über die diuretische Wirkung von Digitalisglykosiden und verwandten Stoffen. Arch. f. exper. Path. **157**, 92 (1930) — (3) Zur Physiologie und Pharmakologie der Energetik des Säugetierherzens. Arch. f. exper. Path. **169**, 689 (1933). — GRÖBER: Über Strophanthidin. Arch. f. exper. Path. **72**, 317 (1913). — GROSS, E.: Der pharmako-dynamische Wert des Strophanthins für das Esculantenherz. Arch. f. exper. Path. **71**, 364 (1913). — GRÜNWALD, H. J.: Zur Frage der Digitalisspeicherung im Herzen. Arch. f. exper. Path. **68**, 231 (1912). — GUNN, J. W.: The influence of temperature on the action of strophanthin on the mammalian heart. J. of Pharmacol. **6**, 39 (1914/15).

HAARMANN (zitiert nach H. FREUND): Digitaliswirkung und Stoffwechsel. Verh. dtsch. pharmak. Ges. **1932**, 73. — HANDOVSKY, H.: Strophanthinwirkung am Froschherzen unter verschiedenen Bedingungen. Arch. f. exper. Path. **97**, 171 (1923). — HANZLIK, P. J., and D. A. WOOD: The mechanism of digitalis-emesis in pigeons. J. of Pharmacol. **37**, 67 (1929). — HATCHER, R. A.: (1) The absorbtion, excretion, and destruction of strophanthin. Amer. J. Physiol. **23**, 303 (1908) — (2) The persistence of action of the digitalins. Arch. int. Med. **10**, 268 (1912). — HATCHER, R. A., and BRODY: Biological standardisation of drugs. Amer. J. Pharmacy **82**, 360 (1910). — HATCHER, R. A., and C. EGGLESTON: The emetic action of the digitalis bodies. J. of Pharmacol. **4**, 113 (1912/13). — HATCHER, R. A., and S. WEISS: (1) The seat of the emetic action of the digitalis bodies. Arch. int. Med. **29**, 690 (1922) (2) — Reflex vomiting from the heart. The mechanism of vomiting induced by digitalis bodies. J. amer. med. Assoc. **89**, Nr 6 (1927). — HAUPTSTEIN, P.: Vergleichende Untersuchungen über die Wirksamkeit herzspezifischer Glykoside zweiter Ordnung. Arch. f. exper. Path. **126**, 121 (1927). — HEDINGER, M.: (1) Über die Wirkungsweise von Nieren- und Herzmitteln auf kranke Nieren. Arch. f. exper. Path. **100**, 305 (1910) — (2) Experimentelle Studien über die Wirkungsweise von Nieren- und Herzmitteln auf kranke Nieren. Verh. dtsch. Ges. inn. Med. **1910**, 750. — HEER, J. L. DE: Die Dynamik des Säugetierherzens im Kreislaufe der Norm, bei Aortenstenose und nach Strophanthin. Pflügers Arch. **148**, 1 (1912). — HEFFTER, A., und F. SACHS: Vergleichende Untersuchungen über Strophanthusglykoside. Biochem. Z. **40**, H. 1/2, 83 (1912). — HERING, H.: Die Abhängigkeit der therapeutischen Digitalisbradykardie von den Blutdruckzüglern und vom Blutdruck. Verh. dtsch. Ges. inn. Med. **1930**, 192. — HERZOG, F., und H. SCHWARZ: Über die Wirkung des Strophanthins im Fieber. Arch. f. exper. Path. **151**, 12 (1930). — HEUBNER, W.: Das Wesen der Digitaliswirkung. Ther. Mh. **26**, 157 (1912). — HEUBNER, W., und B. FUCHS: Über rectale Applikation von g-Strophanthin. Arch. f. exper. Path. **171**, 102 (1933). — HEYMANS, J. F., et C. HEYMANS: Sur le mécanisme de la bradycardie consécutive à l'injection de la digitale, strophanthine et cymarine. J. of Pharmacol. **29**, Nr 1 (1926). — HEYMANS, C. J., J. BOUCKAERT et PAUL RÉGNIERS: Sur le mécanisme réflexe de la bradycardie provoquée par les digitaliques. C. r. Soc. Biol. Paris **110**, 572 (1932). — HILDEBRANDT, F.: Pentamethylentetrazol (Cardiazol). Arch. f. exper. Path. **116**, 100 (1926). — HIRSCHFELDER, A., O. J. BICEK, F. J. KUCERA und W. HANSON: The effect of high temperature upon action and toxicity of digitalis. J. of Pharmacol. **15**, Nr 5 (1920). — HOCHREIN, M.: Der Coronarkreislauf. Berlin: Julius Springer 1932. — HOEKSTRA, R. A.: Das Verhalten von Digitalisglykosiden in Blut- und Gewebsflüssigkeit. Arch. f. exper. Path. **162**, 649 (1931). — HOFFMANN, H.: Über die Wirkung verschiedener Digitalissubstanzen und -blätterpräparate auf das isolierte Froschherz bei Kalkmangel. Arch. f. exper. Path. **96**, 105 (1923). — HOLSTE, A.: (1) Über das Verhalten der Stoffe der Digitalisgruppe gegen Fermente (Enzyme). Arch. f. exper. Path. **68**, 323 (1912) — (2) Über den Einfluß der Giftmenge und Giftkonzentration der Digitalisgruppe auf die Wirkung am Froschherzen. Arch. f. exper. Path. **70**, 435 (1912) — (3) Systole und Diastole des Herzens unter dem Einfluß der Digitalinwirkung. Arch. f. exper. Path. **70**, 439 (1912) — (4) Über lokale Reizwirkung von Herzmitteln mit Rücksicht auf deren Verwendbarkeit zur subcutanen Injektion. Arch. f. exper. Path. **73**, 457 (1913) — (5) Pharmakologische Untersuchungen zur Physiologie der Herzbewegung. Z. exper. Path. u. Ther. **18**, H. 1 (1916) — (6) Zur Strophanthinfrage. Z. exper. Path. u. Ther. **19**, H. 2 (1917). — HOUGHTON, E. M.: The Pharmacologic Assay of the heart tonics. J. amer. med. Assoc. **31**, 959 (1898).

Ishida, N.: Dynamic of the heart. Refort III. Dynamical analysis of the action of digitalis on the heart. Acta Scholae med. Kioto **9**, 391 (1927). — Issekutz, B. v.: Über Aufnahme und Speicherung der Digitalissubstanzen im Herzen. Arch. f. exper. Path. **78**, 155 (1915).

Jacoby: Zur Physiologie des Herzens unter Berücksichtigung der Digitaliswirkung. Arch. f. exper. Path. **44**, 368 (1900). — Jamieson, R. A.: The action of the lethal dose of strophanthin in normal animals infected with pneumonia. J. of exper. Med. **22**, 629 (1915). — Johannessohn, F.: (1) Über das Verhalten der Strophanthine im Verdauungstractus. I Arch. f. exper. Path. **78**, 83 (1915) — (2) II. Arch. f. exper. Path. **78**, 92 (1915). — Jonescu, D., und O. Loewi: Über eine spezifische Nierenwirkung der Digitaliskörper. Arch. f. exper. Path. **59**, 71 (1908). — Joseph, R.: Untersuchungen über die Herz- und Gefäßwirkungen kleiner Digitalisgaben bei intravenöser Injektion. Arch. f. exper. Path. **73**, 81 (1913). — Junkmann, K.: (1) Beiträge zur Pharmakologie der Leistung des isolierten Froschherzens. Arch. f. exper. Path. **96**, 63 (1923) — (2) Beiträge zur Physiologie und Pharmakologie der Erregbarkeit des Froschherzens. II. Mitt. Arch. f. exper. Path. **108**, 313 (1925).

Kärber, G.: Beitrag zur kollektiven Behandlung pharmakologischer Reihenversuche. Arch. f. exper. Path. **162**, 480 (1931). — Kahlson, G.: Beitrag zur Diagnose der Herzmuskelschwäche. Verh. dtsch. Ges. inn. Med. **1929**, 415. — Kasztan, M.: Beiträge zur Kenntnis der Gefäßwirkung des Strophanthins. Arch. f. exper. Path. **63**, 405 (1910). — Kaufmann, P.: Über den Einfluß des Digitoxins auf die Entstehung eitriger Phlegmonen. Arch. f. exper. Path. **25**, 397 (1887). — Klein, K.: Über die Gewöhnung an Strophanthin mit Benutzung eines reflektorischen Speichelflusses als Indicator studiert. Z. exper. Path. u. Ther. **17**, 143 (1915). — Knaffl-Lenz, E.: Bericht über die Arbeiten und Vorschläge der internationalen Konferenz, welche von der Hygieneorganisation des Völkerbundes behufs Vereinheitlichung der biologischen Wertbestimmung von Heilmitteln veranstaltet wurde. Arch. f. exper. Path. **135**, 259 (1928). — Knudson, A., und M. Dresbach: A chemical method of assaying the active principles of digitalis. J. of Pharmacol. **20**, 205 (1922/23). — Koch, E.: Über den angeblichen Einfluß supraventrikulärer Herzteile auf den Ventrikeltonus des Froschherzens. Pflügers Arch. **207**, 497 (1925). — König, W.: Herzarbeit ohne Sauerstoff. IV. Mitt. Die Bedeutung der Schilddrüse für die Herzmittelwirkung. Arch. f. exper. Path. **134**, 29 (1928). — Kohn, R., und B. C. Costopanagiotis: (1) Zur experimentellen Veränderung der Digitalisgiftigkeit. I. Mitt. Arch. f. exper. Path. **169**, 146 (1933) — (2) Zur experimentellen Veränderung der Digitalisgiftigkeit. II. Mitt. Arch. f. exper. Path. **170**, 226 (1933). — Konschegg, A.: Über Beziehungen zwischen Herzmittel und physiologischer Kationenwirkung. Arch. f. exper. Path. **71**, 251 (1913). — Kraft, J.: Einfluß der Herzmittel auf den Rhythmus der peripheren Gefäße. Pflügers Arch. **204**, 491 (1924). — Krayer, O.: (1) Die Theorie der Digitaliswirkung. Verh. dtsch. Ges. Kreislaufforsch. **1931**, 163 — (2) Versuche am insuffizienten Herzen. Arch. f. exper. Path. **162**, 1 (1931). — Kussmaul, A.: Über lange fortgesetzte Anwendung kleiner Digitalisgaben. Ther. Gegenw., N. F. **2**, 1 (1900).

Lendle, L.: (1) Über herzwirksame Glykoside I. Strophanthinelimination unter verschiedenen Bedingungen. Arch. f. exper. Path. **169**, 392 (1933) — (2) II. Pharmakologische Beeinflussung der Strophanthinwirkung am Herzen bei der Titration nach Hatcher. Arch. f. exper. Path. **169**, 585 (1933). — Lenz, E.: Analyse der Herzwirkungen des Digitoxigenins. Arch. f. exper. Path. **114**, 77 (1926). — Lewis, T., A. N. Drury and C. C. Iliescu: Some observations upon atropine and strophanthine. Heart **9**, 21 (1922). — Lhota, C. Lhoták v.: (1) Untersuchungen über das Verhalten der Digitalisstoffe im Körper, besonders bei der Angewöhnung an dieselben. Arch. internat. Pharmacodynamie **22**, 61 (1912) — (2) Untersuchungen über den Einfluß des Magensaftes auf die per os verabreichten Digitalissubstanzen und ein Beitrag zur Erkenntnis der Kumulation und der Angewöhnung an Digitalis und Digitalissubstanzen bei Kaninchen. Arch. internat. Pharmacodynamie **23**, 307 (1913) — (3) Über die Fixation des Digitoxins und des g-Strophanthins nach intravenöser Injektion. Casopis pro experimentalni lékarstoi a biologii **20** (1913) — (4) Versuche über die Fixation des Digitoxins Merck im Organismus des Kaninchens nach intravenöser Injektion nebst vergleichenden Versuchen mit Strophanthin g. Biochem. Z. **48**, 144 (1913). — de Lind van Wijngaarden, C.: Untersuchungen über die Wirkungsstärke von Digitalispräparaten. I. Mitt. Wertbestimmung an der Katze. Arch. f. exper. Path. **112**, 252 (1926). — Linsen-

Meier, G.: Über innerliche Anwendung von g-Strophanthin Thoms. Inaug.-Diss. Heidelberg 1909. — Loeb, O.: Über die Beeinflussung des Coronarkreislaufes durch einige Gifte. Arch. f. exper. Path. **51**, 64 (1904). — Löb, O., und S. Loewe: Die örtliche Reizwirkung der zur Injektion empfohlenen Digitalispräparate. Ther. Mh. **30**, 74 (1916). — Löhr, H.: Untersuchungen über Physiologie und Pharmakologie der Lunge. Z. exper. Med. **39**, 67 (1924). — Loewe, S.: Neue Beobachtungen über Herzfunktion und Digitaliswirkung. Dtsch. med. Wschr. **45**, 1433 (1919). — Loewi, O.: (1) Über den Zusammenhang zwischen Digitalis- und Calciumwirkung. Münch. med. Wschr. **31**, 1003 (1917) — (2) Über den Zusammenhang zwischen Digitalis- und Calciumwirkung. Arch. f. exper. Path. **82**, 131 (1917) — (3) Über den Zusammenhang zwischen Digitalis- und Calciumwirkung. Arch. f. exper. Path. **83**, 366 (1918). — Love, W. S.: The effect of quinidine and strophanthin upon the refractory period of the tortoise ventricle. Heart **13**, Nr 1 (1926).

Machiela, J.: Studien an isolierten Herzstreifen (Loewe). Z. exper. Med. **14**, 287 (1921). — Magnus, R., und S. C. M. Sowton: Zur Elementarwirkung der Digitaliskörper. Arch. f. exper. Path. **63**, 255 (1910). — Manabe, Tomonori: Untersuchung über die kumulative Wirkung verschiedener Pharmaka der Digitalisgruppe an kultivierten Geweben. I., II. und III. Mitt. Fol. Pharmacol. **15**, 11 (1932). — Mancke, R.: Pharmakologische Untersuchungen an den Kreislauforganen gesunder und kranker Tiere. Die Strophanthinempfindlichkeit des Kaninchenherzens nach Fütterung mit bestrahltem Ergosterin. Arch. f. exper. Path. **141**, 280 (1929). — Mandelstamm, M: Über den Zusammenhang zwischen Digitalis- und Calciumwirkung. Z. exper. Med. **51**, 633 (1926). — Meyer, F.: Hat g-Strophanthin eine Einwirkung auf den Coronarkreislauf? Med. Klin. **8**, 869 (1912). — Meyer, H. H.: Über die Digitalistherapie. Wien. med. Wschr. **1920**, Nr 1, 1. — Mies, H.: Über die Wirkung des Strophanthins auf das nach Dauerausschaltung der Blutdruckzügler dilatierte Herz. Z. Kreislaufforsch. **23**, 154 (1931). — Morawitz, P., und A. Zahn: Untersuchungen über den Coronarkreislauf. Verh. dtsch. Ges. inn. Med. **1913**, 231.

Neuschloss, S. M.: Beiträge zur Kenntnis der Wirkung der Herzglykoside. Pflügers Arch. **197**, H. 3/4 (1922). — Novák, E.: Die titrimetrische Bestimmung des Strophanthins. Pharmazeutische Ztg **77**, 774 (1932). — Nyary, A. von: Die Resorption von Digitalispräparaten aus dem Darme. Arch. f. exper. Path. **165**, 432 (1932).

Ogawa: Über die Resorption wirksamer Bestandteile aus Digitalisblättern und Digitalispräparaten. Dtsch. Arch. klin. Med. **108**, 554 (1912). — Oppenheimer, E.: Zur Frage der Fixation der Digitaliskörper im tierischen Organismus und besonders deren Verhalten zum Blute. Biochem. Z. **55**, H. 1/2 (1913).

Pick, E. P.: Über paradoxe Wirkungen von Herzgiften und ihre Ursachen. Wien. klin. Wschr. **1920**, Nr 50. — Pick, E. P., und R. Wagner: Vergleichende Studien über Herz- und Gefäßwirkungen von Digitalispräparaten am Frosche. Z. exper. Med. **12**, 28 (1921). — Pietrkowski, G.: (1) Einfluß experimenteller Vorhofsdehnung auf den Tonus der Ventrikelmuskulatur. Arch. f. exper. Path. **81**, 35 (1917) — (2) Leitfähigkeitsmessungen am überlebenden Herzen. Pflügers Arch. **172**, 497 (1918) — (3) Die Wirkung des Strophanthins auf die Kolloide. Biochem. Z. **98**, 92 (1919) — (4) Zur Elektrolytkombination der Ringerlösung. Arch. f. exper. Path. **85**, 300 (1920). — Planelles, J., und F. F. Werner: Druckpuls der Arteria carotis und Elektrokardiogramm bei langsamer intravenöser Infusion von Digitalisstoffen. Arch. f. exper. Path. **96**, 21 (1923). — Popper, J.: Über die physiologische Wirkung des Strophanthins. Z. klin. Med. **16**, 97 (1889). — Preobraschensky: Coffein als Herztonicum nach Versuchen an Froschherzen in situ. Z. exper. Med. **71**, 49 (1930).

Rabe, F.: Die Reaktion der Kranzgefäße auf Arzneimittel. Z. exper. Path. u. Ther. **11**, 175 (1912). — Reid, W. L.: Changes in the volume of the kidney in the intact animal: a plethysmographic study with especial reference to diuretics. Amer. J. Physiol. **90**, 157 (1929). — Rein, H.: (1) Die Physiologie der Herzkranzgefäße. Z. Biol. **92**, 101 (1931) — (2) Die Physiologie der Coronardurchblutung. Untersuchungen des Coronarkreislaufes am intakten Organismus. Verh. dtsch. Ges. inn. Med. **1931**, 247 — (3) Über die „zureichende" Blutversorgung von Skelet- und Herzmuskel. Münch. med. Wschr. **1933**, 374. — Rhode, E., und S. Ogawa: Gaswechsel und Tätigkeit des Herzens unter dem Einflusse von Giften und Nervenreizung. Arch. f. exper. Path. **69**, 201 (1912). — Riesser, O., und S. M. Neuschloss: Physiologische und kolloidchemische Untersuchung über den Mechanismus der durch Gifte bewirkten Kontraktur quergestreifter Muskeln. Arch. f. exper. Path. **94**, 190 (1922). —

Riesser, O.: Über die Milchsäurenbildung des freischlagenden Froschherzens (nach Versuchen von Dr. Nagaya). Arch. f. exper. Path. **138**, 136 (1928). — Robinson, G. C., und F. N. Wilson: A quantitative study of the effect of digitalis on the heart of the cat. J. of Pharmacol. **10**, 491 (1918). — Rosencrantz, H., O. Bruns und N. Richter: Säureschädigung des Herzens und ihre Beeinflussung durch Herzpharmaca. Z. exper. Med. **56**, 778 (1927). — Rössler: Unveröffentlichte Versuche, zitiert nach Meyer-Gottlieb, S. 348. — Rothberger, C. J., und H. Winterberg: (1) Über scheinbare Vaguslähmung (bei Muscarin, Physostigmin und anderen Giften sowie bei intrakardialer Drucksteigerung). Pflügers Arch. **132**, 233 (1910) — (2) Über den Einfluß von Strophanthin auf die Reizbildungsfähigkeit der automatischen Zentren des Herzens. Pflügers Arch. **150**, 217 (1913).

Sakai, S., und S. Saneyoshi: Über die Wirkung einiger Herzmittel auf die Coronargefäße. Arch. f. exper. Path. **78**, 331 (1915). — Samelson, S.: Über gefäßverengernde und -erweiternde Substanzen nach Versuchen an überlebenden Froschgefäßen. Arch. f. exper. Path. **66**, 347 (1911). — Sanders, R.: Zur Dynamik des Froschherzens. Die Wirkung von Strophanthin, Coffein, Campher und Cardiazol. Arch. f. exper. Path. **125**, 358 (1927). — Schellong, F.: (1) Der Einfluß der Digitalis auf die Erregbarkeit des Herzmuskels, den Erregungsvorgang und seine Fortpflanzung. Z. exper. Med. IX. Mitt. **75**, 767 (1931) — (2) Der Einfluß der Digitalis auf die Refraktärphase der Erregbarkeit und der Erregungsgröße des Herzmuskelelementes. X. Mitt. Z. exper. Med. **75**, 789 (1931) — (3) Die Refraktärphase der Erregungsfortpflanzung im normalen und digalenvergifteten Herzmuskel. XI. Mitt. Z. exper. Med. **78**, 1 (1931). — Schemensky, W.: Untersuchungen über die Herz- und Gefäßwirkungen reiner Digitoxingaben bei intravenöser Injektion. Arch. f. exper. Path. **100**, 367 (1923). — Schmiedeberg, O.: (1) Über die Digitaliswirkung am Herzmuskel des Frosches. Festschrift für Ludwig. 1874 — (2) Grundriß der Pharmakologie. Leipzig: Vogel 1906 — (3) Untersuchungen über die Bestimmung des pharmakologischen Wirkungswertes der getrockneten Blätter von Digitalis purpurea. Arch. f. exper. Path. **62**, 305 (1910). — Schönleber, H.: Über den Einfluß der Digitaliskörper auf die Bildung und Fortleitung der Kontraktionswelle am Froschherzen. Arch. f. exper. Path. **87**, 356 (1920). — Schulte, J.: Die Überempfindlichkeit gegen Herzgifte nach Thyroxinvorbehandlung. Inaug.-Diss. Münster 1931. — Sluyterman, A.: Zur allgemeinen Pharmakologie digitalisartig wirkender Substanzen. Z. Biol. **57**, 112 (1912). — Starkenstein, E.: Die Chinarinde und ihre Alkaloide. Beitr. z. ärztl. Fortbildung **9**, 37 (1931). — Starling, E. H., und M. B. Vischer: The regulation of the energy output of the heart. J. of Physiol. **62**, 243 (1926/27). — Staub, H.: Über Digitalis und intravenöse Strophanthintherapie. Schweiz. med. Wschr. **1922**, Nr 19. — Stewart, H., und A. E. Cohn: Studien über den Effekt der Digitaliswirkung auf den Ausstrom des Herzens. II. Mitt. Wirkung auf den Ausfluß des Hundeherzens bei künstlichem Vorhofflimmern. J. clin. Invest. **11**, 897 (1932). — Stoye, H.: Die Auswirkung von Stoffwechselstörungen auf die Giftempfindlichkeit des lebenden Herzens. Arch. f. exper. Path. **156**, 183 (1930). — Straub, H.: (1) Der Einfluß von Adrenalin, Strophanthin und Muscarin auf die Form des Elektrokardiogrammes. Z. Biol. **53**, 106 (1909) — (2) Zur Analyse der Strophanthinwirkung auf das Elektrokardiogramm. Z. Biol. **53**, 523 (1909) — (3) Über Digitalis und intravenöse Strophanthintherapie. Schweiz. med. Wschr. **1922**, Nr 19. — Straub, H., und Kl. Meier: Die Wirkung der Digitaliskörper auf die Ionendurchlässigkeit der Zellkolloide. Verh. dtsch. Kongr. inn. Med. **1920**, 307. — Straub, W.: (1) Über die Wirkung des Antiarins am ausgeschnittenen suspendierten Froschherzen. Arch. f. exper. Path. **45**, 346 (1901) — (2) Die Elementarwirkung der Digitaliskörper. Sitzgsber. physik.-med. Ges. Würzburg **1908** — (3) Quantitative Untersuchungen über den Chemismus der Strophanthinwirkung. Biochem. Z. **28**, 392 (1910) — (4) Über Digitaliswirkung am isolierten Vorhof des Frosches. Arch. f. exper. Path. **79**, 19 (1910) — (5) Chemischer Bau und pharmakologische Wirksamkeit in der Digitalisgruppe. Biochem. Z. **75**, H. 1/2 (1916) — (6) Die Mengen der wirksamen Bestandteile in Digitalissamen und Digitalisblatt. Arch. f. exper. Path. **80**, 52 (1917) — (7) Die Reversibilität der k-Strophanthinwirkung am Herzen. Ber. dtsch. pharmaz. Ges. **29**, 79 (1919) — (8) Die Digitalisgruppe. Handbuch der experimentellen Pharmakologie **2/2**, 1355 (1924) — (9) Bau, Resorption und Bindung der Digitalisstoffe. In: „Der Weg zur rationellen Therapie". Leipzig: Thieme 1932. — Stroomann, G.: Studien über die Gefäßwirkung der Digitaliskörper. Z. exper. Med. **2**, 278 (1914). — Sulzer, R.: Die Dehnungskurve des ruhenden Ventrikels und die Wirkung des Strophanthins. Z. Biol. **92**, 571 (1932). —

Sutherland: The therapeutic action of Digitalis on the rapid regular rheumatic heart. Quart. J. Med. **12**, 183 (1919).

Tainter, M. L., and W. Dock: (1) Further observations on the circulatory actions of digitalis and strophanthus with special reference to the liver and comparisons with histamine and epinephrine. J. clin. Invest. **8**, 485 (1930) — (2) Circulatory actions of digitalis and strophanthus and comparisons with histamine and epinephrine. Proc. Soc. exper. Biol. a. Med. **27**, 273 (1930). — Tiffenau, M.: Etude pharmacologique et pharmacodynamique des glucosides strophanthiques: Strophanthine et ouabaïne. Bull. Sci. pharmacol. **29**, 68 (1922). — Tigerstedt, R.: Der arterielle Blutdruck. Erg. Physiol. (Asher und Spiro) **6**, 1. u. 2. Abt., 265 (1907). — Traube, L.: Gesammelte Beiträge zur Pathologie und Physiologie **1**, 190, 276. — Trendelenburg, P.: (1) Vergleichende Untersuchungen über den Wirkungsmechanismus und die Wirkungsintensität glykosidischer Herzgifte. Arch. f. exper. Path. **61**, 256 (1909) — (2) Über die Wirkung einiger neuer Kreislaufmittel bei Kreislaufinsuffizienz. Med. Klin. **1929**, Nr 41.

Voegtlin, C., und D. J. Macht: The action of nitrites and drugs of the digitalis group on the isolated coronary artery. J. of Pharmacol. **5**, 77 (1913/14).

Wearn: zitiert bei W. Straub: Bau, Resorption und Bindung der Digitalisstoffe. In: „Der Weg zur rationellen Therapie". Leipzig. Thieme 1932. — Weese, H.: (1) Digitalisverbrauch und Digitaliswirkung im Warmblüter. I. Arch. f. exper. Path. **135**, 228 (1928) — (2) Der extrakardiale Digitalisverbrauch und die Bedingungen der Glykosidbindung am Herzen. II. Arch. f. exper. Path. **141**, 329 (1929). — (3) Zur Entstehung der Kumulation. III. Arch. f. exper. Path. **150**, 14 (1930) — (4) Digitalisdosierung. Dtsch. med. Wschr. **1931**, Nr 15, 625 — (5) Der Strophanthinaufbruch des Warmblüterherzens im Fieber. Arch. f. exper. Path. **168**, 223 (1932). — Weiss, S.: The effects of the Digitalis bodies on the nervous system. An analysis of the mechanism of cardiac slowing, nausea, and vomiting, psychosis and visual disturbance following Digitalis Therapy. Med. Clin. N. Amer. **15**, 963 (1932). — Weizsäcker, V. v.: (1) Über die Abhängigkeit der Strophanthinwirkung von der Intensität der Herztätigkeit. Arch. f. exper. Path. **72**, 282 (1913) — (2) Über den Mechanismus der Bindung digitalisartig wirkender Herzgifte. Arch. f. exper. Path. **72**, 347 (1913) — (3) Wirkungsmechanismus des Strophanthins am Froschherzen. Dtsch. med. Wschr. **1914**, Nr 10, 518 — (4) Einige Beobachtungen über die Verteilung sowie die arbeitssteigernde Wirkung von Herzglykosiden. Arch. f. exper. Path. **81**, 247 (1917). — Werschinin, N.: (1) Zur Kenntnis der diastolischen Herzwirkung der Digitalisgruppe. Arch. f. exper. Path. **60**, 328 (1909) — (2) Über systolische und diastolische Herzwirkung des g-Strophanthins. Arch. f. exper. Path. **63**, 386 (1910). — Wiechmann, E.: (1) Weitere Untersuchungen über die Durchlässigkeit der menschlichen roten Blutkörperchen. Pflügers Arch. **194**, H. 4 (1922) — (2) Über die Beseitigung von Giftwirkungen am Herzen durch Calcium und andere zweiwertige Kationen. Pflügers Arch. **195**, H. 6 (1922) — (3) Untersuchungen über das Chinidin, seine Antagonisten und Synergisten. Klin. Wschr. **1922**, 1683. — Wiethaup, H.: Die Beeinflussung der Digitaliswirkung durch coronarerweiternde Mittel. Arch. f. exper. Path. **168**, 554 (1932). — Wiggers, C. J.: Studies on the cardiodynamic action of drugs. I. The application of optical methods of pressure registration in the study of cardiac stimulants and depressants. J. of Pharmacol. **30**, 217 (1927). — Wiggers, C. J., and B. Stimson: The mechanism of cardiac stimulation by digitalis and g-strophanthin. J. of Pharmacol. **30**, 251 (1927). — Withering, W.: An account of the foxglove and some of its medical uses: with practical remarks on dropsy and other diseases. S. 192. London: G. G. J. and J. Robinson 1785. — Wolfer, P.: Beiträge zur intravenösen Digitalistherapie. Schweiz. med. Wschr. **1921**, Nr 25. — Wybauw: Beitrag zur Kenntnis der pharmakologischen Wirkung der Stoffe aus der Digitalisgruppe. Arch. f. exper. Path. **44**, 434 (1900).

Zondek, S. G.: Ionengleichgewicht und Giftwirkung. Dtsch. med. Wschr. **1921**, 855.

F. Theorie der Digitaliswirkung am Menschen.

I. Digitaliswirkung am Gesunden.

Wenn Withering zum Nachweis der Heilkraft der Digitalis von Versuchen am gesunden Menschen ausgegangen wäre — sie wäre ihm entgangen. Es ist durch den bekannten Selbstversuch Koppes aus dem Schmiedebergschen Laboratorium und aus Militärbefreiungsprozessen längst bekannt, daß nur große Dosen sinnfällige, und zwar toxische Herz- und Allgemeinerscheinungen auslösen, während die indikationslose „therapeutische" Anwendung bei Herzgesunden täglich das refraktäre Verhalten unter normalen Verhältnissen zeigt.

Man ist der Frage der Digitaliswirkung auf das gesunde Herz durch pharmakologisch-klinische Untersuchungen nachgegangen. Von der am einfachsten zu beobachtenden Beeinflussung der Pulsfrequenz und des Blutdrucks ausgehend, sah man, wie sonst wirksame Dosen von Strophanthustinktur wohl eine geringe Erniedrigung der Pulszahl, aber eine Blutdrucksteigerung erst dann zur Folge hatten, wenn die hemmende Wirkung des Vagus durch Atropin ausgeschaltet wurde (Fraenkel). Auch bei der exakteren intravenösen Einverleibung trat bei Dosen bis zu 1 mg immer nur die Pulsverlangsamung hervor, und auch diese nur in geringem Ausmaß (Fraenkel und Schwartz) — dagegen scheint 1 mg die Grenzdosis für die Blutdrucksteigerung (ohne Atropin!) zu sein, die bald vermißt, bald beobachtet wurde (H. Staub, Eychmüller, Vagt). Staub sah Anstieg des systolischen Druckes um 25 cm Wasser, der bei Kontrollversuchen mit physiologischer Kochsalzlösung ausblieb.

Im Gegensatz zu dieser, wenn auch geringgradigen, so doch deutlichen Wirkung therapeutischer Dosen auf suffiziente Herzen steht die Unbeeinflußbarkeit ihres Minuten- und Schlagvolumens unter den gleichen Bedingungen, wie dies Grassmann und Herzog mit der Grollmanschen und Brömserschen Methode im akuten Versuch und am ruhenden Menschen nachgewiesen haben. Bei länger dauernder, allerdings oraler Einverleibung scheinen die Verhältnisse anders zu liegen. Hier haben Stewart und Cohn mit der Grollmanschen Methode eine Verminderung des Minutenvolumens registriert.

Auf einen prinzipiellen Gegensatz zu dieser Digitalisreaktion des ruhenden Menschen stoßen wir beim Arbeitsversuch. Wenn Hartl (1) von einem gesunden Menschen vor und nach Strophanthin dosierte Arbeit ausführen ließ, so sah er, daß nach der Injektion die Kreislaufgrößen, Blutdruck und Pulsfrequenz weniger anstiegen als bei der gleichen Leistung ohne Vorbehandlung. Das haben auch Groscurth und Bansi bestätigt, was um so beweisender ist, als die Autoren verschiedene Methoden anwandten, jener die physikalische nach Brömser, diese die gasanalytische nach Grollman. Diese Wirkung der Digitalis auf die Kreislaufgrößen bei der Arbeit hat ihr Analogen in der Wirkung des Trainings; das digitalisbeeinflußte Herz des normalen Untrainierten verhält sich wie das eines Menschen, von dem längere Zeit hindurch eine bestimmte körperliche Leistung ausgeübt wurde, vorausgesetzt, daß sein Herz völlig gesund ist. Auch bei gut Kompensierten stoßen wir auf ähnliche Verhältnisse, solange die zugemutete Leistung sich in Grenzen hält. Sobald zu viel verlangt wird, schlägt die Reaktion um. Bansi und Groscurth haben in einem Fall von völlig kompensierter Aorteninsuffizienz bei schwerer Arbeit ein Absinken von Schlag- und Minutenvolumen beobachtet. Dem kann durch vorherige Einverleibung von Strophanthin vorgebeugt werden. Das drängt zu der Deutung, daß unter bestimmten Bedingungen ein prinzipieller Gegensatz besteht zwischen der Digitaliswirkung bei Gesunden und der bei Herzkranken, auch dann, wenn sie noch in weiten Grenzen leistungsfähig sind.

II. Digitaliswirkung am Herzinsuffizienten.

Diese wertvollen Untersuchungen am kompensierten Herzkranken erleichtern das Verstehen der Digitaliswirkung bei der Herzinsuffizienz. Im Gegensatz zu EPPINGER, der eine Vergrößerung des Minutenvolumens bei der Dekompensation annimmt, sprechen die Resultate der verschiedensten Forscher und Methoden dafür, daß die Auswurfmenge des insuffizienten Herzens sich wie die des kompensierten während schwerer körperlicher Anstrengung verhält [LAUTER (1, 2), KROETZ, MOBITZ, GRASSMANN und HERZOG]. Die Untersuchungen lassen an der Verkleinerung des Minutenvolumens und vor allem des Schlagvolumens durch die Herzschwäche keinen Zweifel. Und ebensowenig besteht noch eine Kontroverse darüber, daß der Anstieg des Schlagvolumens zum Wesen der Digitaliswirkung gehört [LAUTER und BAUMANN, LAUTER (2), KROETZ, ERNST und WEISS, STEWART und COHN, GRASSMANN und HERZOG]. Ein Anstieg des Minutenvolumens bedeutet dies nur, wenn die Schlagfolge sich nicht ändert. Eine Verkleinerung des Minutenvolumens durch Digitalis kann trotz verbesserten Schlagvolumens durch Frequenzsenkung zustande kommen (KROETZ).

Die Verbesserung der Kreislaufgrößen zeigt sich ebensowohl im akuten intravenösen Versuch wie auf der Höhe therapeutischer Kumulation. HARTL (2) und HARTL und BONSMANN haben gezeigt, daß nach der anfänglichen, ungefähr 30 Minuten dauernden Erhöhung des Schlag- und Minutenvolumens ein Absinken erfolgen kann, ehe der erneute Daueranstieg erfolgt. Diese intermediäre Verkleinerung der Kreislaufgrößen kann man auch aus einem Versuch GRASSMANN und HERZOGS ablesen.

Auch die übrigen für die Kreislaufdynamik wichtigen Faktoren zeigen beim Herzinsuffizienten unter Digitalis typische Veränderungen, ohne daß die Wirkung an sie gebunden zu sein braucht. Es gibt nach einwandfreien pharmakologisch-klinischen Untersuchungen eine volle Digitaliswirkung, ohne daß es zu einer Pulsverlangsamung kommt, und ebenso geht der therapeutische Effekt nicht immer mit dem Blutdruck parallel; er kann bei gleichbleibendem, fallendem oder steigendem Blutdruck eintreten. Dagegen ist er in bezug auf die zirkulierende Blutmenge nicht so variabel. Eine (bei der +-Dekompensation) vorhandene Erhöhung geht regelmäßig zurück [WOLLHEIM (1, 2), SCHÜRMEYER, MIES].

III. Die Herzinsuffizienz im Spiegel der Digitalistherapie.

Die hier angeführten Feststellungen weisen im wesentlichen in die Richtung, daß der Kreislaufapparat um so mehr digitalisreaktiv wird, je mehr er in seiner Leistung geschädigt ist. In erster Linie gilt dies vom Herzen selbst. Sein refraktäres Verhalten bei optimaler Leistungsfähigkeit und seine hohe Ansprechbarkeit auch schon bei latenten Herzschädigungen, wie beim Arbeitsversuch Kompensierter, und erst recht bei schon in der Ruhe vorhandener Minderleistung sprechen für eine Sensibilisierung des Herzens für Digitalis durch die Insuffizienz. Für sie trat EDENS nachdrücklichst ein. Mit Recht weist er darauf hin, daß die sog. therapeutischen Strophanthindosen, die am Tier Pulsverlangsamung machen (JOSEPH), für einen Menschen von 70 kg nicht weniger als 2,1 mg Strophanthin betragen würden. In Wirklichkeit kann u. U. der zehnte Teil genügen, um diesen Effekt auszulösen.

Die Frage drängt sich auf, worauf diese geradezu spezifische *Sensibilisierung* des Kreislaufmotors beruht. EDENS stellt sich dies so vor, daß hier ein Synergismus vorliegt von der Art, daß die vagale Digitaliswirkung sich zu der Frequenzverlangsamung addiert, welche durch Asphyxie des hypertrophischen insuffizienten Herzens zustande kommt. — Auch die dominante systolische Wirkung muß man sich durch ein Ineinanderwirken der beiden Faktoren: Hypertrophie und Insuffizienz begünstigt denken (Säuerung durch Ermüdung, Dehnung durch Stauung); doch läßt EDENS hier die Möglichkeit offen, daß in diesen Fällen die Herzhypertrophie nicht unter allen Umständen Vorbedingung ist, denn sie kommt im Gegensatz zur Frequenzbeeinflussung im Tierversuch auch bei Dosen zustande, die den therapeutischen Dosen beim Menschen entsprechen. Diese Einschränkung der EDENSschen Theorie ist vom klinischen Standpunkt aus berechtigt und sogar notwendig, weil einwandfreie Digitaliswirkungen bei akuten Infektionskrankheiten ebenso gesehen werden wie bei der akuten Herzdilatation bei Nephritis; in beiden Fällen kann aber von Herzhypertrophie noch nicht gesprochen werden. Sogar eine frequenzvermindernde Wirkung kann dabei in Erscheinung treten, für die dann auch nicht in allen Fällen die Herzhypertrophie Vorbedingung sein kann.

Doch sei damit ihre Bedeutung nicht unterschätzt, umsoweniger, als COHN und STEWART bei künstlich erzeugter Mitralinsuffizienz, die mit Hypertrophie des Herzens einherging, die notwendige d. l. m. auf die Hälfte absinken sahen. Auch die Versuche von KÜLBS und WEILGUNY, die trainierte Hunde mit Strophanthin vergifteten, weisen in dieser Richtung; denn, auf Gramm Herz umgerechnet, war bei ihnen die zur Vergiftung führende Strophanthinmenge geringer als bei den Kontrolltieren.

Letzte Schwierigkeiten für das Verständnis der Digitaliswirkung liegen in der Unmöglichkeit, die verschiedenen Formen der Herzschwäche in jedem Fall zu trennen. Schon deshalb scheint der Versuch, von der Digitalisreaktivität auszugehen, vielleicht nicht völlig unberechtigt.

Für die theoretische Forschung liegt auf diesem Gebiete der Herzschwäche im engeren Sinne noch ein weites Feld offen. Um vor allem diejenigen Zustände von Insuffizienz des Herzens und ihre Digitalisbeeinflußbarkeit dem Verständnis näher zu rücken, für die auch der pathologische Anatom keinerlei Aufklärung geben kann, hat man nach *chemischen* und *physikalisch-chemischen* Veränderungen gesucht. So hat KUTSCHERA-AICHBERGEN (1,2) im Herzen von Kranken, welche unter den klinischen Erscheinungen von kardialer Insuffizienz zugrunde gegangen waren, trotz fehlender mikroskopischer Befunde veränderten Phosphatid- und Calciumgehalt gefunden und hat es später wahrscheinlich gemacht, daß Digitaliskörper mit diesen ätherlöslichen Phosphatiden in Beziehung treten.

Ausgehend von den Untersuchungen SCHLIOMENSUNS, welcher nachweisen konnte, daß Digitoxin von den durch Äther extrahierten Herzphosphatiden in großer Menge adsorbiert wird, hat KUTSCHERA-AICHBERGEN zunächst zeigen können, daß wenigstens große Dosen Digitalis den Gehalt des Herzens an ätherlöslichen Phosphatiden steigern, und daß dies von besonderer Bedeutung wird, wenn bei der Herzinsuffizienz die Grenzflächen phosphatidverarmt sind. Digitalis ist dann nach KUTSCHERA-AICHBERGENS Auffassung berufen, die Phosphatidverluste durch Mobilisierung und Herbeischaffung noch funktionell vollwertiger Phosphatide aus den Reservevorräten zu kompensieren. Darin sieht er Aufgabe und Wesen der Digitalis. Nur wenn die Phosphatidvorräte ganz aufgebraucht sind, versagt die Digitaliswirkung. WEESE und WEILGUNY stellen sich nur sehr bedingt auf diesen Standpunkt. Sie anerkennen wohl gewisse Beziehungen zwischen Phosphatiden und Digitalis, aber nicht den kausalen Zusammenhang. Daß diese Vorsicht geboten ist, zeigen die Untersuchungen HEYDENS, aus denen hervorgeht, daß Digitalis auch dann, wenn es nicht mehr wirkt, vom künstlich lipoidverarmten Herzen noch gebunden wird.

Auch ohne chemische Hilfshypothesen kann man die höhere Befähigung des insuffizienten Herzens zur Digitaliswirkung erklären. WEESE erinnert an die der Herzinsuffizienz eigentümliche Vergrößerung der inneren Herzoberfläche und des Coronarsystems einerseits und an die größeren Residualblutmengen andererseits und leitet aus der dadurch bedingten Vergrößerung der Adsorptionsfläche und Verlängerung der Adsorptionszeit die ausgiebigere Ausnützung namentlich intravenös zugeführter Glykoside ab.

Chemische und *kinetische* Momente erhöhter Digitaliswirkung können sich dann verschieden auswirken, wenn bei doppelseitiger Insuffizienz das rechte Herz mehr geschädigt und mehr dilatiert ist als das linke. Zu einer vollen Digitaliswirkung kommt es in diesem Fall erst dann, wenn die rechte Kammermuskulatur mit der ihrer Schädigung entsprechenden Digitalismenge gesättigt ist. Damit müßte sich die Annahme erklären, daß das linke Herz schneller auf Digitalis reagiert als das rechte, und daß dieses deshalb noch nicht die ihm angebotene Blutmenge bewältigen kann, wenn das linke schon optimal arbeitet. Diese Überlegungen folgen den Gedankengängen WENCKEBACHS, der aus dieser zeitlich verschieden eintretenden Wirkung auf beide Herzhälften die Folgerung ableitet, daß das Minutenvolumen so lange unverändert bleiben kann, bis auch das rechte Herz imstande ist, höhere Blutmengen auszuwerfen. So verdienstlich es ist, die alte klinische Lehre von dem verschiedenen Verhalten des rechten und linken Ventrikels in den Kreis der Betrachtung gezogen zu haben, so nötig ist die Einschränkung, die WENCKEBACH selbst macht, daß die experimentelle Vertiefung für sie noch fehlt.

Wie immer die Mehrleistung des Herzens unter Digitalis zustande kommt, es fällt ihm vor allem die Aufgabe zu, die mit Art und Grad der Herzinsuffizienz wechselnde funktionelle Störung des Gesamtkreislaufes auszugleichen: die Überfüllung des Venensystems mit Blut und ihre Folgen, die in vielen Fällen charakteristisch ist, in anderen fehlen kann, oder richtiger, sich dem Nachweis entzieht, verschwindet; das Blut wird nach der arteriellen Seite verschoben und dadurch die den gesamten Organismus schwer schädigende mangelhafte Durchblutung aufgehoben. Ob dabei ein Ansteigen, Absinken oder Gleichbleiben des Blutdrucks beobachtet wird, immer genügt die Herzwirkung zum Verständnis. Wenn beim herzinsuffizienten Hypertoniker der Maximaldruck steigt, so ist dies der Ausdruck des verbesserten Minutenvolumens; das gilt auch von dem Absinken des sog. Stauungshochdrucks, den SAHLI auf Kohlensäureüberfüllung des zum Atemzentrum gelangenden Blutes, WENCKEBACH auf die Hemmung des Blutabflusses aus der Peripherie infolge hochgradiger venöser Stauungen zurückführt. Das Gleichbleiben des Blutdrucks der Herzinsuffizienten nach Digitalisbehandlung trotz verbesserter Herzarbeit erklärt sich ebenfalls ohne jegliche peripheren

Digitaliseinflüsse allein aus der Fähigkeit des Organismus, durch die vorhandenen Regulationsvorrichtungen den Druck trotz veränderter Füllung der Arterien konstant zu halten. Doch sei daran erinnert, daß allerdings an der Grenze des Therapeutischen liegende Dosen am gesunden Menschen deutliche, wenn auch geringe und nur vorübergehende Blutdrucksteigerungen machen können. Da dies hier sicher ohne Vergrößerung des an sich optimalen Minutenvolumens geschieht, muß an die Möglichkeit gedacht werden, daß u. U. auch bei Herzinsuffizienz vom Herzen unabhängige Gefäßwirkungen zustande kommen können — aber auch dann wahrscheinlich nur bei größeren Dosen.

Auch für die *Vaguswirkung* galt bisher in der Klinik ganz allgemein die Lehre eines vom Herzen unabhängigen Angriffspunktes. Sie ist widerlegt, aber nicht vollständig ersetzt (s. S. 25); denn die neuen experimentellen Untersuchungen, welche zur Reflextheorie hinführten, d. h. zur Annahme, daß die Pulsverlangsamung auf dem Wege der Blutdrucksteigerung zustande käme, die ihrerseits über den Carotis-Sinus zur Vagusreizung führt, harmonisieren nicht mit den Beobachtungen am kranken Menschen, bei dem die Pulsverlangsamung, wie fast immer, ohne Blutdrucksteigerung oder gar bei absinkendem Blutdruck zustande kommt. Es bleibt daneben Raum für die Vorstellung, daß nicht der Vagusreiz, sondern die Ansprechbarkeit des Herzens für ihn unter Digitalis sich ändert.

Die Beantwortung der Frage, inwieweit eine therapeutische Wirkung der Digitalis auf die *Stoffwechselvorgänge* in der Peripherie eine direkte oder indirekte ist, ist dadurch erschwert, daß über die Genese der Stoffwechselstörungen bei Herzinsuffizienz noch keine völlige Übereinstimmung besteht.

Auf dem Unterbau der Untersuchungen von HILL, MEYERHOF und EMBDEN ruhen die viel beachteten Untersuchungen der EPPINGERschen Klinik, deren Resultate anfänglich dafür zu sprechen schienen, daß eine primäre Ursache der Herzinsuffizienz in der gestörten Resynthese der Milchsäure in der Muskulatur zu suchen sei. Wenn nun — unbestritten — die gesamten peripheren Stoffwechselstörungen und als ihr sinnfälligster Faktor die pathologisch erhöhte Milchsäure im Blut sich unter der Digitalisbesserung zurückbilden, so bleibt doch noch problematisch, ob hier eine periphere Digitaliswirkung vorliegt oder auch wieder nur eine Auswirkung verbesserter Herztätigkeit. Die neuesten Experimente von RÜHL und HARTL (1), so interessant sie an sich sind, lösen das Rätsel noch nicht. RÜHL hat gesehen, wie sich durch Numal gesetzte Störungen der Sauerstoffdiffusion an den Capillarwandungen der Lunge unter Strophanthin zurückbildeten, und hat dies mit einer allgemeinen Erhöhung der Membranpermeabilität durch Digitaliskörper erklärt. Diese Tatsachen hat HARTL zur Deutung seiner Arbeitsversuche am gesunden und insuffizienten Menschen herangezogen, bei welchen eine gleichgerichtete Vermehrung der Milchsäure im Blut bestand (s. S. 55). Er sieht es als die Folge jener erhöhten Membranpermeabilität an, wenn durch das im sauren Milieu wirkende Strophanthin die sauren Stoffwechselprodukte der Muskulatur rascher in den Kreislauf gelangen, wo ihre Oxydation infolge des vermehrt durch die Lungen aufgenommenen Sauerstoffs schneller und vollständiger erfolgt. Für die in der Richtung einer Alkalisierung des Körpers gehenden Wirkungen der Digitalis sprechen in gewissem Sinne auch, worauf HARTL ebenfalls hinweist, die Versuche von VEIL und HEILMEYER, die bei gesunden Menschen und ohne jene supponierte Sensibilisierung eine zunehmende Alkalose im Blut gefunden haben.

Der Versuch, den Angriffspunkt für eine der wichtigsten Digitaliswirkungen an den Hauptsitz der Stoffwechselstörungen, in die Peripherie zu verlegen, erregt Bedenken; denn die stützenden Experimente Rühls sind nur schwer auf den insuffizienten Menschen übertragbar, weil durch die Numalschädigung eine Erhöhung des Minutenvolumens erzielt wird, während doch beim Menschen die Verkleinerung desselben zu dem Wesen der Insuffizienz gehört. Diesen Einwand hat sich der Autor auch selbst gemacht. — Von der pharmakologischklinischen Warte aus gesehen, liegt es näher, auch für die Rückbildung der Stoffwechselveränderungen dem Herz selbst das Verdienst zuzuerkennen. Schon die ersten erhöhten Schlagvolumina sind imstande, die Durchblutung in der Peripherie zu bessern und damit die Sauerstoffnot zu beheben. Gerade die Rückbildung der Milchsäureacidosis durch Digitalis hat Romberg bestimmt, an der überkommenen Auffassung festzuhalten, daß die wichtigen, jetzt nur genauer studierten Stoffwechselstörungen der Herzinsuffizienz auf einer Schädigung der Herztätigkeit beruhen, also sekundär sind.

Was vom Digitaliseffekt auf die Stoffwechselvorgänge angenommen wird, hat auch Geltung für die Veränderung der zirkulierenden Blutmenge. Wenn — je stärker die Herzinsuffizienz, um so mehr — die Blutmenge zunimmt ($+$-Dekompensation) und wenn sich unter Digitalis eine Rückbildung so vollzieht, daß die Blutdepots (Milz, subpapillärer Plexus usw.) sich wieder auffüllen, so kann man sich das sehr wohl ohne jede primäre Gefäßwirkung mit Wenckebach einfach dadurch erklären, daß „der bei der Dekompensierung betretene Entwicklungsweg in entgegengesetzter Richtung noch einmal gegangen wird: die Sauerstoffnot wird geringer, es ist weniger Bedarf nach Bluthilfstruppen, diese können sich wieder in ihre Ruhequartiere zurückziehen". Die Beobachtung Hartls (s. S. 56), nach der der anfänglichen Minutenvolumenzunahme nach Digitalis ein Stadium der Abnahme folgt, sind geeignet, uns in dieser Überlegung zu bestärken. Denn der Abnahme der zirkulierenden Blutmenge, mit der Hartl die zweite Phase erklärt, geht eine reine Herzwirkung voraus, die an der Erhöhung des Minutenvolumens zu erkennen ist.

Wenn so alle zur Diskussion gebrachten experimentellen Unterlagen dahin weisen, daß jedenfalls therapeutische Dosen von Digitalis auf einen insuffizienten Kreislauf vom Herzen aus, und nur vom Herzen aus, reparativ wirken, so entspricht dies den unerschütterlichen Eindrücken vor allem derjenigen Ärzte, die Gelegenheit nehmen, akute Strophanthinwirkungen bei gut ansprechbaren Kranken zu beobachten.

Literatur.

Bansi, H. W., und G. Groscurth: (1) Funktionsprüfung des Kreislaufes durch Messung der Herzarbeit. Klin. Wschr. **1930**, 1902 — (2) Kreislauffunktionsprüfung bei Herzkranken. Dtsch. med. Wschr. **1931**, Nr 30.

Cohn, A. E., und Stewart: The relation between cardiac size and cardiac output per minute following the administration of digitalis in dogs in which the heart is enlarged. J. clin. Invest. **6**, 79 (1928).

Edens, E.: Die Krankheiten des Herzens und der Gefäße. Berlin: Julius Springer 1929. — Eppinger, H.: Das Versagen des Kreislaufes. Berlin: Julius Springer 1927. — Ernst, C., und R. Weiss: Über das zirkulierende Minutenvolumen bei Kreislaufdekompensierten. Klin.

Wschr. **1930**, 2393. — EYCHMÜLLER, H.: Über die Herz- und Gefäßwirkung des Digalens bei gesunden und kranken Menschen. Berl. klin. Wschr. **1909**, 1677.

FRAENKEL, A.: Über Digitaliswirkung am gesunden Menschen. Münch. med. Wschr. **1905**, 1537. — FRAENKEL, A., und G. SCHWARTZ: Über Digitaliswirkung an gesunden und kompensierten Herzkranken. Arch. f. exper. Path. Suppl.-Bd **1908**, 188.

GRASSMAN, W., und F. HERZOG: Die Wirkung von Digitalis (Strophanthin) auf das Minuten- und Schlagvolumen des Herzkranken. Arch. f. exper. Path. **163**, 97 (1931). — GROLLMAN, A.: The cardiac output of man in health and disease 1932. Springfield Illinois und Baltimore Maryland: Charles C. Thurnas 1932. — GROSCURTH, G., und H. W. BANSI: Das Verhalten des Kreislaufes bei körperlicher Arbeit. Klin. Wschr. **1932**, 2022.

HARTL, K.: (1) Kreislauf und Atmung bei statischer Arbeit, sowie ihre Beeinflussung durch Strophanthin. Z. exper. Med. **84**, 249 (1932) — (2) Die Beeinflussung der menschlichen Zirkulationsgrößen. Klin. Wschr. **1932**, 356. — HARTL, K., und F. BONSMANN: Physikalische Schlagvolumenbestimmung und deren vorläufige Ergebnisse. Dtsch. Arch. klin. Med. **120**, 549 (1932). — HEYDEN, W.: Beitrag zur Frage der Digitoxinbindung am Herzmuskel. Arch. f. exper. Path. **164**, 295 (1932).

JOSEPH, R.: Untersuchungen über Herz- und Gefäßwirkungen kleiner Digitalisgaben bei intravenöser Injektion. Arch. f. exper. Path. **73**, 81 (1913).

KOPPE, R.: (1) Untersuchungen über die pharmakologischen Wirkungen des Digitoxins, Digitalins und Digitaleins. Inaug.-Diss. Dorpat 1874 — (2) Untersuchungen über die pharmakologischen Wirkungen des Digitoxins, Digitalins und Digitaleins. Arch. f. exper. Path. **3**, 274 (1875). — KROETZ, CH.: Messung des Kreislaufminutenvolumens mit Acetylen als Fremdgas. Ihre bisherigen Ergebnisse bei arteriellem Hochdruck und bei Dekompensation des Kreislaufes. Klin. Wschr. **1930**, 966. — KÜLBS und WEILGUNY: Digitalis und Herzmuskelmasse. Verh. dtsch. pharmakol. Ges. **1932**, 95. — KUTSCHERA-AICHBERGEN, H.: (1) Über Herzschwäche. Wien. Arch. inn. Med. **18**, 209 (1929) — (2) Der Herzmuskel bei Herzschwäche. Verh. dtsch. Ges. inn. Med. **1928**, 415.

LAUTER, S.: (1) Kreislaufprobleme. Münch. med. Wschr. **1930**, 526 — (2) Über die Kreislaufdekompensation des Herzfehlers. Verh. dtsch. Ges. inn. Med. **1929**, 388. — LAUTER, S., und H. BAUMANN: Zur Theorie der Herzinsuffizienz und der Digitaliswirkung. Klin. Wschr. **1929**, 263. — LEWIS, TH., und MATTHISON: Auriculo-ventr. heart block as result of asphyxia. Heart **2**, 1 (1910).

MIES, H.: Über die Wirkung des Strophanthins auf die zirkulierende Blutmenge. Verh. dtsch. Ges. Kreislaufforsch. **1931** — Z. Kreislaufforsch. **33**, H. 14 (1931). — MOBITZ, W.: Die Ermittelung des Herzschlagvolumens des Menschen durch Einatmung von Äthyljodiddampf. IV. Klinisch kompensierte Veränderungen des Herzens und der Gefäße und beginnende Kreislaufdekompensation ohne Lungenveränderungen. Dtsch. Arch. klin. Med. **157**, 359 (1927).

ROMBERG, E. VON: Über die Dekompensation des erworbenen Herzklappenfehlers und seine Behandlung. Verh. dtsch. Ges. inn. Med. **1929**, 301. — RÜHL, A.: Über die Störungen der Sauerstoffdiffusion durch Capillarwandungen und ihre Beeinflußbarkeit durch Strophanthin. Arch. f. exper. Path. **164**, 695 (1932).

SAHLI: Herzmittel und Vasomotorenmittel. Verh. dtsch. Ges. inn. Med. **1901**, 45. — SCHLIOMENSUN, B.: Über die Bindungsverhältnisse zwischen Herzmuskel und Digitalis. Arch. f. exper. Path. **63**, 294 (1910). — SCHÜRMEYER, A.: Über Blutmengenbestimmungen bei Herzfehlern. Verh. dtsch. Ges. Kreislaufforsch. **1931**, 388. — STAUB, H.: Über Digitalis und intravenöse Strophanthintherapie. Schweiz. med. Wschr. **1922**, Nr 19. — STEWART, H., und A. E. COHN: Studien über den Effekt der Digitaliswirkung auf den Ausstrom des Herzens. III. Mitt. I. Teil. Wirkung auf den Ausstrom des normalen menschlichen Herzens. Wirkung auf den Ausstrom des menschlichen Herzens mit Herzfehler und Stauung. J. clin. Invest. **11**, 917 (1932).

VAGT, O.: Über die Herz- und Gefäßwirkung des Strophanthins bei gesunden und kranken Menschen. Med. Klin. **1909**, Nr 49, 50. — VEIL, W., und W. HEILMEYER: Die extrakardiale Digitaliswirkung. Dtsch. Arch. klin. Med. **147**, 22 (1925).

WEESE, H.: Digitalisverbrauch und Digitaliswirkung beim Warmblüter. II. Mitt. Der extrakardiale Digitalisverbrauch und die Bedingungen der Glykosidbindung am Herzen. Arch. f. exper. Path. **141**, 329 (1929). — WEESE, H., und F. WEILGUNY: Weitere Beobachtungen über den Glykosidaufbruch des Herzens. Verh. dtsch. pharmak. Ges. **1932**, 89. — WENCKEBACH, K.: Herz- und Kreislaufinsuffizienz. Dresden und Leipzig: Th. Steinkopff 1931. — WOLLHEIM, E.: (1) Kompensation und Dekompensation des Kreislaufes. Klin. Wschr. **1928**, 1261 — (2) Die Bestimmung der zirkulierenden Blutmenge. Z. klin. Med. **108**, 463 (1928).

G. Klinik des Strophanthins.
I. Geschichte der intravenösen Therapie.

Die Reindarstellung der wirksamen Substanzen und die damit einsetzende feinere Analyse der Digitaliswirkungen am Tier — ein Ruhmesblatt der Weltchemie und -Pharmakologie, auf dem Forscher auch unseres Vaterlandes in goldenen Lettern stehen — hatte wohl zum theoretischen Verständnis des therapeutischen Nutzeffektes beigetragen, aber wurde durch sie in keiner Weise gefördert. Im Gegenteil, in der gleichen Zeit, in welcher diese bedeutungsvolle Laboratoriumsarbeit geleistet wurde, löste sich die Klinik mehr und mehr von den Lehren des erfolgreichen WITHERINGschen Empirismus der Medikation. Es gab kein einheitlich angewandtes Mittel und keine einheitliche Methode oraler Anwendung mehr, wie sie der große Arzt herausgearbeitet und zuletzt gelehrt hat, und das geht so weiter bis auf den heutigen Tag. Und doch drängte der Besitz reiner Glykoside und die Kenntnis ihrer pharmakologischen Wirkung und Wirkungsunterschiede auf neue Wege. Wollte man die unberechenbaren Faktoren der Resorption auf dem Wege vom Magen zum Herzen ausschalten, die angewandte wirksame Substanz dem jedesmaligen Grade der Herzschwäche anpassen und zu einer exakten Therapie gelangen, dann lag nahe, die intravenöse Einverleibung vom Tier auf den Menschen zu übertragen. Sie allein bot die Möglichkeit, das wirksame Pharmakon auch im Falle akuten Versagens des Herzens noch erfolgverheißend anzuwenden. Im Verlaufe der praktischen Arbeit zeigte es sich, daß über jene erste Zielsetzung hinaus dieser Weg die einzige Möglichkeit bot, größere Mengen wirksamer Substanz als bisher an das Herz heranzubringen.

Hergebrachte Vorurteile standen diesem Einverleibungsweg entgegen. Ende der achtziger Jahre des vorigen Jahrhunderts hat der Chirurg LANDERER es gewagt, einen Abkömmling des Perubalsams, die Zimtsäure, in der wasserlöslichen Form des zimtsauren Natron (Hetol) als Heilmittel gegen Tuberkulose intravenös zu injizieren. Diese wahrscheinlich erste Reizkörpertherapie der Tuberkulose wurde bald durch neue Hoffnungen auf das spezifische Tuberkulin abgelöst, aber die dem Chirurgen zu dankende Methode bekam von da an Heimatrecht in der Inneren Medizin und immer wachsende Bedeutung.

In die gleiche Zeit fallen die ersten mutigen Versuche des italienischen Klinikers BACCELLI (1, 2), inveterierte Fälle von Lues und Malaria durch intravenöse Sublimat- und Chinininjektionen zu behandeln. Als einziger unter den damaligen Pharmakologen zeigte LIEBREICH für die neue Arzneimittelapplikation volles Verständnis. Er pries sie als Renaissance pharmako-dynamischer Therapie.

1894 benutzte sie KESMARSZKY für die Sublimatbehandlung von puerpuraler Sepsis, 1897 CREDÉ für die Silbertherapie derselben Krankheit (Kollargol), und HERXHEIMER für die arsenige Säure. Das größte Verdienst gebührt dem Essener Arzte MENDEL (1, 2, 3, 4, 5). Von 1902 an propagierte er in zahlreichen zerstreuten Publikationen, welche der Sohn neuerdings im Selbstverlag erscheinen ließ, diesen neuen Weg der Zufuhr für eine wachsende Zahl wasserlöslicher Mittel. Ihm ist die intravenöse Salicyltherapie zu danken, und er war es, der als Erster mit einem Digitalispräparate (dem englischen Digitalone) zum Schrittmacher der Strophanthintherapie wurde. Seine praktischen Erfolge trugen ihm in seiner rheinischen Heimat den Ruf eines großen Arztes ein; seitens der Klinik blieb er unbeachtet. Wahrscheinlich hätte es ohne MENDELS Vorgehen KOTTMANN (1), von NAUNYN mit der Prüfung des CLOETTASCHEN Digalens beauftragt, nicht gewagt, das ihm per os nicht genügend wirksam erscheinende Mittel direkt in die Blutbahn zu bringen. Sein sowie MENDELS therapeutischer Plan scheiterte an der mangelhaften Eignung der angewandten Digitalissubstanzen.

Jedenfalls waren diese Versuche die Anregung für FRAENKEL (1), den beschrittenen Weg weitergehend, denjenigen reinen Körper anzuwenden, der ihm auf Grund seiner vergleichenden pharmakologischen Untersuchungen über Kumulation als zu diesem Zwecke als der einzig geeignete erschien. Es ist das Verdienst KREHLS, FRAENKEL die Behandlung der zahlreichen Herzkranken der Medizinischen Klinik in Straßburg im Wintersemester 1905/1906 zu seinen ersten Studien über die intravenöse Strophanthintherapie anvertraut zu haben. Trotz der sofort beobachteten, die Erwartung übertreffenden Erfolge fehlte es nicht an Warnungen. Keine wirkte so bedrückend als die SCHMIEDEBERGS, der nachdrücklich beim Menschen vor dem Einverleibungsweg warnte, den er zu pharmakologischen Untersuchungen täglich anzuwenden gewohnt war.

Anders 12 Jahre vorher AUBEL. Erst lange nach Einführung von Mittel und Methode stieß FRAENKEL, in den Sitzungsberichten der belgischen medizinischen Akademie, auf AUBELS ähnliche Gedankengänge. Der Brüsseler Pharmakologe hatte die Bedeutung der Einverleibung wasserlöslicher Pharmaca durch die Venen erkannt und empfahl auf Grund von Versuchen mit Digitoxin und Strophanthin an Hunden, deren Herzen durch Chloralhydrat geschädigt waren, also gleichfalls von pharmakologischen Gesichtspunkten aus, zu Versuchen an schwer Herzkranken überzugehen. „Er sei überzeugt", drückte er sich mit der Bescheidenheit des Theoretikers aus, „daß Strophanthin in bestimmten Fällen große Dienste leisten könne. Er müsse natürlich der Klinik die letzte Entscheidung überlassen, ob er sich mit diesen Schlußfolgerungen zu weit vorgewagt habe". Die an den Akademievortrag angereihte Diskussion mußte AUBEL überzeugen, daß dies leider der Fall war. Er hatte vor einem Parterre verständnisloser Praktiker gesprochen. Denn die in dem Sitzungsbericht nur gekürzt wiedergegebene Diskussion zeigt, wie sich die Redner mehr oder weniger bemühten, den Theoretiker lächerlich zu machen. Sie lenkten vom Thema ab, und es kam anscheinend nur zu einer fruchtlosen Kritik an BACCELLIS intravenösen Sublimatinjektionen. Um so mehr muß das Verdienst von AUBEL in einer Geschichte der intravenösen Strophanthintherapie anerkannt werden. Allerdings hatte AUBEL an Dosen von nur 0,1 mg gedacht. Vielleicht und wahrscheinlich wäre man mit diesen heute für die meisten Fälle als unterschwellig erkannten Dosen doch an dem Problem vorbeigegangen. Wir glauben, die rasche Erkenntnis der Bedeutung der intravenösen Strophanthintherapie dem umgekehrten Wege zu verdanken, der pharmakologischer Übung mehr entspricht, dem, von höheren Dosen auszugehen und die eben wirksame Dosis von hier aus zu suchen.

Der ersten Mitteilung FRAENKELS auf dem 23. Kongresse für innere Medizin — April 1906 — in München (1) folgten sofort uneingeschränkte Bestätigungen von R. VON DEN VELDEN [bei BRAUER, damals Marburg (1)], STARCK-Karlsruhe, SCHALIJ-Med. Klinik Utrecht, HASENFELD-Budapest, BACCELLI-Rom (3, 4, 5, 6), SCHÖNHEIM-Budapest. Nur MENDEL-Essen (6), der anfangs offensichtlich ungeeignete Kranke ausgesucht hat, verhielt sich 1906 noch ablehnend, um sich allerdings 2 Jahre später von seinem Digitalone abzuwenden und um so wärmer für Strophanthin einzutreten. Ähnlich erging es KOTTMANN (2) mit Digalen. Die ausführliche Publikation der mit SCHWARTZ im Wintersemester 1905/1906 gemachten Beobachtungen, die das Belegmaterial jenes Vortrages abgaben, löste neue Zustimmungen aus. So die von LUST (bei WEINTRAUD-Wiesbaden) (1), LIEBERMEISTER (bei HOCHHAUS-Köln) (1, 2), HOEPFFNER, DANIELOPOLU (1), SCHWARTZ (Kolmar) (1, 2), PANICHI (Italien), GALLO (Buenos Aires), alle 1908; von CRISPOLTI (Med. Klinik Rom) 1909, STONE (Boston) 1909 (1), FLEISCHMANN und WJAMENSKY 1909, STADELMANN 1909, TAKEYA (Fukuoka) 1910 u. a.

Alle diese Beobachtungen gingen in keinem wesentlichen Punkt über die ersten Feststellungen FRAENKELS und über die von ihm eröffnete Perspektive hinaus, auf diesem Weg und mit diesem Mittel die akute Herzschwäche zu beseitigen und die Bekämpfung der chronischen Herzinsuffizienz besonders dann noch durchführen zu können, wenn Digitalis per os nicht mehr vertragen wird. Nur haben einige Autoren nach VON DEN VELDENS Vorgang auch die akuten Pneumonien in den Indikationskreis einbezogen, mit Erfolg im wesentlichen LIEBERMEISTER (1, 2). Auf ihn geht die theoretisch und praktisch ausgebaute Erkenntnis zurück, ,,daß bei Infektionskrankheiten das Strophanthin in größeren Dosen vertragen wird als von Fieberfreien, und daß bei fiebernden Kranken auch die Gefahr der kumulativen Wirkung eine viel geringere ist''.

Der entscheidende Schritt auf dem Wege zur Weiterentwicklung des durch die neue Therapie erzielten Fortschrittes war der Ausbau der Dosierung und die Anwendung in Serien. Schon in den der ersten Bekanntgabe der Strophanthintherapie folgenden Monaten hat HEDINGER (1) gezeigt wie kleine Dosen von ,,Strophanthin in kürzeren Abständen über längere Zeit fortgesetzt und mit stets gleichbleibender Wirkung injiziert werden können''. Er kam so zu dem Schlusse, daß die intravenöse Strophanthintherapie in viel umfassenderem Maße als bisher berufen ist die Digitalistherapie zu ersetzen. Es ist aber das unbestreitbare Verdienst VAQUEZ' [VAQUEZ et LECONTE (1)], schon 1909 als erster und lange Zeit einziger Kliniker auch seinerseits gezeigt zu haben, wie er Strophanthininjektionen in kürzeren Intervallen und durch längere Zeit (einmal 16 Injektionen in 52 Tagen) mit Erfolg bei Kranken anwenden konnte, denen er vorher mit Digitalis per os vergebens zu helfen versucht hatte. Der Übung der französischen Klinik folgend, hat er die Entwässerung seiner Kranken durch tägliche Gewichtsbestimmung kontrolliert, welche sich seither für jede Art kritischer Digitalisanwendung auch in unseren Kliniken, aber lange nicht genug in der Welt des Praktikers eingebürgert hat. 1912 tritt bei FRAENKEL (4) das Bestreben hervor, durch Herausarbeiten von Verlaufstypen der chronischen Herzinsuffizienz, der pulmonalen, hepatischen und peripheren Stauung, die Strophanthin-Indikationen fester zu umreißen. Er sah im Strophanthin das Mittel der Wahl bei Kranken mit betonter Leberstauung. Die ,,*Serienbehandlung*'' mit Volldosen und ihre Wiederanwendung,

„so oft die gute Wirkung der vorhergehenden Injektion abgeklungen war", war unter den erschwerenden Bedingungen ärztlicher Tätigkeit am Kurorte zustande gekommen und nur der Vorläufer der später von FRAENKEL und DOLL (1, 2) und HERZOG und AUB zu einem gewissen Abschluß gelangten Anwendungsweise unter klinischen Bedingungen. Erst die gehäuften Erfahrungen an der Herzstation eines Therapeutikums wie der Speyerershof in Heidelberg führten zu der Durchbildung der Methode, deren Schilderung die Hauptaufgabe dieser Monographie ist.

II. Technik der intravenösen Injektion.

Wir haben schon angedeutet, daß trotz der zahlreichen bestätigenden Arbeiten, welche den ersten Publikationen von 1906/1907 folgten, die neue Digitalistherapie nicht Allgemeingut wurde. In den Lehrbüchern der folgenden 20 Jahre fand sie nur wenig Raum und in der Praxis nur geringe Beachtung. Langsam und erst in allerletzter Zeit scheint sich darin ein Wandel zu vollziehen. Es ist immer ein Komplex sachlicher und personeller Momente, aus denen heraus die häufig zu beobachtende Zurückhaltung gegenüber therapeutischen Fortschritten zu erklären ist, die mit dem Enthusiasmus stark kontrastiert, mit der mangelhaft begründete Arzneimittel in kurzer Zeit Mode werden.

Die Bedenken vieler Praktiker beruhen bis auf den heutigen Tag auf einer Scheu vor intravenöser Technik, und doch sollte sie seit der Einbürgerung des Salvarsans und erst recht seit der Blutentnahme zu diagnostischen Zwecken endgültig beseitigt sein. Die kommende Ärztegeneration mit ihrer längeren Ausbildungszeit wächst unter günstigeren Bedingungen auf als der Praktiker früherer Schulung, der sich diese Technizismen, die er als Student nicht oder nur ausnahmsweise gelernt hat, nachträglich selber aneignen mußte. Ein einziger Vorversuch mit physiologischer Kochsalzlösung würde genügen. Er unterbleibt meist. Die vielen Aussprachen mit Praktikern bei Konsilien und in Lehrgängen informieren über die Hemmungen verschiedenster Art.

Bald wird der Arm nicht richtig gelagert, die Stauung mit einem Handtuche statt mit Schlauch und Klemme bewerkstelligt. Bald wird nach der nächstbesten, mit Metall beschwerten Spritze gegriffen, die das sog. Venengefühl nicht aufkommen läßt, statt daß ein geeignetes Instrument (graduierte Lieberg-Spritze, ganz aus Glas) wohlvorbereitet zur Verfügung gehalten ist. Bald wird nicht genug Sorgfalt darauf verwandt, daß Spritze und Kanüle zusammenpassen, und daß die Kanüle ideal scharf ist. Richtiges Instrumentarium sind bei ruhiger Hand der beste Schutz des Arztes vor dem Auftreten einer psychischen Impotenz für die Injektion, die um so sicherer einsetzt, je mehr der Kranke aus schlechter Erfahrung den Einstich fürchtet, und je beunruhigender er dadurch wirkt.

Der Arzt, der dem Kranken ein- oder gar mehrmals paravenöse Injektionen machte, hat verspielt, auch wenn er die Schuld auf die mangelhafte Eignung der Venen schiebt, — und dann erst recht. Nur seine Geschicklichkeit und nur die Schärfe seiner Kanüle sichert den Erfolg, namentlich bei den Kranken, die dauernd strophanthinbedürftig sind und bleiben. Denn bei vollendeter Technik, welche nicht nur auf zentrale Lage der Kanüle in der Vene bedacht ist, sondern auch auf jede unnötige Verletzung des Gefäßendothels, bleiben Beschwerden aus. Die Schädigung der Gefäßwand kann, wenn auch nicht in dem Ausmaße wie beim Eintritt von Strophanthin in das Unterhautzellgewebe, zu proximal und distal ausstrahlenden leichten passageren Schmerzen führen. Das Schlimmste für den Kranken bleiben immer die quälenden aseptischen Entzündungen durch das Vorbeispritzen, bei denen es aber glücklicherweise nie zur Eiterung kommt.

Vorsichtige Technik verlangt schon wegen der Kontrolle der Lage der Kanüle wiederholtes Einziehen des Blutes bis an den Anfangsteil der Spritze. Schon dadurch ergibt sich ein *langsames* Injizieren. Viele gehen dabei zu weit, nicht nur von praktischen, sondern auch von theoretischen Vorstellungen aus. Nach WEESES Untersuchungen (s. S. 38) ist bei langsamer Injektion das Bindungsvermögen des Herzens am stärksten, während das Glykosid bei schneller Einverleibung mehr von den anderen aufnahmebereiten Organen abgefaßt wird. Man könnte darnach mit niederen, langsam injizierten Dosen mehr erreichen als mit großen, die mit einem einzigen Stempelstoß einverleibt werden. Es war STRAUB (s. S. 38), der auf Grund der Untersuchung seines Schülers auf das Zeitmoment hingewiesen hat, allerdings mit der richtigen Einschränkung, daß die Giftbindungsverhältnisse am STARLING-Präparat nicht die gleichen sein müssen wie die am insuffizienten menschlichen Herzen.

III. Die Beobachtung der Strophanthinwirkung in der Praxis.

Die Anwendung zahlreicher für die Prüfung des Kreislaufes erschlossenen Methoden, wie Venendruckmessung, Elektrokardiographie, Minutenvolumen-, Blutumlaufszeitbestimmung u. a. — ist zur selbstverständlichen Forderung der Klinik der Herzinsuffizienz bei jeder feineren Analyse des Eintrittes einer Digitaliswirkung und ihres Verlaufes geworden. Diese funktionellen Methoden bedeuten einen großen Fortschritt für die wichtige Aufgabe, die Digitalistherapie den pharmakologischen Forderungen anzupassen. Die Gefahr liegt in der Deutung der Resultate. Immer wieder werden Digitalisreaktionen, die allen Mitteln bei dem gleichen Einverleibungsweg eigen sind, als besondere Vorzüge des gerade zu empfehlenden neuen Präparates hingestellt.

Im Alltag, selbst dem der Klinik, muß auf jene feineren Funktionsprüfungen beim Studium der Digitaliswirkung oft verzichtet werden. Um so mehr erscheint der Hinweis darauf gerechtfertigt, wie der Praktiker seine Digitalismedikation, besonders die von Strophanthin, an leicht zugänglichen *Indicatoren der Wirkung* auf einfache Weise verfolgen und zahlenmäßig fixieren kann und soll. Nur die Protokollierung der angewandten Dosen und des therapeutischen Nutzeffektes befähigt zu planmäßigem Vorgehen.

Auf zwei wichtige Beobachtungsaufgaben soll kurz hingewiesen werden, die der Arzt jedesmal dann übernehmen muß, wenn er Kardialhydropische nicht in Krankenhäuser oder Kliniken überweisen kann oder will. Seitdem man in der Lage ist, selbst hochgradiger und inveterierter Ödeme Herr zu werden, die Gefahren rascher Ausschwemmung kennt (s. S. 116) und mit dem erheblichen Anteil der extrarenalen Ausscheidung an dem Gesamtwasserverlust rechnen gelernt hat, ist die Kontrolle der Ausfuhr durch die *Körpergewichtsbestimmung* für die Beurteilung und planmäßige Behandlung des Herzhydropischen ebenso unentbehrlich, wie das Thermometer beim Fiebernden. Die leicht transportable Waage wird zum Rüstzeug des Arztes. Ebenso wichtig ist eine möglichst genaue

Vorstellung von den anatomischen Verhältnissen im Brustkorb. Die wachsende Bedeutung des *Röntgenbildes* für die Beurteilung des Verlaufes der chronischen Herzinsuffizienz unter dem Einflusse des Digitalis werden wir später noch näher kennenlernen (s. S. 84). Auch diesen Fortschritt soll der Arzt nicht an sich vorbeigehen lassen, dem es auf festen Boden für sein therapeutisches Handeln ankommt.

Die erste Antwort auf die Frage nach dem Wirkungserfolg kommt lange vor Einsetzen der Gewichtsabnahme und erst recht vor Veränderung des Röntgenbildes vom Kranken selbst durch die bei der akuten Digitalisierung scharf hervortretende und daher besonders charakteristische Wirkung auf das *subjektive Befinden* des Kranken. Oft noch, ehe eine Injektion zu Ende geführt ist, tritt ein Effekt zu Tage, wie wir dies bei oraler Zufuhr keines einzigen Körpers auch nur andeutungsweise erleben können. In stereotyper Weise finden Kranke aller Stände und Bildungsgrade und aller Länder spontan das Wort „leichter". Diese Beobachtung wurde unter strenger Ausschaltung suggestiver Beeinflussung schon bei den ersten therapeutischen Versuchen gemacht und ist seither von vielen Nachuntersuchern bestätigt worden. Sie ist psychologisch interessant und prognostisch von Bedeutung. Denn offenbar ist das Wort „leicht" der adäquate Ausdruck für den Nachlaß kardialer Oppression durch die mit der Verbesserung der Herztätigkeit sofort einsetzende bessere Ventilation des Blutes und Normalisierung der Kohlensäure- und Sauerstoffspannung im Atemzentrum. So oft das Wort ausgesprochen wird, haben wir den untrüglichen Beweis richtiger Indikationsstellung und zugleich einen Anhaltspunkt für die Notwendigkeit und für den voraussichtlichen Erfolg anzureihender weiterer Injektionen.

Eine für *alle* Fälle gültige Bedeutung kann man dem Auftreten des subjektiven Besserungsgefühles und seinem Ausbleiben natürlich nicht zusprechen, schon deshalb nicht, weil bekanntlich sogar geistig hochstehende Kranke oft nicht der einfachsten Selbstbeobachtung fähig sind. In solchen Fällen kann man die Kranken vor und nach der Injektion tief atmen lassen und bekommt dann gelegentlich zu hören, daß „der Atem jetzt besser durchgehe". Es scheint aber auch in ihrem Wesen noch nicht erkannte Formen und Phasen echter Herzinsuffizienz zu geben, bei denen trotz eines typischen curativen Effektes dieser subjektive Indicator oft erst nach der 2. und 3. Injektion hervortritt. Ausnahmsweise kann man auch einem vollen Strophanthinerfolg selbst bei lang bestehender Insuffizienz begegnen, ohne daß sich der Kranke der wohltätigen Wirkung der Einzeldosis auch nur einmal bewußt wurde. Einen Krankheitsfall dieser Art sehen wir wieder während der Niederschrift. Die durch Herz- und Lungeninfarkt herbeigeführte Insuffizienz war so bedrohlich, daß lange Zeit Strophanthintagesmengen von 0,6, später 0,4, anfangs in 3, später in 2 refrakten Tagesdosen einverleibt werden mußten. Die Beseitigung des Status asthmaticus und die ganze Rekompensation kam bei dem Schwerkranken (Myokarditis und Lungenembolie), bei dem jede orale Medikation versagt hatte, zustande, ohne daß er auch nur auf eine der 43 Injektionen von im ganzen 8,75 mg in 27 Tagen subjektiv ansprach. Im Anschluß an diese Beobachtung erinnern wir uns, den typischen subjektiven Indicator seltener vermißt zu haben, solange wir noch Dosen von über 0,5 anzuwenden gewohnt waren, und solange wir noch die Hauptdomäne der intravenösen

Methode nicht wie jetzt in den schwersten Formen chronischer Herzinsuffizienz sahen, sondern im akuten Asthma cardiale der Hypertoniker. Tritt die initiale subjektive Strophanthinwirkung auch bei den jetzt üblich gewordenen kleineren Dosen auf, so ist sie ein um so wertvollerer Hinweis auf die Strophanthinbedürftigkeit. Solange der Kranke subjektiv anspricht, sind neue Injektionen oder Übergang zu oraler Einverleibung geboten. Erst bei wiederhergestellter Kompensation bleibt die früher vorhandene Reaktion aus.

Auf alle Fälle ergibt sich für den Arzt die Notwendigkeit, sooft er Strophanthin anwendet, die Erstwirkung am Krankenbette selbst zu beobachten. Er hat davon noch mehr als die sofortige Orientierung über die Digitalisreaktivität des Herzens und seine Digitalisbedürftigkeit; er erlebt auch ein dem Experiment gleichwertiges therapeutisches Resultat, das ihn zu nützlichen Vergleichen mit anderen unkontrollierbaren Verordnungen anregt, und teilt mit dem Kranken ein verbindendes Erlebnis.

Meist treten auch in der ersten Viertelstunde noch unter den Augen des Arztes schon grob-sinnfällige objektive Indicatoren der Wirkung auf Atmung und Puls deutlich in Erscheinung, auf die bei oraler Zufuhr mehrere Tage gewartet werden muß. Auf diese werden wir noch einzugehen haben. Vor allem wird dann auch die Grenze empirischer und die Verpflichtung zu graphisch-experimenteller Kontrolle der Digitaliswirkung bei unregelmäßigem Rhythmus zu diskutieren sein.

IV. Allgemeine Indikationen.

Nach der früheren Darstellung einer weitgehenden chemischen und pharmakologischen Verwandtschaft der aus den Digitalis- und Strophanthuspflanzen gewonnenen wirksamen Glykoside sollte die Vorstellung aus Klinik und Praxis endlich verschwinden, daß die therapeutischen Wirkungen der einzelnen Substanzen etwas prinzipiell voneinander Verschiedenes wären. Es wäre eine für das Verstehen und für die Erneuerung der Digitalistherapie wertvolle Entwicklung, wenn diese Erkenntnis vom gleichen Grundcharakter aller Digitaliskörper ärztliches Allgemeingut würde. Jedenfalls muß die Beurteilung und kann die Empfehlung irgendeines neuen Digitalispräparates und darf der Versuch einer Aufstellung von Indikationen für einen bestimmten Körper und für die Wahl des Zufuhrweges nur von dieser pharmakologischen Erkenntnis ausgehen.

Eine weitere Voraussetzung für die Diskussion richtiger Anwendung jedes Mittels ist der Zustand der Digitalisbedürftigkeit des bestehenden Herzleidens. Seit WITHERINGS Entdeckung ist durch die empirischen Beobachtungen erwiesen und durch das Experiment verständlich gemacht, daß Digitalis nicht für jede Form der Herzschwäche wächst. Das gilt auch von Strophanthus. Die sog. „trockene Herzschwäche", zu der auf Grund der modernen diagnostischen Analyse in erster Linie manche Formen der Coronarsklerose mit oder auch ohne anginöse Zustände, dann schwere Rhythmusstörungen, Perikardialobliterationen, auch toxische Schädigungen (Infektionskrankheiten) und hormonale (wie Basedow) gehören, verläuft oft bis zum Tode ohne nachweisbare Stauungserscheinungen, und doch ist die Leistungsfähigkeit des Organs und mit ihr die der Kranken meist auf ein Minimum herabgesetzt. Wir haben diese gute empirische Beobachtung der alten Klinik durch die Bezeichnung als *debilitas cordis* erhalten wollen, vor allem weil für diese Gruppe das digitalisrefraktäre Verhalten ebenso charakteristisch ist wie für jede

Herzerkrankung im Stadium der Vollkompensation. Es ist nicht erfindlich, weshalb ein so hervorragender Kenner des Digitalis wie EDENS (3) die Digitalisreaktivität als diagnostischen Faktor nicht befürworten kann. Jedenfalls steht fest, daß die Heilkraft aller Präparate und aller reinen Körper der Digitalisgruppe von der vorhandenen ungleichen Blutverteilung abhängig ist, und daß dort, wo Digitalis in irgendeiner Form wirkt, aber Stauungen fehlen, doch mindestens eine mit feineren Methoden nachweisbare, die Insuffizienz einleitende, kompensatorische Dilatation im Sinne beginnender latenter Insuffizienz besteht. Ebenso gilt umgekehrt, daß die Digitaliswirkung prinzipiell unabhängig ist vom Herzgrundleiden. Entscheidend ist nur die ungleiche Blutverteilung. Gerade die Ausweitung der Digitalistherapie durch die Strophanthintherapie hat hier mit mancher Fehlvorstellung aufgeräumt. Es hat sich als ein im Einzelfall oft verhängnisvoller Irrtum herausgestellt, wenn man den ätiologischen Faktor der Herzinsuffizienz in den Vordergrund rückte, der sich zuweilen erst nach Verbesserung der Herzleistung enthüllt, statt Art und Grad der Herzinsuffizienz selbst. Damit soll natürlich die Sonderstellung der Mitralstenose und einiger Rhythmusstörungen für die Dosierung nicht bestritten werden (S. 95 u. 97). Man hat bei der Aufstellung von Indikationen davon auszugehen, daß es keine tono- und keine myogene Herzinsuffizienz gibt, bei der Digitalis unwirksam ist, es sei denn, daß ein Herz schon abstirbt, — unabhängig davon, ob das Grundleiden ein Klappenfehler, Hypertonie oder Myokarditis ist.

Ebenso sind Digitalis und Strophanthin so nahe verwandte Glykoside, daß sie, auf welchem Wege sie auch dem Körper zugeführt werden, immer gleichartige Wirkungen ausüben. Von dieser prinzipiellen pharmakologischen Synonymität der Digitalisglykoside und von dieser an die echte Herzinsuffizienz gebundenen Digitalisreaktivität hat die Abschätzung und Abgrenzung enteraler Anwendung von Digitalis und parenteraler von Strophanthin auszugehen. Auf dem intravenösen Wege kommt das Mittel, insofern man von der hier nicht zu diskutierenden intrakardialen Injektion absieht, auf die *rascheste* Weise an das digitalisbedürftige Herz heran. Das hat noch weitergehende Bedeutung als nur die einer unmittelbaren Hilfe im Augenblick, wo Eile not tut. Denn durch die rasche Zufuhr und den kurzen Weg wird das Pharmacon in höherer Konzentration als bei oraler Zufuhr und, im Gegensatz zu dem allmählichen Angebot, schub- und stoßweise an das Herz herangebracht. Daraus resultiert, mit anderen Einverleibungswegen und -mitteln verglichen, eine Verstärkung des systolischen Effektes. Überdies kann wegen der geringen Haftbarkeit und der genauen Dosierbarkeit das Optimum einer Digitaliswirkung auf keine Weise gefahrloser erreicht werden als eben durch Strophanthin.

Es ist verständlich, wenn man den Fortschritt der intravenösen Strophanthintherapie anfangs ausschließlich in der durch sie möglich gewordenen sofortigen erfolgssicheren Bekämpfung akuten Versagens des Herzens — insonderheit des Asthma cardiale — erblickte. Zu der Überwindung des Zeitmomentes kam dann die bessere Resorption. Das oraler Therapie gegenüber refraktäre Verhalten der Insuffizienten mit vorwiegend hepatischer und abdomineller Stase war FRAENKEL (4) früh aufgefallen. Er sah eine Beziehung des Grades der Leberstauung zur Verträglichkeit oraler Digitalisgaben wie zu ihrer Wirksamkeit. GOTTLIEB, dadurch angeregt, konnte diese rein empirische Feststellung bald darnach durch seinen Schüler Ogawa experimentell bestätigen (S. 35). Die von Weese gezeigte Rolle der Leber, als eines der für die Abfassung von Digitalisstoffen besonders wichtigen Organs, bedeutet eine weitere Stütze jener klinischen Beobachtung. Auch ist zu beachten, daß die betont hepatische Stase gerade der Mitralstenose im Insuffizienzstadium eigentümlich ist, und daß bei diesem Klappenfehler nur kleine, exakt dosierte Mengen Digitalis vertragen werden. Daher erscheint es auch nachträglich wohlbegründet, wenn man von Anfang an die — auch wegen ihrer dyspeptischen Symptome die orale Zufuhr erschwerenden — Formen subakuter und chronischer Herzinsuffizienzen mit betonter Leberstauung in die neue Methode einbezogen hat. Doch kennen und anerkennen viele Ärzte und Kliniker ihre Anwendung in diesen Fällen nur als Einleitung der Medikation, gewissermaßen bis zur Wiederkehr oraler Verträglichkeit und Wirksamkeit. Sie bleiben im übrigen dabei stehen, daß die Strophanthininjektion ein „ultimum refugium" in bedrohlichen Zuständen sei; andere gehen nicht weiter, als daß sie „die Aufgabe und die Kunst im Probieren zwischen Digitalis und Strophanthin sehen und für bestimmte Anzeigen auf die wissenschaftlichen Erfahrungen späterer Zeiten hoffen". Demgegenüber darf auf den längst vollzogenen Ausbau der Methode hingewiesen werden. Am erfolgreichsten haben dabei der französische Kliniker Vaquez [Vaquez und Leconte (1, 2), Vaquez und Lutembacher (1, 2, 3, 4)] mitgewirkt, in Deutschland später Romberg (1, 4), Schottmüller (3), Brugsch (2) und besonders Edens (1, 2, 3). Sie alle haben sich mehr oder weniger zu der Erweiterung des Indikationskreises bekannt, wie er von Fraenkel (1, 2, 3, 4, 5, 6, 8, 9) und seinen Schülern in den letzten 20 Jahren gezogen wurde.

Da und dort geht man neuerdings auch dazu über, nach dem Vorgehen der Herzabteilung des Speyerershofs während der letzten 5 Jahre, jeden digitalisbedürftigen Kranken ausschließlich intravenös und ausschließlich mit Strophanthin zu behandeln. Diese Beschränkung auf ein und dieselbe und dazu quantitative Methode lohnt sich zunächst durch eine leichtere und sicherere Einsicht in Wesen und Grad jeder Herzinsuffizienz, als sie bei Anwendung bald dieses bald jenes Präparates auf dem unberechenbaren oralen oder rectalen Wege zu gewinnen ist. Aus dem schwierigen Problem der Wechselwirkung von Herzinsuffizienz und Digitalis scheidet eine Unbekannte aus. Nur wenige scheinen, einmal auf Strophanthin umgestellt, überhaupt noch zu oraler Medikation zurückzukehren. Jedenfalls gewinnt man auf diesem Wege die Erkenntnis, daß es keinen therapeutischen Digitaliseffekt gibt, von den leichtesten bis zu den schwersten Formen der Herzinsuffizienz, der nicht mit der Strophanthinmethode herausgeholt werden kann, aber daß umgekehrt die orale Medikation oft versagt, trotzdem Digitalis dringend indiziert ist. Immer wieder ist es möglich, mit Strophanthin volle Rekompensation herbeizuführen, wenn von anderer Seite anerkannt gute Digitalispräparate in genügenden Mengen erfolglos verabfolgt waren. Durch eine zeitweise ausschließliche Anwendung von Strophanthin wird auch der Blick dafür geschärft, wo die orale Therapie ausreicht und noch verantwortet werden kann, und wo die Grenze liegt, an der über das akute Versagen des Herzens und die betont hepatische Stauung hinaus eine sich nur langsam durchsetzende, aber bedeutungsvolle weitere *absolute Indikation* des Strophanthins anfängt: bei den *schwersten* Typen der Insuffizienz.

FRAENKEL und DOLL (1) haben versucht, Beziehungen zwischen Digitalisreaktivität und Herzgröße zu finden, und haben Herzen mit einem Transversaldurchmesser bis 16 cm (Typus I) und solche bis 19 cm (Typus II) als der peroralen Digitalistherapie noch zugänglich erachtet, während sie in Fällen von Typus III (Tr.D. 19—23 cm und mehr) eine Domäne für die intravenöse Strophanthinzufuhr sahen. Mit Recht haben VEIEL (1) und nach ihm ROMBERG (5) auf die verschiedene Bedeutung der Herzgröße für die Beurteilung des Grades der Herzinsuffizienz bei Vitien im Vergleich zu rein muskulären Herzerkrankungen hingewiesen. In der Tat kann dort noch Ausgleichsvorgang sein, was hier überwiegend dilative Schwäche ist, und können große Klappendefekte des Herzens bei einer Herzgröße noch digitalisreaktiv sein, bei der Kardiopathien anderer Art, wenn überhaupt, nur noch strophanthinreaktiv sind. Mit dieser berechtigten Einschränkung aber kann die Herzgröße nach wie vor ein Anhaltspunkt für die Wahl des Mittels und der Methode bieten, namentlich dann, wenn eine in der Natur der Erkrankung liegende oder durch körperliche Anstrengung des Kranken hervorgerufene allmähliche Vergrößerung des Herzens sich einstellt. Unter fortschreitender Dilatation sehen wir Kranke aus dem digitalis- in das nur noch strophanthinreaktive Stadium treten. Dieses ist aber keineswegs ausschließlich symptomatisch durch die Herzgröße gekennzeichnet. Es ist vielmehr vergesellschaftet mit allgemeinem Hydrops, oft auch der Arme, Cheyne-Stokesschem Atmen, Ikterus und mit anderen ominösen Symptomen des früher therapeutisch unzugänglichen Finalstadiums.

Auch VAQUEZ kommt auf Grund seiner langjährigen Erfahrungen zu ganz ähnlicher Indikationsstellung, obwohl er von anderer klinischer Einteilung ausgeht. Ähnlich wie WENCKEBACH unterscheidet er in hergebrachter Weise Rechts- und Linksinsuffizienz. Für jene verwendet er Digitalis. Das Feld der eigentlichen Asystolie, „der extremen Dilatation mit Tonusverlust", gehört dem Strophanthin [VAQUEZ und LUTEMBACHER (2)]. Er stellt ausdrücklich die Fälle heraus, bei denen keine Form und keine Modifikation der oralen Digitalisanwendung zum Ziele führe. „Wenn die Ödeme unter Digitalisgebrauch fortbestünden, die Stauung immer zunähme, das Herz immer größer würde", sei die absolute Indikation für Strophanthin gegeben. Das ist unser Typus III, und wenn VAQUEZ sich darüber beklagt, „mißverstanden und beschuldigt zu werden, die Digitalis zu entthronen", so entspricht das eigenen älteren Erfahrungen, die traditionellen Grenzen der Digitalistherapie zu durchbrechen.

In dieser Indikationsstellung für Strophanthin mit VAQUEZ einig, können wir dagegen, festhaltend an der pharmakologischen Identität der Grundwirkungen aller Digitaliskörper, seine Vorstellung nicht gelten lassen, daß die „Digitalis im engeren Sinne mehr auf die Überleitung, die Herzschlagfolge, das Strophanthin (Ouabaïn) dagegen stärker auf die Herzkontraktion wirke". Es gibt keine einzige „spezifische therapeutische Digitalis- oder Strophanthinwirkung."

V. Dosierung.

Wenn wir von WEESE (s. S. 37) gelernt haben, daß das Herz wenn auch mehr als die anderen Organe, so doch nicht mehr als nur 9% des intravenös einverleibten Strophanthins abfängt und speichert, dann haben wir den Standort, von dem aus wir uns eine Vorstellung seines hohen Wirkungswertes machen können. Angenommen das Gewicht eines nur wenig vergrößerten Herzens beträgt 400 g (normal 300 g) und zur Beseitigung seiner geringgradigen Insuffizienz genügte einmalige Anwendung eines halben Milligramms, dann hat es den therapeutischen Erfolg einer Menge von 0,045 mg zu danken (= 0,00011 mg pro g Herz).

Dieser Kontrast zwischen Kleinheit der nützlichen Menge und Stärke des therapeutischen Effekts beleuchtet die ärztliche Verpflichtung zur exakten quantitativen Anwendung wie dieses so jedes an das Herz heranzubringenden reinen Körpers und zu einer solchen Gestaltung der Behandlung, daß optimaler Effekt erzielt wird, ohne daß es zu Nebenwirkungen oder gar toxischen Erscheinungen kommt. Im Grunde gilt die gleiche Forderung nicht weniger für die hergebrachten galenischen Präparate und ihre neueren Ersatzprodukte und für jeden anderen Weg der Einführung, sie ist nur bei diesen aus Gründen unsicherer Resorption nicht erfüllbar.

Es bleibt aber auch trotz der Möglichkeit minutiöser und an sich vorher berechenbarer Wirkungsstärke des Mittels für die Dosenbestimmung die Schwierigkeit, daß der Grad der zu bekämpfenden Herzinsuffizienz im Dunkel liegt, bis er, wie gezeigt, durch die Reaktion auf die angewandte Menge mehr und mehr zutage tritt. Hier hat pharmakologisch-klinisches Denken und Handeln einzusetzen. Mit der Dosengrenze der Pharmacopoe kommt der Arzt auch hier nicht weiter, um so mehr, als aus unerfindlichen Gründen das wenig verwandte g-Strophanthin, nicht unser k-Strophanthin in sie Eingang gefunden hat. Der Zwang, Maß des Mittels und Grad der Herzinsuffizienz in richtigen Einklang zu bringen, führt notwendigerweise zu differenzierter Berechnung der späteren und der Erstdosen.

Die *Anfangsdosen* haben keineswegs nur die Bedeutung rascher Hilfe, sie geben auch die erste Orientierung über Reversibilität des Zustandes, und sie bieten die Unterlage für die Dosenbestimmung dann, wenn sich die Notwendigkeit ergibt, die Behandlung kürzere oder längere Zeit fortzusetzen. Hier zeigt sich der Wert unserer Therapie und ihr Vorzug, mit der Heilwirkung Elemente der diagnostischen und prognostischen Beurteilung in sich zu vereinigen.

Die aprioristische Empfehlung einer *bestimmten* Eröffnungsdosis ist nicht möglich. Nur muß vor heroischen Dosen von 2 mg (!) gewarnt werden, wie sie ein kühner Therapeut bei Basedow-Tachykardien angewandt hat. Wir gingen, wie bekannt, ursprünglich von der Dosis 1,0 mg aus, erlebten mit ihr die ersten klassischen Erfolge, erkannten aber auch sehr bald, daß man gleich große Mengen in kurz bemessenen Zwischenräumen nicht ungestraft folgen lassen kann, ja, daß auch in vielen Fällen 1 mg als tastende Erstdose zuviel ist. Im Laufe der Jahre bildete sich als Erfahrung heraus, daß *0,5 mg die Dosis efficans* ist, daß aber auch sie in bestimmten Fällen unterschritten oder in refrakten Dosen angewandt werden muß. Die Halbmilligrammdose ist zur Eröffnung der Behandlung selbst dem vorsichtigsten Therapeuten bei Asthma cardiale der Hypertonischen zu empfehlen, und wir gehen ganz einig mit VAQUEZ, in diesen Fällen nach Intervall von einigen Stunden evtl. noch 0,2—0,25 nachzuschicken. Überhaupt vertragen Hypertoniker Strophanthin am besten und verlangen am meisten für den vollen Erfolg. Im Hinblick auf die Bindungsverhältnisse ist es leichtverständlich, daß das große Organ das höhere Angebot braucht, wie es andrerseits naheliegt, daß das Herz um so mehr erträgt, je weniger es geschädigt ist.

Einen ähnlichen Entwicklungsgang hat die Dosenlehre in Frankreich durchgemacht. Diese Erniedrigung der ersten und aller folgenden Dosen und nicht, wie VAQUEZ es annimmt, der während des Krieges erfolgte Übergang von dem deutschen k-Strophanthin zu dem Ouabaïn Arnaud dürfte schuld sein, wenn sich die Methode allmählich leichter durchsetzen ließ. In Deutschland begegnen wir bis etwa 1920 noch den anfänglich empfohlenen großen Dosen. [STARCK, LIEBERMEISTER (1, 2), HORNUNG, LUST (1), THORSPECKEN, AUG. HOFFMANN (2), H. G. SCHLEITER, NEUMAYER, EDENS (1).] Erst nach dieser Zeit hat man sich allmählich kleineren Dosen zugewandt [DANIÉLOPOLU (3, 4), dann RODERBURG, DOMARUS, C. HIRSCH (1), WEISS (2), SINGER (2), K. DOLL (Vater), ROMBERG (4), A. SCHOTT, TYPOGRAF, BRUGSCH (1, 2), LÖFFLER, HARRY SCHÄFFER, L. KÖNIG]. Unser eigener Standpunkt wurde von HERZOG und AUB, HERZOG (1, 2, 5), WEICKER (2) festgelegt.

BRUGSCH (2) beschäftigt sich besonders eingehend mit der Individualdose und schlägt vor, wenn hohe Dosen nicht dringlich indiziert sind, die Ausgangsdosis zu ihrer Feststellung zu verwenden. Er gibt gewöhnlich zuerst 0,3 mg, nimmt 0,2—0,25 mg als *Schwellenwert* an, der höher liegt, wenn die 0,3 mg-Dosis sich als unterschwellig erweist. Auf diesem Wege kommt BRUGSCH auch zur Diskussion der Frage der Toxizität und zu der richtigen Erwägung, daß das Verhältnis der wirksamen zur Volldosis kein lineares ist, da man nicht die absoluten Mengen, sondern die Differenzen zwischen diesen und dem Schwellenwert zueinander in Beziehung setzen muß. Wenn z. B. die wirksame Dosis 0,3 ist, so verhält sich deren Toxizität zu der der Dosis 1,0 nicht wie $0,3:1,0 = 1:3,3$, sondern wie $(0,3—0,25):(1,0—0,25) = 1:15$, während beispielsweise die Toxizität von 0,3 bei dem gleichen Schwellenwert zu der von 0,4 sich wie $1:3$ verhält.

Es bleibt dahingestellt, ob Berechnungen dieser Art den therapeutischen Effekten in Wirklichkeit entsprechen. Sie erscheinen uns im wesentlichen als wertvoller Hinweis für den Arzt, gerade bei der Erstdosis sich jedesmal die Frage vorzulegen, wo etwa der Schwellenwert liegt und wo die wirksame Dosis. In die Überlegung muß einbezogen werden, daß bei Kranken mit dem gleichen therapeutischen Schwellenwert die toxischen Erscheinungen nicht immer bei der gleichen Dosis einsetzen.

Es muß in jedem Falle mit der verschiedenen *Ansprechbarkeit* und *Empfindlichkeit* der Herzen gerechnet werden. Höchste Ansprechbarkeit finden wir beispielsweise bei Kranken, die schwerer insuffizient sind, als es dem anatomischen Zustand des Herzens entspricht, weil sie nicht oder mit nicht genügenden Digitalisdosen behandelt waren; der charakteristischen Überempfindlichkeit begegnet man, wie wir noch sehen werden, bei der Mitralstenose, hier zum Teil gepaart mit starker Ansprechbarkeit, und in der reinsten Form bei Reizleitungsstörungen (s. S. 101). Im allgemeinen gilt das Prinzip, um so vorsichtiger bei der Erstdosierung zu sein, je tiefer der toxische Schwellenwert liegt.

Wenn man tausendfältige Erfahrungen als ein therapeutisches Experiment großen Stils ansieht, so kann man aus seinem Resultat folgende Regeln für den Auftakt der Strophanthintherapie aufstellen:

Größere Erstdosen von 0,5—0,75 mg

kommen in Frage bei Asthma cardiale des Hypertonikers, auch bei jeder andern Form akuten Versagens, und zwar: entweder 0,5 auf einmal, oder 0,75 in refrakten Dosen (0,5 + 0,25) innerhalb von 6 Stunden dann, wenn es angezeigt erscheint, die Wirkung zu vertiefen. Auch den chronisch insuffizienten Herzen, die widerstandsfähig erscheinen, braucht man die Wirkung sicherer 0,5-Dosis nicht zu versagen. Im allgemeinen kommen große Einzeldosen von 0,75 und sogar 1,0, und das von Anfang an, nur unter den besonderen Bedingungen des Fiebers noch zu ihrem Recht (s. S. 106).

Kleinere Erstdosen von 0,3

sind die Dosen der Wahl bei allen Kranken mit wirklich oder befürchtet erhöhter Empfindlichkeit. Es ist die gegen nahezu jede komplizierende Nebenwirkung sichernde Dosierung des Praktikers.

Noch kleinere Anfangsdosen von 0,2—0,25

haben Geltung bei der auf dem Boden einer Coronarsklerose entstandenen, mit Angina pectoris einhergehenden Herzinsuffizienz, bei extremer Überdehnung des linken Vorhofs bei Mitralstenose und bei allen Überleitungsstörungen.

Es bleibt dann immer noch die Möglichkeit, innerhalb Fristen von einigen Stunden die Dosen zu wiederholen, wenn die erste Kleindose gut vertragen wurde.

Auf alle Fälle muß dieses vorsichtig tastende Einschleichen auch für die Kranken vorbehalten werden, bei denen man bisher, und sehr zum Schaden des Kranken und der Methode, Großdosen von 1 mg als „ultimum refugium" in extremem Zustand angewandt hat. Entweder ist das Herz absterbend und refraktär sowohl kleinen wie großen Dosen gegenüber oder — und dort liegt die Gefahr — es ist der durch Großdosen bewirkten Mehrleistung nicht mehr gewachsen, während Kleindosen noch optimal und lebensrettend wirken können.

Zu ähnlicher Lehre wurde VAQUEZ durch seine Erfahrungen gedrängt. In seinem ausgezeichneten Buch über Herzmittel 1923 schreibt er: „Unter therapeutischer Dosis verstehe ich diejenige, die man geben muß, um mit größter Wahrscheinlichkeit den gewünschten Effekt zu erzielen. Sie beträgt für Strophanthin 1,0 mg. Ihre Anwendung ist in folgender Weise über 2 Tage zu verteilen: Man beginnt mit $^1/_4$ mg, nach 12 Stunden wieder $^1/_4$ mg, das dritte Viertel in weiteren 12 Stunden, und schließlich nach 24 Stunden das letzte; also 1 mg in 48 Stunden". Zugleich warnt aber VAQUEZ davor, sich auf diese Dosierung festzulegen.

Je kleiner die Anfangsdose gewählt wird, um so weniger ist zu fürchten, daß sich die Strophanthinwirkung zu einer *vorhergehenden oralen Digitalistherapie* in gefahrbringender Weise addiert. Die von den Ärzten allzulange festgehaltene erste Warnung vor Strophanthin unmittelbar nach Digitalis stammt aus ungünstigen Erfahrungen der Zeit, in welcher die 1 mg-Dosen noch üblich waren; sie hat überhaupt nur noch Geltung, wenn als wirksam bekannte Mengen, beispielsweise 0,3, durch längere Zeit — oder wenn nach amerikanischer Methode 1 g Digitalispulver innerhalb 12 Stunden gegeben wurde. Wichtiger aber noch als die Vorbehandlung selbst und die aufgewandte Dose ist das Vorhandensein oder Fehlen einer Digitaliswirkung. Wenn sie auch nur angedeutet ist, empfiehlt es sich auch jetzt noch, mit größeren Dosen noch einige Tage zuzuwarten; mit direkt angereihten kleinen Tagesdosen, wie 0,25 oder 0,3, wird man nie schaden. Der quantitative Gesichtspunkt ist auch hier entscheidend.

Für die *Weiterbehandlung* ist die Wirkung der Erstdose wegweisend. Nur sie kann über die Höhe der späteren Dosen und, was gleich wichtig ist, über die *Intervalle* ihrer Anwendung entscheiden. Das Individual-Pathologische muß in jedem Fall das ausschlaggebende Moment sein. Die vorliegenden langjährigen Beobachtungen, die uns das Tatsachenmaterial für richtiges Vorgehen bei dem Behandlungsbeginn gebracht haben, geben uns auch Anhaltspunkte für die Beziehung von Dose und Intervall im weiteren Verlauf der Behandlung. Auch hier ersetzt das Massenexperiment den schwer auffindbaren „reinen Fall". Es zeigt uns, daß Kranke, die nur durch Bettruhe und dauernde Anwendung von Strophanthin unter lebenswerten Bedingungen erhalten werden können, fast regelmäßig Dosen von 0,3 mg täglich oder von 0,5 jeden 2. Tag nötig haben. Diese Wechselwirkung zwischen Dose und Intervall, die in diesen Phasen der schwereren Herzinsuffizienz am besten studiert werden kann, muß auch richtunggebend sein für die Therapie in früheren und weniger schweren Stadien.

Damit sei aber nicht gesagt, daß man immer und prinzipiell nur 0,3 mg täglich, und 0,5 ausschließlich nur andertägig geben kann und darf. Im Gegenteil! Unter Umständen ist es erlaubt und selbst geboten, die größere 0,5-Dose 2 bis 3 Tage hintereinander zu verabfolgen, und in anderen Fällen darf auch eine tägliche 0,3-Gabe nicht zu lange gegeben werden. Die Grundidee, zu der der Arzt den Ausführungsmodus für den Spezialfall finden muß, ist die, den *optimalen Wirkungseffekt mit den kleinsten für sein Zustandekommen nötigen Dosen* zu erreichen. Das geht um so besser, je weniger sich der Therapeut durch das eindrucksvolle Erlebnis der Frühwirkung, sei es zu überstürzten neuen Injektionen oder, was leider noch öfter vorkommt, zum Abbruch der Behandlung verführen läßt. Einzig eine unter strenger laufender Beachtung der Indicatoren (s. d.) *langsam* erzielte Rekompensation und gegebenenfalls ihre Sicherung durch Strophanthintonisierung in allmählich größer werdenden Intervallen von erst 3, dann 4—5 Tagen, schließlich von einer und zwei Wochen führt an dieses Ziel souveräner Beherrschung der Herzinsuffizienz.

Der Nachteil forcierter Digitalistherapie (jeder Art) tritt oft am deutlichsten bei kranken, gut ansprechenden Hydropischen zutage. Der Erfahrene wird seine Freude über starke Diurese in dem Gedanken an die Gefahren zu rascher Entwässerung durch Verkleinerung der Dosis oder Vergrößerung des Intervalls zu zügeln wissen. Mehr als 1 kg sollte der Kranke durch Hebung der Herzkraft nicht verlieren. Excessive Wasserverluste durch peripher angreifende, salzmobilisierende Mittel, wie Salyrgan, sind weniger zu fürchten, aber auch ihre Wirkung sollte im Zaun gehalten werden. Andere Beispiele für die mit dem Erfolg zuweilen verbundenen und ihn bedrohenden Komplikationen und Nebenwirkungen seien andernorts besprochen.

Alle diese Gesichtspunkte haben auch in der Pädiatrie ihre volle Geltung. Doch ist hier das Anwendungsgebiet des Strophanthins kleiner. Die akute und chronische Herzinsuffizienz ist im wesentlichen eine Alterskrankheit. Für ihr Zustandekommen ist das lange Bestehen des Leidens, vor allem bei Vitien, und die Arteriosklerose, nicht das Alter selbst verantwortlich. Das kindliche Herz ist ohne Tonisierung widerstandsfähiger. — A. BAGINSKY empfahl 1916 bei 8 jährigen Kindern 0,25—0,5, bei 13 jährigen 0,4—0,6, während LUST nicht über 0,1—0,25 zu gehen scheint, ebenso BLÜHDORN (1, 2).

Zusammenfassend kann man nur von therapeutischen Gesetzmäßigkeiten, nicht von Gesetzen sprechen. Es bleibt Spielraum für individuelles Vorgehen, aber doch im Rahmen der aufgezeigten pharmakologisch und empirisch gefundenen Dosen. Mit dem gefühlsmäßigen Abschätzen nach Eindrücken unter Verzicht auf exakte Beobachtung der Einzel- und der Gesamtwirkung angewandter Digitalismengen muß endgültig gebrochen werden. Es gibt keine „Digitaliskur", es gibt nur eine pharmakologisch-klinische Digitalisbehandlung.

VI. Andere Mittel und Einverleibungswege.

Die auf Grund theoretischer Überlegungen erkannte Eignung des Strophanthins für den intravenösen Einverleibungsweg, die zur Anwendung des Mittels mit dieser Methode führte, beruht auf seiner Wasserlöslichkeit, seiner hohen Wirksamkeit und seiner relativen Ungiftigkeit. Dem Zusammentreffen dieser Qualitäten verdanken Mittel und Methode ihre zunehmende Ausbreitung. Es lag nahe, daß man auch andere Digitaliskörper auf ihre intravenöse Verwendbarkeit prüfte, besonders von dem Gesichtspunkt aus, daß die Digitalisglykoside im engeren Sinn, voran das Digitoxin, fester im Herzen verankert werden. Sie hätten auf Grund dieser Eigenschaft den Vorzug, seltener angewandt werden zu müssen. Dies wäre aber mit dem Nachteil verbunden, daß eine notwendig erscheinende zweite Injektion sich zu der noch nicht abgeklungenen in unkontrollierbarer Weise addieren könnte, als es bei dem weniger haftenden Strophanthin der Fall ist. Auch die geringe Wasserlöslichkeit der Digitoxine machen sie für die intravenöse Zufuhr ungeeignet. Dagegen würde der im Vergleich zum Strophanthin etwas verzögerte Eintritt der Wirkung keine Bedeutung haben, denn es bestünde doch immer eine große Überlegenheit gegenüber oraler Zufuhr.

Aus diesen Tatsachen ist zu erklären, daß der Glycerinauszug der Digitalis, das Digalen, trotz seiner Priorität auf dem Gebiet intravenöser Zufuhr rasch zurücktreten mußte, und daß auch die gelegentliche Anwendung anderer Ersatzprodukte galenischer Präparate, wie Digipurat, Digitalysat, Digifolin usw., nicht zu einer planmäßigen Therapie ausgebaut werden konnte. Auch der zuletzt aus dem Digitalisglykosidkomplex der Blätter isolierte reine Körper, Gitalin, wird trotz seiner im Vergleich zu den anderen Digitalisglykosiden besseren Wasserlöslichkeit vorwiegend oral angewandt.

Eine pharmakologisch-klinische Prüfung der Arzneimittel am Menschen, vor allem am Kranken, hat ihre eigene, von niemand besser als von MARTINI (2) herausgestellten Schwierigkeiten. Sie werden für intravenös einzuverleibende Herzmittel dann noch am ehesten überwunden, wenn man sich zum Vergleich der bekannten Strophanthin-Gesetzmäßigkeiten bedient. Die „Methodenlehre der therapeutischen Untersuchungen" MARTINIS ist eine gesunde Abwehr oberflächlicher, als Erfahrung vorgetragener Eindrücke bei der Einführung neuer Arzneimittel, und würde, mehr beachtet, der beste Schutz vor fehlerhafter Beurteilung differenzierter Wirkung neuer Digitalispräparate bei jedem Einverleibungswege sein. So hat beispielsweise WEICKER (1) nach mehrtägiger Vorbeobachtung und unter Auswahl sicher strophanthinreaktiver Kranker vergleichende Untersuchungen mit Convallatoxin angebahnt und bisher feststellen können, daß eine qualitative und quantitative Verwandtschaft zu dem Strophanthin besteht. Die Frage einer Überlegenheit oder Nachordnung der Wirksamkeit bedarf jedoch langjähriger vergleichender Prüfung.

Wie sehr sich exakte, quantitative Beobachtungen, wie sie eben nur intravenös möglich sind, bis zur Sicherheit des Tierexperiments erheben können, zeigt, daß die Aufklärung der Verschiedenheit von g-Strophanthin und Ouabaïn im Grunde von der klinischen Beobachtung ausgegangen ist.

Unter dem Einfluß von THOMS und seinen verdienstvollen Untersuchungen und aus einer heute auch vom chemischen Standpunkt aus nicht mehr begründeten Neigung, wegen der Konstanz der Wirkung krystallisierte Körper den amorphen vorzuziehen, wurde, namentlich in der Vorkriegszeit, immer wieder versucht, das k-Strophanthin BOEHRINGER durch das g-Strophanthin zu ersetzen, obwohl, besonders von HEFFTER, nachgewiesen war, daß es giftiger ist als k-Strophanthin (d. l. m. für Kaninchen: k-Strophanthin BOEHRINGER 0,34 mg, g-*Strophanthin* Thoms 0,16 mg).

Wie richtig unser Festhalten an k-Strophanthin BOEHRINGER war, lehrten die Erfahrungen von VAQUEZ, der bei g-Strophanthin MERCK die therapeutische und toxische Dose so nahe beieinander fand, daß er nach einem anderen Strophanthin Umschau hielt. Er sah dann volle gefahrfreie Erfolge, als er das ihm von ARNAUD gelieferte krystallisierte Präparat Ouabaïn anwandte. Die Verwirrung wurde eine vollständige, weil sowohl das französische Ouabaïn, wie das deutsche g-Strophanthin von Strophanthus gratus stammt und weil man das deutsche Präparat auch Ouabaïn bezeichnete. Von französischen Forschern (s. b. DIMITRACOFF) ist die Aufklärung dahin erfolgt, daß an der verschiedenen Toxizität der Produkte aus dem gleichen Ausgangsmaterial das verschiedene Extraktionsverfahren schuld ist. Das Präparat ARNAUDS, das heute in Frankreich üblich ist, gleicht an Wirkungsstärke dem amorphen k-Strophanthin. Ausdrücklich ist dies unter SCHWARTZ in Kolmar von G. SCHMIEDLIN nachgewiesen worden. Dadurch wird klar, warum die therapeutischen Resultate in Frankreich mit den deutschen identisch sind. Natürlich dürften wir auch das deutsche g-Strophanthin nicht mehr als Ouabaïn bezeichnen.

Inwieweit im speziellen quantitative Wirkungsunterschiede der aus k- und g-Strophanthin gewonnenen Präparate bestehen, bleibe dahingestellt. Die VAQUEZ'sche Schule erkennt beispielsweise dem Ouabaïn im Vergleich zu den Digitaliskörpern eine stärkere Wirkung auf die Kontraktilität zu, während die Digitalis Überleitung und Erregbarkeit mehr beeinflussen soll. VAQUEZ spricht direkt von einer diastolischen Digitalis- und systolischen Strophanthinwirkung. [DIMITRACOFF, LUTEMBACHER, OHLIN, RIBIÈRRE, SCHRUMPF-PIERRON, VAQUEZ, VAQUEZ und LUTEMBACHER (1, 2, 3, 4).] Wir sind solchen prinzipiellen Unterschieden bei k-Strophanthin nicht begegnet, und würden sie gegebenenfalls auch eher als ein konditionelles Moment einer besonderen Form der Herzinsuffizienz oder als Dosierungsfrage ansprechen[1].

Es kommt nicht aus pharmakologischem Bedürfnis, sondern dürfte eher der Ausdruck verschiedenen, bald mehr heroischen, bald mehr timiden ärztlichen

---

[1] Weitere Literatur über Ouabaïn s. DE BECO, BIZETTE, BORDET et JACOEL, CAHEN, CALANDRE, CLERC et BASCOURRET, ÉTIENNE et GERBAUT, FAUCHEUX, FLESSINGER, GAGNIÈRE, LAPIQUE, LEULIER et GRIFFON, LÉVY et CAHEN. LIAN, NEMETZ, PAGLIANO, PERROT, RIBIERRE et GIROUX, RICHAUD (1, 2, 3), RIZZOLO, ROVE, TIFFENAU.

Temperamentes sein, wenn das Mittel von den einen gelegentlich direkt ins Herz injiziert, von vielen anderen zu oraler, subcutaner, rectaler und sublingualer Anwendung gebracht wird.

Die Mitteilungen von VON DEN VELDEN (3), SZUBINSKI, BLAU, FLECKSEDER und GUTHMANN bringen nichts Beweisendes für den therapeutischen Wert *intrakardialer* Injektion von Strophanthin. Nur RUEDIGER erlebte es, daß eine Kranke mit dekompensierter Mitralinsuffizienz und Stenose, die nach erfolgloser Anwendung von Digitalis moribund war, nach intrakardialer Injektion einer „geringen Strophanthinmenge" noch 5 Monate am Leben blieb. Überzeugendes liegt in diesem kasuistischen Einzelfall nicht. Im allgemeinen kann man nicht erwarten, daß ein absterbendes Herz, auch wenn das Mittel direkt ins Herzblut gelangt, noch ansprechbar ist; wenn überhaupt, scheint uns eine Indikation für diese Applikationsweise nur dann zu bestehen, wenn ein noch relativ leistungsfähiges Herz nach einer beliebigen starken Inanspruchnahme plötzlich versagt und aus irgendeinem Grunde der übliche intravenöse Weg nicht mehr gangbar ist. Mit Recht hat aber VOGT auf die Gefahren hingewiesen, die dem Herzmuskel durch das Glykosid dann drohen, wenn das Strophanthin nicht in die Herzhöhle, sondern in den Muskel gespritzt wird.

Während bei diesem Applikationsmodus keine Gefahr gescheut wird, um ultimative Hilfe zu bringen, wird der *subcutane* und *intramuskuläre* Einverleibungsweg im wesentlichen von den Ärzten gesucht, welche vor intravenöser Injektion Scheu haben. Die prinzipiellen Bedenken wegen der den Glykosiden eigenen Reizerscheinungen sind andernorts bereits erwähnt. Sie dürften sich auch dann geltend machen, wenn man nach CORNWAL die Lösung in die tiefen Muskelschichten injiziert; auch der Vorschlag FREUDS und H. H. MEYERS, dem Strophanthin 5 proz. Novocain zuzusetzen, hat nicht zum Erfolg geführt. Die Autoren selbst haben öfters Rötung und andere Entzündungserscheinungen erlebt, und auch wenn diese ausbleiben, ist wegen der Oberflächenaktivität ein ebenso reaktionsloser Verlauf wie bei intravenöser Einverleibung nicht wohl denkbar. Dazu kommt, daß — jedenfalls bei subcutaner Injektion — die Resorptionsverhältnisse ungünstig liegen (s. S. 36). Die Wirkung tritt aber nicht nur langsamer ein — sie ist offenbar auch bei intramuskulärer Zufuhr der gleichen Menge schwächer als bei intravenöser. PÉDEBIDOU hat das g-Strophanthin bei intramuskulärer Anwendung 20—30 mal wirksamer gefunden als peroral, aber nur etwa halb so wirksam als intravenös. Man muß wohl bei diesen noch nicht genauer studierten Unterschieden an Verluste auf der Wanderung ins Blut denken. Die Versuche von HATCHER sprechen sogar dafür, daß diese Transportverluste bei den verschiedenen Strophanthinen verschieden sind. Er fand an der Katze das amorphe Strophanthin subcutan nur halb so wirksam als das krystallinische, intravenös aber ebenso toxisch wie dieses, alles Feststellungen, die zeigen, daß es für das Strophanthin nur *eine* sichere Eingangspforte gibt.

Am weitesten vom Wege ab liegt die *perorale* Applikation. Sie ist schon vor Einführung der intravenösen Methode von SCHEDEL ohne Erfolg versucht worden —allerdings mit sehr kleinen Dosen. HOCHHEIM sah Besseres, als er täglich bis zu 30 und im ganzen bis zu 75 mg verabfolgte: Therapeutische, gemischt mit toxischen Wirkungen. Am eingehendsten ist von LINZENMEIER die Untauglichkeit enteraler Anwendung (von g-Strophanthin) gezeigt worden. In einer Reihe gut beobachteter Fälle trat nach 10—30 mg Strophanthin wohl eine ähnliche subjektive Erleichterung des Kranken ein wie bei intravenöser Zufuhr — aber nicht sofort, sondern nach etwa 2 Stunden. Zuweilen gelang es auch, andere Indicatoren der Digitaliswirkung günstig zu beeinflussen, insonderheit Puls und Diurese; aber das Studium der Krankengeschichten zeigt, daß die Wirkung absolut unberechenbar und unvollständig ist. Es gelang fast nie, eine Rekompensation ohne gleichzeitige Übelkeit und Erbrechen herbeizuführen, und bei einem Kranken, bei dem unter Strophanthin per os eine Verschlechterung eintrat, wurde mit nachgeschicktem Digitalispulver in üblichen Dosen noch ein voller Erfolg erzielt.

Ganz anders bewerten JOHANNESSOHN und SCHAECHTL die Wirkungsstärke des g-Strophanthins bei oraler Zufuhr. Sie haben mit Einzelgaben von 1—1,5 mg dreimal am Tage rasch einsetzende Digitalisvollwirkungen gesehen und beschrieben, und auch BÖTTCHER hat mit etwas größeren Gaben, die aber auch um das Vielfache unter den LINZENMEIERschen liegen (mit 6—7,5 mg pro Tag), ähnlich günstige Effekte beschrieben. Man kann und muß daran zweifeln, ob das von beiden benutzte Purostrophan wirklich mit dem von LINZENMEIER benutzten g-Strophanthin identisch ist. Der Gegensatz wäre verständlich, wenn LINZENMEIER mit k-Strophanthin gearbeitet hätte, dessen geringere Resistenz gegenüber der Magensäure gleichfalls von JOHANNESSOHN festgestellt wurde (s. S. 34).

LINZENMEIER hat auch die rectale Einverleibung des g-Strophanthins studiert und sie alternierend mit oraler angewandt. Die Wirksamkeit wird nicht erhöht, die kumulative Gefahr nicht verringert, aber die lokale Reizwirkung eher gesteigert, wenn er die gleichen Dosen von 20—40 mg als Suppositorien oder Klysma einführte. Aber auch hier begegnen wir einem ähnlichen Widerspruch der Beobachtung verschiedener Autoren wie bei der oralen Zufuhr. O. LÖHR sah schon Erfolge mit zweimal $1/4$ mg! Strophanthin per rectum, was kaum verständlich ist, welches Präparat LÖHR auch immer verwandt haben mag.

Einwandfrei wirkungslos ist aber das Strophanthin bei *perlingualer* Zufuhr, wie EGGLESTON gegenüber MENDEL (7) u. a. nachgewiesen hat.

Mehr therapeutische Perspektive hat vielleicht noch die von CASTAIGNE — wie es scheint, in einigen Fällen mit Erfolg angewandte *intraperitoneale* Zufuhr, wenn man den Indikationskreis enger steckt als er selbst, und ihn auf den kardial bedingten Ascites beschränkt. Doch müßte erst durch exakte Versuche erwiesen werden, ob die Verdünnung durch den Ascites und die große Adsorptionsfläche des Abdomens bei einem Mittel, das den Weg zum Herzen sucht, sich ebenso günstig auswirken, wie man es für das in den Geweben und in der Leber angreifende Salyrgan seit kurzem erlebt. FREUNDLICH hat unter Aegide von H. H. MEYER neuerdings dem Salyrgan, das er in die Bauchhöhle einbrachte, — anscheinend mit Erfolg — Strophanthin zugesetzt.

Um Mißverständnisse zu vermeiden, sei ausdrücklich darauf hingewiesen, daß dies alles nur von Strophanthin, nicht aber von *Strophanthustinktur* gilt. Der alkoholische Auszug, den schon FRASER hergestellt hat, ist dem Strophanthin auf enteralem Wege überlegen, kann aber intravenös nicht mit ihm konkurrieren [s. FOCKE (1, 2)].

VII. Spezielles zur klinischen Strophanthintherapie.
a) Diagnostische und prognostische Bedeutung der Strophanthintherapie.
1. Funktionsprüfung mit Strophanthin.

Strophanthin und intravenöser Weg schaffen optimale Beobachtungsbedingungen; es ist durch sie möglich, die Schwierigkeiten zu überwinden, welche sich der Feststellung der Indicatoren der allmählich sich entwickelnden Wirkung per os einverleibter Digitalis auf einen im Ablauf begriffenen, d. h. nicht absolut stationären pathologischen Vorgang entgegenstellen. Der plötzlich einsetzende therapeutische Effekt läßt die Umschaltung des Kreislaufgeschehens plastisch hervortreten und damit auch leicht registrieren. Dies gilt besonders dann, wenn Wirkung oder ihre Beobachtung erschwerende sekundäre Veränderungen noch nicht aufgetreten sind. Am eindeutigsten ist das Strophanthinexperiment, wenn es entweder in akuten oder reversiblen subakuten Phasen der Herzinsuffizienz ausgeführt wird. Das geschärfte Interesse für die Krankheitsanfänge bei chronischen Leiden macht sich glücklicherweise auch mehr und mehr auf dem Gebiete beginnender Funktionsstörungen bei Kreislauferkrankungen geltend und wird unterstützt durch die zunehmende Neigung der Kranken, den Arzt früher aufzusuchen, als es in noch nicht weit zurückliegenden Zeiten üblich war. Dadurch mehren sich, nicht nur im Leben des Arztes, sondern auch in der Klinik, Kranke in einem frühen digitalisreaktiven Zustand, der zum Studium auch der akuten Wirkung besonders geeignet ist.

Von dem nicht meßbaren, aber nur bei akutem Zustandekommen des Digitalisnutzeffektes eintretenden *subjektiven Besserungsgefühl* war schon die Rede; auch von seiner Abhängigkeit von der Selbstbeobachtungsfähigkeit des Kranken. Man hat die ihm zugrunde liegenden reparativen Vorgänge noch nicht erfaßt. Das wird, wenn überhaupt, erst möglich sein, wenn das Verhalten des Kreislaufs, insonderheit des Herzens und der Lunge — vor der Injektion und über das Eintreten des subjektiven Erleichterungsgefühles hinaus —, mit den sich verfeinernden physiologischen Methoden noch eingehender als bisher geprüft werden kann. Untersuchungen nach dieser Richtung sind um so wichtiger, weil sie einen Schlüssel des Verständnisses zu bieten versprechen für die noch unbekannten funktionellen Veränderungen, welche den digitalisreaktiven subjektiven Beschwerden zugrunde liegen. Man denkt zunächst an erste günstige Beeinflussung des geschädigten Lungenkreislaufs und an eine bessere Ventilation der Lunge. So kann es auch sein, doch stößt man bei der klinischen Beobachtung keineswegs immer auf eine Parallelität zwischen der ersten subjektiven Besserung und der der Dyspnoe.

Doch ist von den objektiv erfaßbaren, rasch einsetzenden Digitaliswirkungen die Verminderung der *Respirationsfrequenz* und die Vertiefung der Atemzüge eine der sinnfälligsten. Eine fortlaufende, den Kranken nicht belästigende direkte Volumenschreibung der Atmung besitzen wir noch nicht, sie ist durch die Versuche Anthonys angebahnt; dagegen ermöglichen Apparate wie die von Fleisch, Hochrein u. a. die Aufnahme von Geschwindigkeitskurven, die für die Feststellung von Frequenz, Rhythmus und qualitativen Änderungen ausreichen (Pneumotachographie, Literatur s. Hochrein und Schneyer). Die folgenden Kurven, die Aldenhoven mit einem von ihm konstruierten und von

Spezielles zur klinischen Strophanthintherapie.

uns mit Nutzen verwandten Apparat vor und nach Strophanthin geschrieben hat, zeigen die Regulierung der Atmung nach Strophanthin.

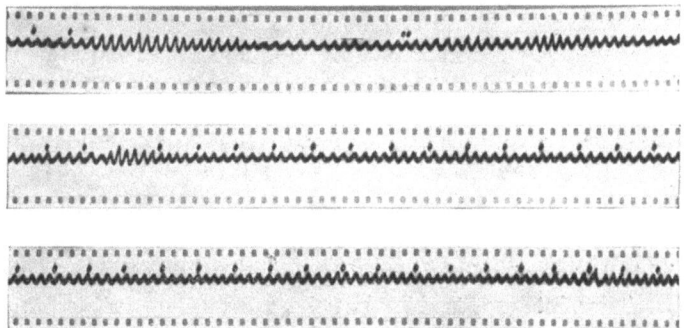

Abb. 5. Beeinflussung einer wogenden Atmung durch Strophanthin; bei —0,4 mg Strophanthin injiziert. (Zeitschreibung 10 sec.)

Welche Bedeutung die Registrierung der Atemveränderung für die Beurteilung der Digitaliswirkung haben kann, geht aus einer anderen interessanten Beobachtung von ALDENHOVEN hervor.

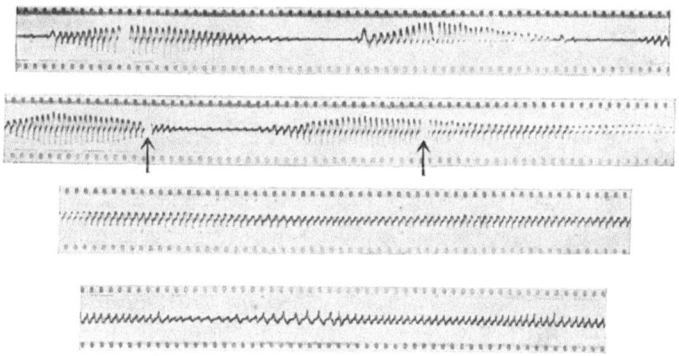

Beeinflussung eines CHEYNE-STOKESschen Atmens durch Euphyllin. Intravenöse Injektion von 8 ccm Euphyllin von ↑ bis ↓. (Zeitschreibung 10 sec.)

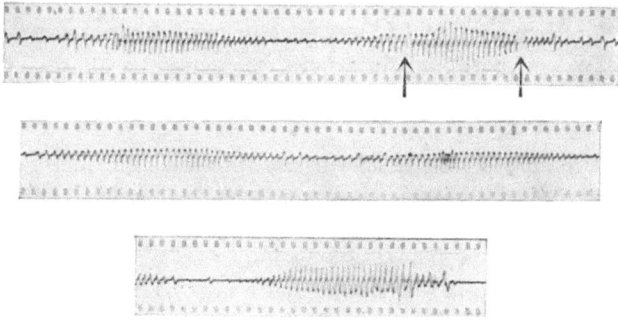

CHEYNE-STOKESsches Atmen desselben Patienten: von ↑ bis ↓ intravenöse Injektion von 0,3 mg Strophanthin Kein Verschwinden des CHEYNE-STOKES! (Zeitschreibung 10 sec.)

Abb. 6.

Wer viel schwere Herzinsuffizienzen planmäßig mit Strophanthin zu behandeln Gelegenheit hat, weiß, daß das CHEYNE-STOKESsche Atmen, welches früher prognostisch ominös war, nach Strophanthin völlig verschwinden kann (R. SINGER (1), GRÜNBAUM (5)]. Wenn ALDENHOVEN im oben abgebildeten Falle Strophanthin versagen sah, während nach Euphyllin die Atmung regelmäßig wurde, so weist dies auf verschiedene Genese der schweren Atemstörung hin und vielleicht auch auf die Möglichkeit, durch Ausbleiben oder Eintreten der Reaktion auf Strophanthin im Einzelfall und vielleicht auch prinzipiell der Frage näherzukommen, ob das CHEYNE-STOKESsche Atmen auf eine Zirkulationsstörung im Bereich des Atemzentrums beruht oder rein kardial bedingt ist.

Die *Pulsverlangsamung* gehört zu den dem Arzt seit WITHERING bekannten und am leichtesten zugänglichen Indicatoren, aber ihr Wert ist doch nur ein bedingter. Bei der intravenösen Zufuhr ist zwar die negativ-chronotrope Wirkung meist Frühsymptom und wird auch dann selten entbehrt, wenn die Herzinsuffizienz ausnahmsweise mit langsamem Puls einhergeht (relative Pulsverlangsamung). Doch kann auch eine volle Digitaliswirkung ohne jede Frequenzänderung eintreten. Daran ist nicht mehr zu zweifeln, sowohl wenn der Puls rasch, als wenn er langsam ist. Der Arzt muß deshalb mit der Vorstellung brechen, als ob eine Bradykardie bei echter Herzinsuffizienz unter allen Umständen eine Digitalis-Kontraindikation wäre. Das ist sie nicht einmal, wie wir sehen, wenn sie durch eine Blockierung der Reizleitung bedingt ist. Am interessantesten ist die Tatsache, daß schon eine einmalige Strophanthininjektion bei pathologisch bedingter Bradykardie sogar pulsbeschleunigend wirken kann — und dies nicht als toxisches Zeichen, sondern bei vollem therapeutischem Effekt (s. S. 98). Dieses atypische Frequenzverhalten kann am ehesten verständlich werden, wenn der Bradykardie im Herzen selbst liegende funktionelle Störungen zugrunde liegen, die unter dem Einfluß der Digitalis behoben werden. Alle diese Ausnahmen deklassieren die Pulswirkung als charakteristisches Digitalissymptom jedoch nicht; sie schränken ihre Bedeutung nur ein.

Das Auftreten und Verschwinden von *Rhythmusstörungen* wird mehr im Verlauf als zu Beginn digitalistherapeutischer Maßnahmen beobachtet und tritt bei der Erstanwendung selten in Erscheinung.

Auch am *Blutdruck*, vor allem am systolischen, ändert die Digitaliszufuhr — ob sie rasch oder langsam erfolgt — nur wenig, jedenfalls ist sein Ansteigen, Gleichbleiben oder Absinken kein Maßstab der Wirkung (s. S. 58). Die Vergrößerung der Amplitude, die FRAENKEL und SCHWARTZ als eine der allerfrühesten Symptome bei Strophanthininjektionen gesehen haben, beruht zumeist auf einem Absinken des diastolischen Druckes und verrät damit ihre kardiale Genese.

Rascher als bei peroraler Digitalisierung, aber doch erst nach Stunden, macht sich die charakteristische Einwirkung verbesserter Herztätigkeit auf die *Ödemausschwemmung* geltend. Nur die extrarenale, zuerst von HEINEKE in ihrer Bedeutung voll gewürdigte Wasserausscheidung durch die Haut kann zuweilen der Injektion auf dem Fuße folgen und kann sogar im ganzen weiteren Verlauf auf Kosten der Diurese die Szene beherrschen. HEINEKE lehnte es ab, die aus WITHERINGS Zeiten stammende Beobachtung plötzlicher Nierensperre im Verlauf lange dauernder Digitalisanwendung mit von ROMBERG (1) und A. W. MEYER als Folge einer toxischen Wirkung des Mittels auf überempfindliche Gefäße der Stauungsniere zu beziehen; ja er setzt auf Grund kritischer Literaturstudien und eigener Erfahrung berechtigte Zweifel in die Beobachtung selbst. Dagegen stützt die Diureseverzögerung als Frühsymptom der intravenösen Strophanthinwirkung die Theorie HEINEKES, daß in bestimmten Fällen starker Kreislaufalteration „die Stauung in dem Unterhautzellgewebe und der Muskulatur rascher behoben wird als in den hintereinandergeschalteten Glomeruli und dem Nierencapillargebiet".

Die dadurch bedingte Prävalenz der extrarenalen Wasserabgabe scheint uns auch an konstitutionelle Faktoren gebunden zu sein. Es sind die auch normalerweise zum Schwitzen neigenden Menschen, bei welchen schon nach der ersten Strophanthininjektion Schweiße in wechselnder Stärke auftreten. Mit einer direkten Beeinflussung des peripheren Gefäßnetzes in dem einen und der der Nierengefäße oder des Nierenparenchyms im anderen Falle haben diese Wirkungen nichts zu tun. Wenn auch im pharmakologischen Experiment gewisse nierenspezifische Digitaliswirkungen nachgewiesen sind, so ist doch das refraktäre Verhalten aller Ödeme nichtkardialer Genese so evident, daß die Übertragung von den am gesunden Tier gewonnenen Resultaten auf den Menschen unmöglich ist. Es muß deshalb daran festgehalten werden, daß jede Ödemausschwemmung durch Digitalis und Strophanthin kardial bedingt ist. Wir können MARTINI (1) nicht zustimmen, wenn er von der Möglichkeit spricht, daß die Ausschwemmung nicht kardialer Ödeme Fettleibiger auf einer spezifisch diuretischen Wirkung der Digitalis beruhen könne. Unsere durch PENDL gesammelten Erfahrungen zeigen, daß eine positive Reaktion auf Strophanthin und mit ihr eine überschießende Diurese bei Adipositas immer nur dann auftritt, wenn mindestens ein leichter Grad von Herzschwäche vorliegt.

Auch die wichtige Wirkung der Digitalis auf die gestörte Leberdurchblutung ist selbstverständlich eine indirekte, eine Herzwirkung. Es dauert oft längere Zeit, bis es zur Rückbildung des Organs kommt. Die *Lebervergrößerung* ist häufig das letzte Symptom, das bei der Rekompensation schwindet. Bei der Bedeutung, die gerade diesem, für den endgültigen Digitaliseffekt wichtigen Vorgang zukommt, wäre es erwünscht, eine ausbleibende oder einsetzende Digitalis-Leberwirkung möglichst früh feststellen zu können. Wir verdanken den Untersuchungen der VEILschen Schule, insonderheit HEILMEYER (1, 2, 3), den Nachweis, daß die mittels des Stufenphotometers zu erfassenden *Störungen des Farbstoffwechsels* bei dekompensierten Herzkranken, die sich in Hyperchromurie, Urobilinurie und Bilirubinämie äußern, in erster Linie Folge der Zirkulationsstörungen in der Leber, wahrscheinlich des Sauerstoffmangels sind. Es wäre nach der erfolgreichen Verwendung der photometrischen Methode zur Funktionsprüfung des Kreislaufs, wie HEILMEYER (3) sie ausgebildet hat, auch denkbar, daß man nach einer Strophanthininjektion durch verfeinerte Urinfarbstoffuntersuchungen schon vor Eintreten des diuretischen Effektes einen Hinweis dafür bekäme, ob sich die günstige Leberwirkung geltend macht.

Angesichts der Tatsache, daß alle Indicatoren der Digitaliswirkung ausschließlich vom Herzen aus beeinflußt werden, würde die Beobachtung des Herzens selbst vor und nach einer Strophanthininjektion die beste Möglichkeit für die Wirkungsprüfung bieten. Wir sind ihr dank der Ausbildung der Röntgenmethode nähergekommen. Die exakte Feststellbarkeit von *Herzgröße* und *Herzform* (Silhouette) vor dem Schirm oder auf dem Film haben die subjektiveren physikalischen Methoden im engeren Sinn auf dem Gebiet der Herzdiagnostik längst geschlagen. Sie sind dem Arzt und dem Kranken leider — auch selbst in den Krankenhäusern — nicht so bequem zugänglich, wie es für die Vertiefung unserer Kenntnisse der Digitaliswirkung auf das Herz selbst erwünscht wäre. Die Ausschläge im Anfang sind meist nicht groß genug, um einwandfreies zahlenmäßiges Beobachtungsmaterial zu liefern. Auf Grund der H. STRAUBschen (1) Ausführungen kann dies nicht wundernehmen, da selbst bei einer Erhöhung des Kammerschlagvolumens von einer mittleren Größe von 50—60 ccm auf 170 ccm die Hauptvolumenverschiebung, wie GEIGEL zuerst gezeigt hat, in der Ebene der Vorhof-Kammergrenze stattfindet, die bei der Systole gegen die Spitze herabrückt, ohne sich am äußeren Umriß der Kammer nachweislich bemerkbar zu machen. Auch muß man sich davor hüten, plötzlich auftretende überraschende Verkleinerungen des Herzens, die durch das Verschwinden von Hydroperikard oder durch anderen Zwerchfellstand bedingt sein können, auf eine reale Verkleinerung des Herzens zu beziehen. Trotzdem ist es denkbar, sogar wahrscheinlich, mit verfeinerter Methode, etwa mit dem STUMPFschen Kymographen, bei direkter röntgenologischer Beobachtung feine Veränderungen, namentlich über die Beziehung von Vorhof zu Kammer, dann wahrnehmen zu können, wenn die Strophanthininjektion am Apparat durchgeführt wird.

Einwandfreie und die Klinik der Digitalisanwendung vertiefende Resultate verdanken wir jetzt schon der Röntgenologie des Brustkorbes für die Beurteilung der *Lungenstauung*. Die bekannten verstärkten Gefäßzeichnungen, welche ohne jedes Anzeichen von Stauungsbronchitis, und selbst nur bei geringfügiger oder fehlender Dyspnoe gesehen werden, können schon nach einer ersten Digitaliseinwirkung sich zurückbilden, während sie in schweren Fällen auch nach dem Verschwinden anderer Stauungserscheinungen ebensolange verharren können wie etwa eine Leberstauung, um in anderen Fällen auch nach völliger Rekompensation dauernd zu persistieren [HERZOG (3, 4)]. Außer der stärkeren streifenförmigen Gefäßzeichnung und Hilusverstärkung haben wir seither im Verlauf der darauf gerichteten Beobachtung auch eine charakteristische Rückbildung der durch die Stauung erheblich vergrößerten hilusnahen orthoröntgenograd getroffenen Gefäßrundschatten gesehen. Sie scheint uns einen guten Anhaltspunkt für das Kommen und Gehen der präbronchitischen Stauung zu geben.

Überblickt man die der einfachen Beobachtung und zum Teil der graphischen Registrierung leicht zugänglichen Indicatoren der akuten Digitaliswirkung und stellt daneben das refraktäre Verhalten Herzgesunder und kompensierter Herzkranker, so ist bis zur Anwendung der intravenösen Strophanthininjektion zur Gewinnung eines Maßstabes für die Leistungsfähigkeit des Kreislaufs nur noch ein Schritt. FRAENKEL (2) hat ihn schon 1908 getan und ist neuerdings wieder dafür eingetreten (9). Nicht nur orientiert ein nach der ersten Injektion auftretendes Zurücktreten der subjektiven Beschwerden und das Auftreten der beschriebenen objektiven Veränderungen im günstigen Sinne sofort über den Grad der Digitalisreaktivität eines Insuffizienten; das Ausbleiben und Auftreten dieser Erscheinung nach einer Strophanthininjektion kann auch mit einem Schlage das differentialdiagnostische Rätsel lösen, ob es sich um eine beginnende

Herzinsuffizienz handelt oder nicht. Eine Prüfung dieser Art ist durchaus nicht an die Klinik gebunden. Die *probatorische Strophanthininjektion* gibt dem urteilsfähigen Arzt, insofern er sich die Zeit nimmt, die Wirkung gut zu verfolgen, Gelegenheit, auch ohne Laboratorium zu einem sicheren Urteil zu gelangen.

2. Prognostische Bedeutung der Strophanthintherapie.

Noch nach einer anderen Seite hin kann die quantitative Digitalismedikation die Beurteilung Herzkranker erleichtern. Schon vor 50 Jahren hat LEYDEN, dem ein nicht genügend beachtetes Verdienst um die Wiedereinführung einer rationellen Digitalisanwendung auf Grund der TRAUBEschen Studien zukommt, die Behauptung aufgestellt, daß die zu einer Rekompensation nötige Digitalismenge einen Gradmesser für die bestehende Herzinsuffizienz abgeben könne, und mancher Arzt hat diesen Gesichtspunkt nie aus den Augen verloren. Aber erst die Möglichkeit, für die wirkliche, dem Herzen zugeführte Menge des Pharmacons auf exakte Zahlen zu kommen, und die andere, Beginn, Ablauf und Abschluß der Rekompensation mit verbesserter Methode verfolgen zu können, hat diesem klinischen Gesichtspunkt neue Geltung verschafft.

Bringt man die Entwässerung einer ödematösen Herzinsuffizienz in Kilogramm in Beziehung zum Gesamtverbrauch der hierfür eben nötigen Strophanthinmenge und stellt man gleichzeitig die Zeit in Rechnung, in der dieser Effekt erreicht wird, so spiegelt der Quotient dieser Faktoren das Verhältnis zwischen Medikation und Effekt und gibt damit einen Anhaltspunkt für die Schwere des Krankheitsbildes. HERZOG und AUB, die von dieser Überlegung ausgingen, haben beispielsweise Extreme wie die folgenden feststellen können:

$$\frac{3{,}2 \text{ kg Entwässerung}}{4{,}2 \text{ mg Strophanthin} \cdot 31 \text{ Tage}} \cdot 1000 = 22$$

und

$$\frac{6{,}2 \text{ kg Entwässerung}}{1{,}5 \text{ mg Strophanthin} \cdot 9 \text{ Tage}} \cdot 1000 = 459.$$

Ihren Berechnungen liegen diejenigen Strophanthinmengen zugrunde, welche gegeben wurden, bis die Körpergewichtskurve eines Ödematösen von der Höhe der Hydropsie bis zum Ordinatenwert seines Sollgewichtes abgefallen ist.

Die Nachbehandlung, d. h. diejenige Strophanthinmenge, die nötig ist, um das Fortbestehen einer wiedererlangten Suffizienz zu gewährleisten, blieb außer Betracht. Erst die Berücksichtigung derjenigen Einzeldosis und derjenigen Intervalle, die zur Aufrechterhaltung der Rekompensation nötig sind, vervollständigen das prognostische Bild.

Am günstigsten liegt der Fall bei hohem Entwässerungsquotienten, wenn eine weitere Wasserretention ausbleibt, ohne daß neue Injektionen nötig sind — am ungünstigsten bei niederem Quotienten und unvermeidlicher weiterer Anwendung großer Dosen in kurzen Intervallen.

b) Anwendung bei verschiedenen Formen der Herzinsuffizienz.

Gleichsinnig und gleichgerichtet ist die Wirkung der Digitalis auf das insuffiziente Herz; jeder in seiner systolischen und diastolischen Leistung beeinträchtigte Herzmuskel ist digitalisreaktiv. Wir sahen, daß die Beziehungen zwischen Mittel und Effekt so eng sind, daß sogar aus der Reaktion zwischen beiden diagnostische und prognostische Schlüsse gezogen werden können. Aber Abhängigkeiten der Wirkung eines Digitaliskörpers von der besonderen Situation des Herzens in seiner Insuffizienz bestehen doch. Sie waren schon der älteren Klinik vertraut, sind aber seit unseren durch die modernen Untersuchungsmethoden vertieften Kenntnissen von dem Wesen der Herzinsuffizienz bei den einzelnen Klappenfehlern, Herzmuskelerkrankungen, Coronarerkrankungen usw. unserem Verständnis noch nähergebracht worden. Die Möglichkeit, akute Digitaliswirkungen zu setzen, hat noch dazu beigetragen. Wie sonst in der Not des Lebens, kommt es auch in der des Kreislaufs darauf an, von welcher besonderen Art diese Not ist, wie lange sie besteht, wie sie sich entwickelt hat. Ohne funktionelles Denken gibt es keine rationelle Digitalistherapie.

1. Akute Herzschwäche.

Jedes plötzlich einsetzende Versagen des Herzens verlangt eine Therapie, die zur Stelle ist. Hieraus ergibt sich die Frage der Anwendung und Leistungsgrenze des Strophanthins bei den verschiedenen Formen akuter Herzschwäche. Die eine solche nur vortäuschende toxische Vasomotorenschädigung, wie sie hauptsächlich im Verlauf von akuten Infektionskrankheiten oder während oder nach Operationen vorkommt, scheidet natürlich als digitalisrefraktär aus der Betrachtung aus; das wird von Chirurgen vielfach noch übersehen. Zu diskutieren sind vielmehr alle Formen des Kreislaufversagens echter kardialer Provenienz. Man darf mit einem klassischen akuten Digitaliseffekt rechnen, wenn und sooft ein kompensiertes oder latent dekompensiertes Herz gegenüber plötzlich von ihm verlangten, relativ zu hohen Anforderungen versagt. Das ist wohl bei jedem Anfall von akuter Herzschwäche der Fall, sei es, daß er durch eine körperliche Anstrengung oder spontan in der Ruhe ausgelöst wird. Diese namentlich nachts auftretenden quälenden Zustände sind es, die wir als *Asthma cardiale im engeren Sinne* bezeichnen. Während in jenem Falle exogene Einflüsse sich geltend machen, spielen bei diesem endogene Momente die Hauptrolle. Im Gegensatz zu der Erholung, die der Herzkranke in der Ruhe, vor allem in der Bettruhe zu finden pflegt, wirkt diese hier — gerade umgekehrt — als Noxe. Dieses paradoxe Phänomen wird von den einen auf die in den ersten Nachtstunden eintretende erhöhte Kohlensäureretention und die auf ihr beruhende erhöhte Strömungsgeschwindigkeit des Blutes bezogen (EPPINGER, KISCH und SCHWARZ), von anderen als die Folge des Einströmens von latenten Ödemen ins Blut und des dadurch entstehenden erhöhten Angebotes an das Herz angesprochen. Auch die Wirkung des in der Nacht sich erhöhenden Vagustonus auf das Herz wird herangezogen. — Wie immer die erhöhte Anforderung an das Herz zustande kommt, sie löst den digitalisbedürftigen Asthmaanfall immer nur dann aus, wenn das Herz schon vorher geschwächt ist. Die durch die beiden Faktoren zwangsläufig eintretende Verkleinerung des Minutenvolumens kann dadurch verschleiert werden, daß das Ausgangsminutenvolumen sehr groß war (KREHL); sie ist dann eine relative. LAUTER hat jedoch durch direkte Punktion des Herzens zeigen können, daß die Erniedrigung auch eine absolute sein kann.

Nicht immer sind die Krankheitsbilder ganz rein. So kennt man die Kombination mit organischer oder funktionell bedingter Angina pectoris, bei der die einerseits durch Schmerz, andererseits durch schwerste Atemnot charakterisierten

Zustände sowohl aufeinanderfolgen wie ineinander verflochten sein können. Ebenso kann es zu einer Mischform mit dem von der ROMBERGschen Schule herausgestellten Symptomenkomplex des *cerebralen Asthma* kommen, das auf Gefäßkrämpfe im Gebiet des Atemzentrums — vor allem bei Hypertonie — zurückgeführt wird. Es ist selbstverständlich, wenn in diesen Fällen der Strophanthineffekt nicht so scharf hervortritt. STRAUB (4), der bekanntlich auch für das Asthma cardiale im wesentlichen cerebrale Genese annimmt, lehnt es allerdings ab, aus der Strophanthinwirkung kardiale Bedingtheit zu folgern, denn auch rein cerebrales Asthma könne durch die verbesserte Zirkulation vom Herzen aus oder durch direkte Beeinflussung der Gefäße behoben werden. Eine direkte Gefäßwirkung für therapeutische Digitalis- oder Strophanthindosen anzunehmen, widerspricht aber der Theorie der Digitaliswirkung.

Auch das Asthma cardiale im wahren Sinne des Wortes ist nicht in allen Phasen durch Strophanthin zu beherrschen. Wir kennen die lytische Entwicklung und den lytischen Abfall der Attacke und die verschiedene Dauer der Acme, von der auch Eintreten und Ausbleiben des Lungenödems abhängt. Nur im Beginn hat die Strophanthininjektion den klassischen Effekt, der ihr auch in den klinischen und ärztlichen Kreisen die Anerkennung einer absoluten Indikation gebracht hat [PRIBRAM, VEIEL (2), TYPOGRAF, DOMARUS, FLECKSEDER (2), SCHOTT, BRUGSCH (2), K. GRASSMANN, HIRSCH (1), MORITZ, R. SINGER (2) u. a.]. Wenn der Höhepunkt überschritten und der Anfall spontan oder durch die Anwendung anderer therapeutischer Maßnahmen im Nachlassen begriffen ist, wird seine Dauer durch Strophanthin weiter verkürzt und dem Auftreten einer ihm häufig folgenden subakuten Herzschwäche vorgebeugt. Der vollentwickelte Anfall aber kann strophanthinrefraktär sein. Im Lichte der WASSERMANNschen Gedankengänge, daß bei Asthma cardiale die peripher sich abspielenden Folgezustände (Gefäßblockade im Zentralnervensystem) die Szene beherrschen können, und daß man mit einer rein kardial angreifenden Therapie deshalb zu spät kommen kann, ist dies verständlich. Man braucht jedoch nicht soweit zu gehen, durch Strophanthin eine Verschlimmerung zu fürchten, kann aber doch anerkennen, daß in jener Phase Morphium jedenfalls als Auftakt der Behandlung souverän ist. Dem narkotischen Mittel folgt der Aderlaß und diesem erst das Strophanthin. Diese therapeutische Reihenfolge ist auch geboten, um die gefährdeten Kranken nicht weiter zu erregen, sondern sie als erstes körperlich und seelisch zu beruhigen. Vielfach wird dagegen gefehlt, die Dosis des Morphins oder seiner Derivate zu hoch zu bemessen. Geschieht es, so tritt zu leicht zu dem quälenden Zustand auch noch Erbrechen, das dann dem Asthma selbst oder dem angewandten Strophanthin zu Unrecht zur Last gelegt wird.

Dagegen brauchen und sollen die Strophanthindosen gerade beim Asthma cardiale und besonders, wenn es sich auf einer Hypertonie aufbaut, nicht zu niedrig bemessen sein. Sie haben zwischen 0,5 und 0,75 mg zu liegen, gegebenenfalls die letztere Menge in refraktären Dosen. Ob der Asthmaanfall unter der Therapie oder spontan abgeklungen ist, immer ist er die Indikation für eine längere Serie von Einspritzungen. Nur wer von der vorhin erwähnten Grundauffassung ausgeht, daß sich die akute Herzinsuffizienz auf einer, wenn auch nur geringgradigen chronischen Insuffizienz aufbaut, wird die Wiederkehr des Anfalls vermeiden. Die orale Therapie leistet in diesen Fällen nicht das gleiche.

2. Herzinsuffizienz bei Coronarsklerose.

Mehr und mehr tritt in der Klinik der akuten und der chronischen Herzinsuffizienz die organische Erkrankung der Herzkranzgefäße in den Vordergrund. Seitdem EDWARD JENNER und PARRY den Sitz des HEBERDENschen Symptomenkomplexes gefunden hatten, galt die Angina pectoris, wenn nicht als einziges, so doch wichtigstes Zeichen einer bestehenden Coronarsklerose, und bis in unsere Tage herrscht bei vielen Ärzten die Vorstellung, daß es wohl Angina pectoris auf funktioneller Grundlage gibt, nicht aber eine schwere Veränderung der Coronarien ohne typische Anfälle. Und doch hatten die pathologischen Anatomen seit langem auch bei solchen an Herzinsuffizienz Gestorbenen erhebliche Coronarveränderungen nachweisen können, die im Leben keine anginösen Symptome gezeigt hatten. Es ist ein Verdienst von MORAWITZ (MORAWITZ und HOCHREIN), an einem großen Material seiner Klinik in Verbindung mit dem Pathologischen Institut festgestellt zu haben, daß von 91 Fällen autoptisch einwandfreier Coronarsklerose nur 16 im Leben erkannt waren. Die Coronarsklerose kann das Substrat des Asthma cardiale und das der reinen Herzinsuffizienz darstellen, ohne daß ihr typische anginöse Beschwerden vorangingen oder sie begleiten. Die systematische Anwendung der elektrokardiographischen Untersuchung erweckt die Perspektive einer stärkeren Harmonisierung von pathologisch-anatomischen Befunden und klinischer Diagnostik auch auf diesem Gebiete. Sie lehrt jetzt schon das häufige Bestehen einer Coronarsklerose, die sonst nicht feststellbar ist. Aus dieser Erkenntnis erwächst die Verpflichtung, die Frage der Strophanthinanwendung bei Coronarsklerose für alle Krankheitserscheinungen zu stellen, die durch Veränderung der Coronarien bedingt sein können.

Wieder und immer wieder bekennen wir uns zu der Lehre, daß Strophanthin wie Digitalis ein Herzmittel ausschließlich und einzig zur Bekämpfung der als Herzinsuffizienz gekennzeichneten Schädigung des Herzens ist. Dann erscheint die Anwendung von Strophanthin bei und nach Angina pectoris-Anfällen so lange indikationslos, als keine Zeichen ungleicher Blutverteilung auftreten. Der Angina pectoris-Anfall an sich ist keine Kontraindikation — wie immer gesagt wird —, sondern er bietet überhaupt keine Indikation für Strophanthinanwendung (FRAENKEL, H. KOHN).

Die Indikation beginnt vielmehr erst dann, wenn mit oder ohne Anginaerscheinungen die Herzinsuffizienz auftritt. Es ist eine gleichfalls MORAWITZ und HOCHREIN zu dankende Feststellung, daß nach Angina pectoris-Anfällen als einziges Symptom mangelhafter Schöpfkraft des Herzens Venendruckerhöhungen gefunden werden können. Das sind offenbar die Gruppe von Kranken mit latenter Herzschwäche, welche zu jener Irrlehre der Digitalisreaktivität des Angina pectoris-Anfalles an sich geführt haben, und die den Arzt, dem nicht alle Untersuchungsmethoden zur Verfügung stehen, verpflichten, Krankenhausbeobachtung zu empfehlen, wenn er nicht selbst eine probatorische Injektion wagen will. Dagegen befindet er sich im Bereich verpflichtender Anwendung des Strophanthins, wenn akute Herzschwäche unter dem Bilde des Asthma cardiale und wenn chronische Herzinsuffizienz nach Angina pectoris-Anfällen auftreten oder sich durch andere klinische Symptome (vor allem Elektrokardiographie) als Ausdruck gestörter Zirkulation der Kranzgefäße verraten (H. KOHN, KARTAGENER).

Mit demselben Nachdruck, mit dem das Symptom Angina der Coronarsklerose als Begründung einer Digitalisanwendung abgelehnt wurde, muß die Berechtigung betont werden, andere Folgezustände dieser pathologischen Veränderung mit Strophanthin zu behandeln, wie wenn sie aus anderen Ursachen entstanden wären. Es muß schon auf Grund experimenteller Tatsachen mit der noch heute vielfach geltenden Auffassung gebrochen werden, daß therapeutische Dosen eine verengernde und damit schädliche Wirkung auf den Coronarkreislauf ausüben. Man kann sich im Gegenteil auf Grund der bedeutungsvollen REINschen Untersuchungen (s. S. 44) vorstellen, wie sich unter Strophanthin eine Besserung dadurch einstellt, daß durch die Vergrößerung des Schlagvolumens in Konkurrenz mit dem Absinken der Frequenz der Blutbedarf des kranken Herzens herabgesetzt wird. Damit würde sich auch das Verschwinden anginöser Beschwerden erklären, die eine coronarsklerotische Herzinsuffizienz begleiten. Änderungen des Schlagvolumens und der Frequenz sind aber nicht die einzigen Faktoren, die die Durchblutung der Coronargefäße beeinflussen. Mit steigender Herzleistung kommt es zu einem erhöhten Blutbedarf, der dann nicht befriedigt werden kann, wenn die verengten Coronargefäße sich ihm nicht mehr anpassen können und wenn jene Kompensation durch Vergrößerung des Schlagvolumens und Verminderung der Schlagfolge ausbleibt. Das führt dann ausnahmsweise zu dem den Kranken und den Arzt enttäuschenden Auftreten von Anginaanfällen nach erfolgreicher Behandlung der Herzinsuffizienz (H. KOHN, TIETZEN).

Mit Rücksicht auf dieses Spiel funktioneller Kräfte bei dem Zustandekommen einer Digitaliswirkung bei Coronarsklerose ist ein vorsichtiges Einschleichen der Digitalis geboten. Auch durch Elektrokardiogramm oder durch einfache Pulsbeobachtung nachweisbare Rhythmusstörungen, die auf der Reizwirkung sklerotischer Herde beruhen, fordern die gleiche Berücksichtigung der Dosierung, da sich die erregende Wirkung der Digitalis ungünstig zu der Erregung durch den Krankheitsprozeß addieren kann [ROMBERG (6), MORAWITZ, FRANK, HOCHREIN]. Wenn ROMBERG und ihn bestätigend HOCHREIN gerade in diesen heiklen Fällen dem Strophanthin den Vorzug geben (s. auch MAHAIM), so dürfte dies darauf beruhen, daß man mit kleinen intravenösen Dosen von Strophanthin am besten Nebenwirkungen vermeiden kann. Es dürfte sich empfehlen, 0,25 mg-Dosen nicht zu überschreiten und ihnen in den nächsten Tagen Dosen von 0,2 mg folgen zu lassen, bis die Intervalle vergrößert werden können.

Dies alles gilt auch für die Nachbehandlung schwerer Krankheitserscheinungen im Verlauf der Coronarsklerose, für die *Coronarthrombose* und den *Herzinfarkt* (CONDORELLI). In der Phase des stürmischen Eintritts der Erscheinungen ist jede Digitalismedikation, auch Strophanthin zu verwerfen [ROMBERG (6), HOCHREIN, FRANK, SCHMIDT]. Sie kann nicht nützen, weil, wie ROMBERG und HOCHREIN mit Recht betonen, in den ersten Tagen im wesentlichen Kreislaufshock und vasomotorische Störungen vorherrschen. Sie kann direkt schaden, weil sie der Ruhigstellung des betroffenen Herzmuskelteiles entgegenwirkt (FRANK). Hier sind narkotische Mittel allein am Platz.

3. Herzinsuffizienz bei sogenannter „chronischer Myokarditis".

Weiterer Spielraum für die Anwendung von Strophanthin bei Coronarsklerose besteht dann, wenn die von ihr aus entstandenen Herzmuskelschädigungen zu

Schwielen geworden sind. Selbst ein altes Herzaneurysma ist, wenn echte Herzinsuffizienz besteht, keine Kontraindikation mehr. Fortschreitende pathologisch-klinische Erkenntnis führt dazu, auch die für die Herztherapie aufgeschlossenen normotonischen Kardiopathien älterer Menschen mit der Coronarsklerose in Verbindung zu bringen, soweit sie nicht Folgeerscheinungen früher durchgemachter Infektionen (akute Infektionskrankheiten, Lues) oder toxischer Schädigungen (Alkohol) sind.

Diese noch immer als „chronische Myokarditis" bezeichnete Gruppe ist auch im Stadium eurythmischer Insuffizienz digitalisreaktiv und eines der besten Objekte der Strophanthintherapie. Der Arzt ist in seiner Medikation um so freier, je weniger er schwerere Schädigungen der Coronarien zu fürchten braucht und je weniger das Krankheitsbild durch Rhythmusstörungen kompliziert ist.

4. Herzinsuffizienz bei Lungenembolie und -Infarkt.

Im klinischen Bild dem Asthma cardiale-Anfall so verwandt, daß die Differentialdiagnose, namentlich wenn nicht eine Venenthrombose oder ein anderer Krankheitsherd als Ausgangspunkt erkannt ist, Schwierigkeiten bereiten kann, ist die Lungenembolie und der Lungeninfarkt. Nicht nur der plötzliche stürmische Beginn, auch die Neigung zur Steigerung bis zum Lungenödem ist beiden gemeinsam. Immer steht eine Herzinsuffizienz dahinter oder sie droht; ja, sie ist oft die Ursache der die Embolie bedingenden Thrombose im Herzen. Von der Vorstellung aus, daß das Losreißen von Herzthromben oder endokarditischen Auflagerungen durch eine Verbesserung der Herztätigkeit begünstigt werden könnte, kam man zu einer Ablehnung der durch die Umstände oft gebotenen Strophanthintherapie, die heute noch manchem Kranken in unnötiger Weise das Leben kostet; denn er ist von der Herzschwäche her mehr bedroht als durch Embolierezidive. Eine Verbesserung der Zirkulation wirkt der Thrombenbildung entgegen. Die Neigung zu Embolie, namentlich bei Mitralfehlern, läßt im Rekompensationsstadium nach, und das gelegentliche Auftreten einer Embolie im Verlaufe einer herztonischen Behandlung braucht kein Digitaliseffekt zu sein.

Die anzuwendenden Strophanthindosen passen sich der Natur des Herzleidens an, haben daher beispielsweise bei der Mitralstenose niedriger zu sein als bei der Hypertonie.

5. Herzinsuffizienz bei Hypertonie und Nierenkrankheiten.

Vielleicht auf keinem Gebiete der Herzinsuffizienz haben die durch intravenöse Strophanthintherapie gewonnenen eindeutigen Resultate so belehrend gewirkt wie dort, wo Blutdrucksteigerung Ursache oder Begleitsymptom der Herzschwäche ist. Das hypertrophische Herz der Kranken mit essentieller Hypertonie ist schon in den ersten Anfängen seiner dilativen Schwäche digitalisreaktiv und bleibt es bis zuletzt. Die Wirkungsbedingungen durch die besondere Ansprechbarkeit des hypertrophischen Muskels und durch die vergrößerte Oberfläche des Coronargefäßsystems sind schon hervorgehoben worden. Neben dieser besonderen Sensibilisierung — aber nicht in Widerspruch zu ihr — steht eine geringere Empfindlichkeit gegen jede Form der Digitalistherapie. Schon die alte Klinik hat gerade in diesen Fällen große Dosen nicht gescheut, und die Erfahrungen bei intravenöser Einverleibung haben dies eindeutig bestätigt. Die Gefahren einer als Folge dieser

Herzwirkung entstehenden Blutdrucksteigerung bestehen ebensowenig wie diejenigen, welche man einer direkten Wirkung auf die Gefäße zuzuschieben pflegt. Therapeutische Dosen wirken aber, wie wir gesehen haben, nicht verengernd auf die Gefäße, erst recht nicht auf die Gehirngefäße, und lassen den Blutdruck, auch wenn er überhöht ist, im wesentlichen unbeeinflußt. Eine abgesunkene Hypertonie kann wohl durch eine Digitalisbehandlung wieder hergestellt werden, aber bei einer Herzinsuffizienz mit unberührtem Hochdruck treten, wenn überhaupt, nur Steigerungen des systolischen Druckes auf, welche nicht höher sind, als sie im täglichen Leben des Kranken dauernd vorkommen. Die Wirkung der Bauchpresse bedeutet für den Hypertoniker eine größere Gefahr als eine Strophanthininjektion. Die Sorge, durch Strophanthininjektionen *Apoplexien* herbeizuführen, ist auch vom Standpunkt der neuen Lehre ihrer Genese unbegründet. Das Bersten eines Gefäßes, das man durch die blutdrucksteigernde Wirkung der Digitalis zu begünstigen glaubte, ist als Ursache der Apoplexie abgetan. Der Blutaustritt ist vielmehr die Folge einer Nekrobiose des Hirngewebes, die allerdings ihrerseits wieder durch funktionelle Kreislaufstörungen entstehen kann [PH. SCHWARTZ, VOLHARD (2)]. Soweit sie auf Spasmen beruhen, sind sie unabhängig von der Digitaliswirkung; soweit sie durch eine Abnahme der Durchblutung infolge ungenügender Herzkraft bedingt sein sollten, wirkt das verbessernde Minutenvolumen sogar günstig. Die Digitalis, bzw. das Strophanthin, verursacht also keine Apoplexie, kann ihr sogar in gewissen Fällen vorbeugen, verhindert aber auch natürlich ihr Zustandekommen nicht.

Die Klippe, an der eine erfolgreiche Strophanthintherapie scheitern kann, liegt dort, wo die Blutdrucksteigerung Ausdruck einer Nierenerkrankung oder mit ihr vergesellschaftet ist. Solange keine Insuffizienz der Niere besteht, tritt sie einer Bekämpfung der Herzinsuffizienz nicht in den Weg. Wenn die kompensatorische Polyurie bei genuiner oder sekundärer Schrumpfniere absinkt, könnte der Niere nichts nützlicher sein als die Besserung der Herzkraft durch Digitalis. Dem ist auch so; aber ebensowenig besteht ein Zweifel, daß man gerade hier nicht nur auf Versager, ja sogar auf störende Nebenwirkungen stoßen kann. Ohne daß es zu restlosen Ausschwemmungen sicher kardial bedingter Ödeme und dem Rückgang anderer Stauungserscheinungen zu kommen braucht, können nach den üblichen Strophanthindosen wie nach oraler Digitalisanwendung sonst nicht zu erwartende dyspeptische Erscheinungen und Rhythmusstörungen (Bigeminie) auftreten. Das kann nicht, wie UMBER (1, 2) annimmt, auf einer mangelhaften Ausscheidung des Strophanthins durch die insuffiziente Niere beruhen und auf der dadurch erhöhten stärkeren kumulierenden Wirkung; denn nach pharmakologischer Erkenntnis (s. S. 39) können nach der Aufnahme des Glykosids in das Herz extrakardiale Faktoren, darunter auch die Nierenausscheidung, für die Kumulation keine Rolle mehr spielen. Eine befriedigende Erklärung für diese paradoxe Wirkung gibt es noch nicht. Man muß an eine erhöhte Digitalisempfindlichkeit durch latente oder offensichtliche Niereninsuffizienz denken. Das paßte zu der experimentellen Feststellung, daß bei künstlich urämisch gemachten Tieren die d. l. m. für Digitalis absinkt (KOHN und COSTOPANAGIOTIS s. S. 30).

Wenn man durch kleine Dosen, etwa 0,2—0,25, das Eintreten der Herzwirkung weniger brüsk gestaltet und diese mit gleich niederen Dosen zu unterhalten versucht, so kann man in vielen Fällen dieser besonderen Form der Überempfindlichkeit aus dem Wege gehen. Darauf beruhen auch wahrscheinlich die guten Wirkungen, welche die ROMBERGsche Schule von kleinen Digitalisdosen bei Schrumpfnierenkranken gesehen hat [HEDINGER (2) und SCHLAYER, ROMBERG (1)]. Übereinstimmend mit HEINEKE haben wir das Einsetzen der Diurese nach kleinen Digitalisdosen bei der oligurischen Schrumpfniere nicht als Folge einer Überempfindlichkeit der Nierengefäße aufzufassen, die der bei der Uranniere zu vergleichen wäre, sondern wir sehen darin den Nutzeffekt der dem Falle angepaßten Dosen. Mit Recht weist HEINEKE aufklärend darauf hin, daß kardiale Dekompensation bestehen kann, auch wenn sie nicht klinisch ohne weiteres erkennbar ist.

Bei der *akuten Nephritis* scheint die Überempfindlichkeit des Herzens gegen Digitalis trotz Urämiegefahr nicht zu bestehen; denn ihr bester Kenner, VOLHARD (2), empfiehlt neben seiner lebensrettenden diätetischen Therapie mit Rücksicht auf die Gefahren akuter Herzerweiterung als Folge der akuten Hochspannung Strophanthin in Dosen von 0,2—0,5 mg. Ihm folgen UMBER (2), NONNENBRUCH (1), GUGGENHEIMER (2); LEHR wendet sogar Dosen von 2mal täglich 0,5 oder 3mal täglich 0,3 mg an.

6. Herzinsuffizienz bei Klappenfehlern.

Der banale klinische Gedanke des ganz allmählichen Entstehens der chronischen Herzinsuffizienz, der Abhängigkeit ihres Verlaufes von der Einsicht und dem Verhalten des Kranken, von dem diagnostischen und therapeutischen Können des Arztes und von dem vollständigen Fehlen jeder Neigung zu Spontanheilung hat sich, besonders bei der Anwendung von Digitalis, in der ärztlichen Welt nicht genügend Eingang zu verschaffen gewußt; und doch gibt unabhängig von den ätiologischen Ursachen des Versagens des Herzens das Zeitmoment und der dadurch bestimmte Verlauf den Krankheitsbildern ihr Gepräge und der Therapie ihre Wegleitung. Nur selten machen die Anfänge verminderter Herzleistung und pathologischer Blutverteilung den an einem Herzfehler Leidenden sofort herzkrank. Wochen-, monate-, jahrelang können sich, namentlich bei Menschen mit sitzender Lebensweise, in den Ruhestunden, vor allem während der Nacht solche Verbesserungen des Kreislaufes einstellen, daß die gewohnte Lebensweise weitergeführt werden kann. So nur ist es zu verstehen, daß beginnende Herzinsuffizienz weniger häufig gesehen wird als ausgebildete, und daß schon hochgradige dilative Herzschwäche und grobe Symptome der verschiedenen Stauungstypen bestehen können, wenn der Kranke zum erstenmal dem Arzt Gelegenheit bietet, ihm die Digitalishilfe zuteil werden zu lassen. Je länger eine chronische Herzinsuffizienz unbehandelt verläuft, um so mehr wird dadurch ihr Typus beeinflußt. Unter Zustimmung dieser Auffassung [FRAENKEL (4)] hat ROMBERG (5) durch eine Zusammenstellung von 184 in dieser Richtung zuverlässig prüfbaren Klappenfehlern zeigen können, daß bei akut eintretenden Dekompensationen die Schweratmigkeit überwog und Ödeme fast gar nicht ausgebildet waren, bei subakuten Störungen fast alle Kranke Ödeme hatten, und bei chronischer Insuffizienz die Leberschwellung ganz im Vordergrund stand. Es bedarf keiner Begründung, daß der Eintritt einer Digitaliswirkung und daß die zur Rekompensation nötigen Digitalismengen durchaus abhängig sind von der Dauer, Art und Grad des pathologischen Zustandes. Diese Betrachtungsweise macht es verständlich, wenn in einem Fall hochgradig Wassersüchtige nach wenigen Dosen Strophanthin rasch entwässern, während in anderen Fällen lange Behandlung und große Dosen oft nur ganz allmählich zum Ziele führen.

Diese Beziehungen zwischen Digitalis und Phase der Herzinsuffizienz machen sich um so mehr geltend, je länger die Dekompensation besteht und je weniger sie rationell behandelt ist. Die Anwendung unterschwelliger Dosen ist dabei einer Nichtbehandlung gleichzusetzen und hält die Entwicklung des Finalstadiums nicht auf, das charakterisiert ist durch die stärkere Betonung der sekundären Veränderungen gestörten Kreislaufes.

Diese Gesichtspunkte haben Allgemeingeltung für jede Herzinsuffizienz, im besonderen aber für die bei Klappenfehlern und ihre Behandlung. Sie konkurieren nur hier mit den durch den Defekt bedingten mechanischen und dynamischen Besonderheiten.

Seit CORRIGANS Hinweis auf das refraktäre Verhalten der dekompensierten Aorteninsuffizienz gegenüber Digitalis ist man bis auf den heutigen Tag bestrebt gewesen, sowohl das Ausbleiben wie das Eintreten von Digitaliswirkung bei den einzelnen Klappenfehlern in hohem Maße von der Art desselben abhängig zu machen. Die planmäßige Anwendung von Strophanthin und das immer tiefere Eindringen in die Mechanik der Vitien, wie wir sie vor allem H. STRAUB (1, 2) verdanken, hilft dazu, daß man allmählich aus dem Bereich der reinen Empirie heraustritt. Das Bedürfnis dazu ist offensichtlich; denn auch heute noch verwirft die eine Klinik die Digitalis dort, wo die andere sie bevorzugt.

Bis auf den heutigen Tag bestätigt die tägliche Beobachtung dem Arzt das noch mit Nachdruck von NAUNYN betonte weitgehende refraktäre Verhalten der *Aorteninsuffizienz* gegen Digitalisbehandlung. Nur die Erklärung für dieses Sonderverhalten eines an sich gutartigen Klappenfehlers allein durch die pulsverlangsamende Wirkung der Digitalis befriedigt nicht mehr. Man fürchtete durch die Verlängerung der Diastolen den dem Klappendefekt gemäßen Rückfluß noch zu vergrößern und dadurch dem großen Kreislauf noch mehr Blut zu entziehen [EDENS (3)]. In Wirklichkeit dürfte aber in der Mehrzahl der Fälle gerade bei der Aorteninsuffizienz die Schlagfolge durch therapeutische Digitalisdosen nicht so regelmäßig und so weitgehend beeinflußt werden, daß das Versagen der Wirkung damit erklärt werden könnte [ROMBERG (4), JARISCH, V. D. VELDEN (3)]. Sie bleibt in Wirklichkeit auch bei gleichbleibender Frequenz aus. Mehr ist daran zu denken, daß in der Eigenart dieses Klappenfehlers, länger und besser kompensiert zu bleiben als alle anderen, die Gründe für das Ausbleiben des Digitaliseffektes zu suchen sind. Denn der Kompensationsvorgang bei Aorteninsuffizienz unterscheidet sich von dem bei anderen Klappendefekten dadurch, daß das Herz die geforderte Mehrarbeit, ohne die Reservekraft wesentlich zu beanspruchen, allein durch Erhöhung des Schlagvolumens — und damit ohne Dilatation — leisten kann [H. STRAUB (1, 2)]. Das macht verständlich, daß selbst bei hochgradigem klinischem Befund große sportliche Leistungen vollbracht werden können und der Kompensationszustand so lange andauert, weil die Reservekraft des Herzens wenig in Anspruch genommen wird. Erst wenn eine Vergrößerung des Herzens klinisch nachweisbar wird, muß mit einer Schädigung des Herzmuskels und mit einer Inanspruchnahme der Reservekraft gerechnet werden, die in diesem Falle nicht durch den Klappenfehler an sich, d. h. durch Überwindung des Defektes, sondern allein durch die Vorgänge im Herzmuskel aufgebraucht wird. Das Eintreten der Dekompensation einer Aorteninsuffizienz ist demnach immer an eine so hochgradige Schädigung des Herzmuskels gebunden, daß diese allein das Versagen der Digitaliswirkung erklären könnte. Erst recht hat dies Geltung, wenn die Ätiologie des Klappenfehlers *Lues* ist, was bei der überwiegenden Zahl aller Aorteninsuffizienzen zutrifft; denn zu der besonderen Art und Schwere der Muskelerkrankung kommt sehr häufig eine Beteiligung der Coronararterien und der Aorta. Diese Erkenntnis allein schon würde die empirische Lehre der alten Klinik, daß Digitalis bei Aorteninsuffizienz schlecht wirkt, verständlich machen. Ihre Hoffnungslosigkeit aber brauchen wir nicht zu teilen. Durch die Zufuhr größerer Digitalismengen, wie sie ohne toxische Nebenwirkungen durch Strophanthin möglich ist, gelingt es zuweilen, in nicht zu weit fortgeschrittenen Phasen, die selteneren Fälle endokarditischer Aorteninsuffizienz, ja selbst die luischen günstig zu beeinflussen. Wenn keine Erkrankung der Coronarien besteht, werden sogar über 0,5 mg liegende Dosen gut vertragen.

Mechanismus und Verlauf der *Aortenstenose* stehen im Insuffizienzstadium der Digitaliswirkung weniger entgegen. Sie sind der bei Hochdruck vergleichbar. Die Verengerung des Ostium arteriosum wird nicht, wie seine Erweiterung, durch eine Vergrößerung des Schlagvolumens kompensiert, sondern durch Erhöhung der Anfangsspannung, d. h. durch Inanspruchnahme der Reservekraft [H. STRAUB (1, 2)]. Versagt hier die Leistung, so stoßen wir auf eine günstige Sensibilisierung für Digitalis wie beim hypertrophischen Herzen der Hypertonie. Digitalis befähigt das Herz wieder, bei geringerer Anfangsspannung, d. h. geringerer Dilatation, dasselbe zu leisten — mit Schonung der Reservekraft. Voraussetzung ist, daß man möglichst verhindert, die dem Vitium angemessene kompensatorische Pulsverlangsamung zu übersteigern. Man hat den Eindruck, daß gerade diese Seite der therapeutischen Aufgabe mit Strophanthin leichter zu erfüllen ist, als mit jedem anderen Digitalispräparat (PRIBRAM); doch sind zu diesem Zwecke im Gegensatz zur Aorteninsuffizienz kleinere Dosen am Platze, gegebenenfalles in kurzen Intervallen.

Auch bei den Mitralfehlern stoßen wir auf gegensätzliche Digitalisreaktion bei Insuffizienz und Stenose. Die *Mitralinsuffizienz* ist die Domäne klassischer Digitaliswirkung unter den Vitien. Die Kompensation dieses Herzfehlers besteht in dem Ausgleich des Spannungsverlustes während des ersten Teiles der Systole (Anspannungszeit) durch eine Erhöhung der Anfangsspannung, also durch eine ständige Inanspruchnahme der Reservekraft. Daraus ergibt sich ein leichteres und stärkeres Versagen bei Mehranforderung, so daß die Dekompensation häufiger eintritt, aber auch leichter beseitigt werden kann als bei anderen Vitien. Dazu verhilft auch, daß die der Mitralinsuffizienz in der Dekompensation besonders eigene Pulsbeschleunigung sich in hohem Maße als digitalisreaktiv erweist und daß die erzielte Pulsverlangsamung gerade hier eine besondere Bedeutung für das Zustandekommen der Rekompensation hat; denn je weniger Systolen, um so weniger Rückfluß in den linken Vorhof. Die pulsregulierende Wirkung, erzielbar oft durch relativ kleine Dosen, kann allein die Wirkung beherrschen oder sie wenigstens einleiten.

Während demnach die Herzinsuffizienz bei einer Schlußunfähigkeit der Mitralklappe dem Arzt ungehemmte Gelegenheit zu erfolgreicher Digitalistherapie bietet, stellen sich der Behandlung der *Mitralstenose* oft große Schwierigkeiten entgegen. Es gibt beste Herztherapeuten, die sogar soweit gehen, dieses vorwiegend die Frauen befallende Vitium in der Dekompensation überhaupt nicht mehr der Digitalis zugänglich zu erachten, es sei denn, daß, wie so oft, eine Kombination mit Mitralinsuffizienz bestehe. EDENS (3) fürchtet sogar, daß die Digitalis-Pulsverlangsamung den Zustrom zum linken Ventrikel verschlechtert. Er geht davon aus, daß die Diastole zwei Phasen hat, die „Diastole im engeren Sinn", in der die Hauptblutmenge einströmt, und die wenig wirksame „Diastase". Die Pulsverlangsamung kommt nach seiner Ansicht nur dieser zugute, während sie die Zeit, die auf die Diastolen im engeren Sinne pro Minute fällt, verkürzt. Diesen Überlegungen scheinen uns die Versuche H. STRAUBS über den Einfluß der Frequenz auf die Diastole zu widersprechen, nach welchen die Füllung des Herzens nur dann früh in der Diastole erfolgt und in den späteren Phasen kaum mehr etwas in die Kammer einfließt, wenn die Schlagvolumina groß sind. Sie sind es aber bei der Mitralstenose nicht; das ist ja ihr Charakteristicum, ebenso wie der überfüllte linke Vorhof, in dessen nahezu völliger Unbeeinflußbarkeit durch Digitalis EDENS einen weiteren Grund für das refraktäre Verhalten der Mitralstenose sieht. Der wichtigste Angriffspunkt für die Digitalis ist bei ihr nicht das linke, sondern das rechte Herz. Seine Tonisierung hat den Rückgang der typischen hepatischen und peripheren Stauung zur Folge, kann aber allerdings auch, worauf WENCKEBACH mit Nachdruck hingewiesen hat, zur Zunahme der Stauung in der Lunge führen, wenn ein Mißverhältnis zwischen Blutangebot und Abflußmöglichkeit besteht. SCHELLONG, der diese Verhältnisse eingehender studiert hat, steht auf demselben Standpunkt und warnt mit Recht davor, die Digitalisierung soweit zu treiben, bis die auf der Überfüllung der Lungen beruhenden subjektiven Beschwerden wie Atemnot, Herzklopfen und anginöse Beschwerden auftreten. Es ist auch unsere Meinung, daß unter allen Umständen das Auftreten dieses von SCHELLONG als „kardiopulmonaler Symptomenkomplex" bezeichneten Zustandes zu vermeiden ist. Dies ist nur möglich, wenn man sich nicht durch die Cyanose und die Lungenstauung allein bei leistungsfähigem rechtem Ventrikel zur Digitalisanwendung verleiten läßt, wenn man niedere Dosen anwendet und bei der länger dauernden oder kontinuierlichen Behandlung diese Gefahren fest im Auge behält (s. auch SCHOEN). Das darf aber niemals zu einer Scheu vor Digitalisanwendung bei Mitralstenose führen, denn in ihrer quantitativen Form der Strophanthintherapie sind gerade bei ihr die befriedigendsten ärztlichen Erfolge zu erzielen. Darüber besteht bei uns nicht der leiseste Zweifel, seitdem bei jahrelang mit Erfolg behandelten Kranken autoptisch hochgradigste reine Mitralstenosen nachgewiesen wurden. Der therapeutische Erfolg hängt, wie GOSMANN an unserem Material gezeigt hat, von dem Stadium der Erkrankung ab und von dem Zeitpunkt, an dem rationelle Digitalistherapie einsetzt. Im *ersten* Stadium können alle Zeichen etwa vorhandener ungleicher Blutverteilung, insonderheit auch die Leberschwellung, zurückgehen. Werden diese meist erstmaligen Dekompensationen nicht entsprechend behandelt, besteht die Leberstauung schon längere Zeit und zeigt ein dauernd erhöhter reduzierter Harnfarbwert ihre schwere Funktionsstörung, so kann wohl noch eine gewisse Zurückbildung des Organs eintreten; es können auch die Ödeme verschwinden, und es kann zu einer Steigerung der Leistungsfähigkeit kommen — aber es bleibt eine Defektkompensation, die nur durch dauernde Strophanthinbehandlung aufrechterhalten werden kann (*Stadium II*). Schiebt sich die kardiale Cirrhose immer mehr in den Vordergrund, verharren die Ödeme und wird die Digitalisreaktivität immer geringer, dann steht der Kranke im *dritten* und Finalstadium, in dem er durch Tonisierung nur noch subjektive Erleichterung, aber keine greifbare objektive Besserung mehr erfahren kann. Offenbar sind es diese mittelschweren und schwersten Formen der Mitralstenose, die ihr, namentlich in der Zeit vor der Strophanthintherapie, das Odium ungünstiger Prognose eingetragen haben. Die rechtzeitige Behandlung beginnender Dekompensation, die fortgesetzte chronische Digitalisierung bei nicht mehr rückbildungsfähiger Leberstauung wird die Entwicklung des mehr oder weniger unbeeinflußbaren dritten Stadiums immer mehr verhindern. Mit Dosen von 0,25—0,3, selbst von 0,4 — unter Umständen in refrakten Dosen auf 24 Stunden verteilt — und in Abständen, welche sich ebenso wie die Dosen nach dem Effekt richten, wird man nie schaden, aber auch die Insuffizienz bei Mitralstenose der Digitalistherapie in weitem Maß zugänglich machen. Unter Umständen genügen auch noch kleinere Dosen von 0,15 mg einmal täglich. Diese hohe Ansprechbarkeit ist eine weitere Eigenart der Mitralstenose, die man vielleicht durch die Sensibilisierung infolge der hier besonders ausgesprochenen Vorhofsdehnung erklären kann (s. S. 32).

Wenn Mitralstenose mit Mitralinsuffizienz oder anderen Herzfehlern kombiniert vorkommt, so gilt die Regel der Verwendung kleiner Dosen nur dann, wenn die funktionellen Erscheinungen der Stenose im Vordergrund stehen, sonst nicht. Beim Fehlen oder Zurücktreten der Mitralstenose erweisen sich kombinierte Vitien — auch bei intravenöser Strophanthintherapie, und hier erst recht — so digitalisreaktiv, wie wir es von der Mitralinsuffizienz her kennen.

Prophylaktische Strophanthintherapie.

Schon 1912 legte sich FRAENKEL (4) die Frage vor, ob nicht die Digitalis in der Zeit der Entstehung eines Klappenfehlers und in dessen weiterem Verlauf angewandt werden könnte, dort, um den Eintritt der Kompensation zu begünstigen, hier, um ihren Bestand zu festigen. Von solcher Fragestellung gingen auch Experimente von CLOETTA und GELBART aus, die durch Verabreichung von Digalen bei Aortenfehlern in dem einen Falle eine geringere Dilatation, in dem anderen eine längere Lebensdauer der Versuchstiere beobachtet haben. Doch sind die Vorgänge bei den künstlich erzeugten Klappenfehlern denen bei der Ausbildung eines endokarditischen Vitiums beim Menschen kaum vergleichbar. Planmäßige pharmakologisch-klinische Untersuchungen, die einzig und allein über die Bedeutung der Digitalis während der akuten Endokarditis und vor allem auch in späteren Phasen ausgebildeter Erkrankung und überhaupt bei kompensierten Herzkrankheiten entscheiden könnten, stehen leider noch aus. Dagegen verdanken wir dem Kölner Pharmakologischen Institut (H. SCHÄFER) neuerdings die interessante Feststellung, daß die Herzen digitalisvorbehandelter Katzen im Starling-Präparat gegen Druck- und Zuflußerhöhungen widerstandsfähiger sind als die nicht vorbehandelter Tiere. Eine interessante, hierher gehörige experimentelle Beobachtung am Menschen ist die von GROSCURTH und

BANSI, welche sahen, wie ein durchaus als gesund geltender jüngerer Arzt mit Aorteninsuffizienz die gleiche körperliche Leistung, die sich sonst auf sein Minutenvolumen ungünstig auswirkte, nach Strophanthinvorbehandlung besser ertrug (s. S. 55).

Man kann aus alledem mit BANSI vielleicht die Berechtigung ableiten, bei klappen- oder anders geschädigten Herzen dann Strophanthin zu geben, wenn sie vor unvermeidlichen großen Anstrengungen stehen (beispielsweise vor Operationen). Über die Nützlichkeit weitergehender regelmäßiger Anwendung bei der Entstehung des Klappenfehlers und vor allem im Verlauf zur Dekompensation neigender chronischer Herzkrankheiten wären empirische Beobachtungen nützlich, die dort am besten angestellt werden könnten, wo kompensierte Herzkranke in großer Zahl zusammenkommen, in den Herzbädern.

7. Herzinsuffizienz bei Rhythmusstörungen.

α) Beeinflussung schon bestehender Rhythmusstörungen.

Nach den grundlegenden physiologischen und den pathophysiologischen Untersuchungen ENGELMANNS, MACKENZIES und WENCKEBACHS über die lange vernachlässigten Rhythmusstörungen des Herzens war der Weg frei für das Studium ihrer Beziehungen zur Digitalis. Seitdem die umständlichen und schwer deutbaren Puls- und Venenschreibungen durch die Elektrokardiographie abgelöst wurden, ist, vor allem unter dem Einfluß der Wiener Schule, allerorts ein so großes Beobachtungsmaterial angehäuft worden, daß wir uns angesichts dessen im Rahmen unserer Aufgabe mit einem Hinweis auf die wichtigsten und auch praktisch unentbehrlichen Tatsachen bescheiden müssen.

Zunächst tritt die Frage an uns heran, unter welchen Umständen *bestehende* Rhythmusstörungen die Anwendung von Strophanthin oder anderer Digitalispräparate rechtfertigen und an sich schon eine Indikation für die Therapie abgeben, und was von regularisierender Wirkung zu erwarten ist. Es kann nicht scharf genug hervorgehoben werden, weil immer wieder erfahrungsgemäß dagegen verstoßen wird, daß es keine Störung der Herzschlagfolge gibt, bei der Digitalis angezeigt ist, solange noch keine Herzinsuffizienz besteht. Eine einzige Ausnahme scheinen vielleicht gewisse Fälle von paroxysmaler Tachykardie zu bieten, bei welchen Strophanthin in großen Dosen sich auch dann nützlich erweist, wenn noch keine Zeichen irgendwelcher Stauungen vorhanden bzw. nachweisbar sind.

Das Problem Digitalis und Arrhythmie steckt im Genetischen. Wir kennen eine Herzinsuffizienz, bei der die Rhythmusstörungen schon *vor* ihrem Auftreten vorhanden waren, ohne mit ihrer Entstehung etwas zu tun zu haben und ohne daß sie ihren Verlauf beeinflussen; eine andere, bei der die Rhythmusanomalie Frühsymptom oder Folge der Insuffizienz ist, und schließlich eine dritte, die ausschließlich in der Rhythmusstörung ihre Ursache hat. Soweit es irgend möglich ist, wird man sich über diese Beziehungen vor oder während der Behandlung Klarheit zu verschaffen suchen, denn davon hängt nicht nur die Sicherheit der Digitalisanwendung, sondern sehr oft die Prognose des Zustandes ab. Der mit den Rhythmusstörungen und den mit ihnen oft verbundenen subjektiven Beschwerden des Kranken vertraute Arzt wird oft schon durch eingehende Anamnese die nötige Aufklärung erhalten.

Von den Störungen der *Reizbildung* versetzt eine die Insuffizienz begleitende *Sinusbradykardie*, die meistens ein Zeichen schwerer Herzmuskelschädigung ist, den Therapeuten in die große Schwierigkeit, Wirkungen zu erzielen, ohne die Zahl der vom Sinus ausgehenden Reize zu vermindern. Mit Strophanthin, das bei intravenöser Einverleibung in kleinen Dosen eine systolische Wirkung entfalten kann, ohne die Frequenz wesentlich zu beeinflussen, gelingt es in vielen Fällen; in anderen erlebt man sogar die Überraschung der Frequenzzunahme bei sonst optimaler Wirkung. EDENS (1, 3) hat eine Anzahl dieser an sich nicht häufigen Beobachtungen zusammengestellt, und wir haben erst kürzlich eine elektrokardiographisch gesicherte Frequenzzunahme von 40 auf 60 unter Rückgang der Insuffizienzerscheinungen nach einigen kleinen Strophanthininjektionen erlebt. Diese Reaktion ist nur zu verstehen, wenn man annimmt, daß die Bradykardie funktionell bedingt war und daß sie durch Besserung der Durchblutung behoben wurde.

In dem Dilemna, in welches die bradykardische Herzinsuffizienz den Arzt führt, ist die Möglichkeit der paradoxen, aber günstigen Wirkung eine Hoffnung; aber abgesehen von ihr, muß das therapeutische Handeln mehr von der Schwere der Herzinsuffizienz als von der langsamen Schlagfolge bestimmt werden.

Die *paroxysmal-tachykardischen* Störungen des Rhythmus, von welcher Reizbildungsstätte sie auch ausgehen (Vorhof, TAWARA-Knoten), haben wir schon als bedingt strophanthinreaktiv kennengelernt, selbst dann, wenn das Herz nicht insuffizient ist. Sie sind es in erhöhtem Maße von dem Augenblick an, wo die Rhythmusstörung bereits zur Herzinsuffizienz geführt hat. Dahin gehört ein Teil der Fälle des einschlägigen Schrifttums [SCHLEITER, SCHOTTMÜLLER (3), VOLHARD (1), RYSER, PRICE, NILES, KRAUS, STAUB]. Je mehr das Herz durch den Anfall bedroht ist, d. h. je länger er dauert, und erst recht, wenn sich sichere Zeichen akuter Insuffizienz einstellen, um so mehr erscheint es geboten, die sonst üblichen Methoden (Vagusreizung u. dgl.) durch eine intravenöse Strophanthindosis zu ersetzen. Diese darf nicht zu klein bemessen sein und soll nicht unter 0,5 mg liegen. Früher ging man oft ohne Schaden bis zu 1 mg. — Kritische Beurteilung des Erfolgs tut Not im Hinblick auf die Neigung solcher Anfälle zur Selbstregulierung.

Ähnliches gilt von anfallsweise auftretender oder dauernder *Flimmerarrhythmie* (Arrhythmia perpetua). Jenes vielfach verkannte, besonders auch als Angina pectoris gedeutete, plötzlich erscheinende und nur kurzdauernde — aber dem Kranken sehr lästige Phänomen, das mit Coronarsklerose nichts zu tun hat, verlangt keine herztonische Behandlung. Ebensowenig ist dies bei jenem Zustand von Dauervorhofsflimmern der Fall, der zuweilen nach einer über Jahre sich erstreckenden Serie von Anfällen, ganz ohne Vorboten, auftreten kann. Subjektive Beschwerden bleiben in diesen Fällen meist aus, wenigstens solange keine Herzinsuffizienz eintritt. Es will scheinen, daß es um so seltener zu sekundärer Herzschwäche kommt, je öfter das Herz durch frühere kürzer dauernde Rhythmusstörungen gleicher Art sich diesen abnormen Verhältnissen angepaßt hat. Man wird deshalb um so mehr bemüht sein müssen, die Anfänge der Herzinsuffizienz dort nicht zu übersehen, wo diese Störung der Reizbildung erstmalig auftritt und dann nicht mehr verschwindet. Denn das Bestehen des Vorhofflimmerns neben einer Herzinsuffizienz begünstigt auch dann, wenn es nicht ursächliches Moment ist, die Digitalisreaktivität eher, als daß es sie beeinträchtigt. Die einen sehen in ihm sogar die Hauptindikation für aussichtsreiche Digitalistherapie, wie einst als erster MACKENZIE. Das hieße Wert und Anwendungsgebiet optimaler Digitaliswirkung zu sehr begrenzen. ROMBERG (4) sagt mit Recht, daß Digitalis bei Vorhofflimmern die Herzinsuffizienz nicht stärker beeinflusse als bei regulärem Puls. Wir bekennen uns zu dieser Lehre auf Grund unserer Erfahrungen mit intravenöser Strophanthintherapie und können es nicht gelten lassen, wenn FILIP gerade die komplette Arrhythmie der oralen Digitalisbehandlung vorbehalten wissen will. Der steile Absturz der Frequenz, den FAHRENKAMP (1, 2, 3) bei raschem Irregularis perpetuus nach Strophanthin gesehen hat und seither fürchtet, dürfte auf den damals noch üblichen großen Dosen beruht haben. Er wird vermieden, wenn man mit den üblich gewordenen niederen Dosen arbeitet; sollte er aber einmal eintreten — wir haben es nie erlebt — so geschieht nur dann Schaden, wenn man mit gleich großen Dosen fortfährt oder gar zu höheren Dosen übergeht. Mit kleineren Dosen (0,25—0,3) hat man es in der Hand, eine langsame Senkung der Frequenz zu erreichen und zu unterhalten.

Die Erklärung für den Einfluß der Digitalis auf die Arrhythmia perpetua liegt in den besonderen Bedingungen der Rhythmusstörungen. Die ihr eigenen schwachen vom Vorhof ausgehenden Flimmerreize werden schon bei den leichtesten Graden der Überleitungsstörung durch Digitalis blockiert; und dies auch dann und dann erst recht, wenn gleichzeitig die Zahl der Flimmerreize vermehrt und dadurch ihre Intensität noch weiter abgeschwächt wird. Dazu kommt es vielfach, denn die Frequenz der Flimmerreize ist abhängig von der Rivalität der vagalen und muskulären Wirkung der Digitalis auf den Vorhof. Jene verkürzt die refraktäre Phase und die Leitungsdauer, diese verlängert beide. In den meisten Fällen überwiegt die Vaguskomponente, was dann fast immer eine Frequenzsteigerung der besonders schwachen, leicht zu hemmenden Leitungsreize bedeutet. Damit kommt es zu einer Verminderung der Ventrikelkontraktion trotz maximalen Vorhofflimmerns. Durch die gleichen Einflüsse, durch die die Frequenz der Flimmerreize erhöht wird, kann durch Digitalis Vorhofsflattern (240—400 Reize) in Flimmern (über 400 Reize) übergeführt werden. Dieser mit Sicherheit nur elektrokardiographisch feststellbare Vorgang kann klinisch vermutet werden, wenn ein scheinbar regelmäßiger frequenter Puls, der bei körperlichen Anstrengungen Neigung zu auffälligen Frequenzschwankungen zeigt — und zwar in dem Sinne, daß die Frequenzzahlen vorher und nachher in einem bestimmten ganzzahligen Verhältnis stehen — in einen völlig unregelmäßigen Puls übergeht (Delirium cordis). Man kann es aber auch erleben, daß in solchen Fällen das Vorhofsflimmern von einem regelmäßigen Sinusrhythmus abgelöst wird. Wir konnten diese Beobachtung (s. EDENS) bestätigen, und zwar nicht nur nach Absetzen der Digitalis, sondern trotz der aus anderen Gründen notwendigen Weiterbehandlung mit Strophanthin. Diese günstige Rückverlegung der Reizentstehung nach dem Sinus blieb in unserem Falle bestehen.

Die regularisierende Wirkung von Strophanthin auf ein schon bestehendes Vorhofflimmern scheint, darin müssen wir auch auf Grund unserer Erfahrung SCHELLONG (SCHELLONG und SICKS) beipflichten, um so eher zustande zu kommen, je weniger lang die Arrhythmie besteht. Oft kann allein eine von der Kenntnis dieser Zustände ausgehende anamnestische Befragung des Kranken zur Bestimmung des Zeitpunktes verhelfen, an dem unter ungewöhnlichen Sensationen die Rhythmusstörung aufgetreten ist.

Wie wechselvoll die Digitaliswirkung auf Vorhofflimmern sein kann, geht auch daraus hervor, daß von einigen Autoren [s. EDENS (3)] der Umschlag von Flimmern in Flattern und von diesem in regelmäßigen Puls beobachtet wurde, was man nur erklären kann, wenn man ein Überwiegen der Digitaliswirkung auf die Muskulatur des Vorhofs gegenüber der auf den Vagus annimmt. Es kann sich nur um sehr seltene Fälle handeln; wir haben sie jedenfalls trotz darauf gerichteter Aufmerksamkeit bei zahlreichen geeigneten Kranken nie beobachten können.

Die ärztliche Aufgabe bleibt in allen Fällen, auch wenn eine Regularisierung nicht möglich ist, eine zwischen 70 und 80, jedenfalls unter 100 liegende Frequenz und vor allem das Verschwinden der frustranen Kontraktionen, des oft beträchtlichen Pulsdefizits, anzustreben. Dies wird bei richtiger Dosierung und genügend langer Behandlung fast immer erreicht (AGASSIZ, PORTER, GORDINIER u. a.). Erst dann hat die Digitaliswirkung auf den Herzmuskel optimale Dauerwirkung.

Anders liegen die Verhältnisse, wenn bei einer mit Pulsus irregularis perpetuus einhergehenden Herzinsuffizienz bei gleicher Frequenz an Herz und Radialis *vor* jeglicher Digitaliseinwirkung die Zahl der zum Ventrikel gelangenden Reize schon so gering ist, wie wir es für die durch Digitalis zu korrigierende rasche Gangart anstreben. Für diese langsame Form der absoluten Arrhythmie, bei der anatomische Veränderungen als Ursache angenommen werden (SCHELLONG und SICKS), liegt die Aufgabe der Digitalisbeeinflussung nicht darin, der systolischen und diastolischen Herzwirkung durch Beeinflussung der Frequenz die Wege zu ebnen, sondern sie zu erreichen, ohne daß sich die Frequenz noch weiter verlangsamt. Auch hier dürfte die Strophanthintherapie die meiste Sicherheit geben, wie dies KLEWITZ besonders betont hat.

Die unter dem Begriff des Vorhofflatterns und -flimmerns zusammengefaßten Reizbildungsstörungen geben, wie wir vom Standpunkt ihrer therapeutischen Beeinflußbarkeit gesehen haben, wohl der Herzinsuffizienz ihr Gepräge, ja sie können sogar genetische Bedeutung für sie gewinnen; aber sie machen nicht ihr Wesen aus. Das gleiche gilt, wenn nicht noch in höherem Maße, von den noch häufigeren Reizbildungsstörungen der *Extrasystolien*, von welchen Zentren sie auch ausgehen mögen. Sie können aus der Zeit stammen, in der das Herz noch voll leistungsfähig war, ebenso können sie aber auch Auftakt, Frühsymptom oder Begleiterscheinung der Herzschwäche sein. Man kann ihre Therapie nicht zur Diskussion stellen, ohne sich vorher gegen eine immer noch herrschende Unsitte zu wenden, wegen harmloser Extrasystolien und ihrer charakteristischen Beschwerden Digitalis, selbst in noch so kleinen Dosen anzuwenden, wenn der meist verängstigte Ratsuchende einen sonst intakten Kreislauf hat und körperlich noch voll leistungsfähig ist. Doch hat diese Warnung ihre Grenzen. Namentlich bei älteren Leuten, wenn auch nur geringgradige Arteriosklerose zu konstatieren ist, stößt man auf eine ausgesprochene Digitalisreaktivität der Extrasystolen, die bekanntlich im Gegensatz zu den rein nervösen subjektiv nicht oder nur selten zum Bewußtsein kommen. Hier genügt oft eine probatorische Strophanthininjektion, um den Puls zu regularisieren und dadurch zu erfahren, daß hinter der

Extrasystolie eine latente Herzschwäche steckt. Auch in späteren Phasen der Herzinsuffizienz begegnet man durch Digitalis reversiblen Extrasystolen. Aber es kann auch eine Rekompensation stattfinden, ohne daß eine Extrasytolie verschwindet. Sie ist sowohl diagnostisch wie therapeutisch ein Symptom verschiedenartigster Wertigkeit und meist von nachgeordneter Bedeutung.

Im Vergleich mit den Reizbildungsstörungen haben die der *Reizleitung* ebenso für die Beurteilung der Herzinsuffizienz wie für die Digitalisanwendung eine erhöhte Bedeutung. Sie sind glücklicherweise die selteneren. Die *einfache Verlängerung* der Überleitungszeit ohne Systolenausfall, der sog. *partielle* Block, und die völlige Dissoziation von Vorhof und Kammer, der *totale Block* — jedes dieser drei oft ineinander übergehenden Stadien hat sein besonders Verhältnis zur Digitalis. Schon bei der einfachen Verlängerung der Überleitungszeit über die Norm (0,13—0,20 Sek.) werden Bedenken gegen Digitalis laut, weil durch seine pharmakologische Eigenschaft, im gleichen Sinne zu wirken, eine schädliche Summation stattfinden könnte. Wenn dem in allen Fällen so wäre, so würde dies eine Erweiterung der Gefahrenzone der Digitalis um so mehr bedeuten, weil der Befund selbst nur elektrokardiographisch erhoben werden kann. Die Beobachtungen haben aber ergeben, daß es keineswegs immer durch eine Zunahme der Verlängerung der Überleitungszeit zum partiellen Block kommt, daß sich vielmehr auch die Reizleitung unter Digitalis bessern kann [Literatur s. bei EDENS (3), auch HIRSCH (1) und eigene Beobachtungen]. Man hat sich in diesen Fällen vorzustellen, daß mit Verbesserung der Herztätigkeit das Leitungsbündel besser durchblutet und seine Funktion wiederhergestellt wird. Aber auch wenn in anders gelagerten Fällen eine Zunahme der Überleitungsstörung unvermeidlich eintritt, brauchen die Gefahren nicht überschätzt zu werden. Der Strophanthineffekt ist reversibel, selbst wenn es einmal zum partiellen Block kommt; es sei denn, daß unvorsichtigerweise massive Digitalisdosen weiter zugeführt werden.

Um sich von vornherein zu orientieren, wie Digitalis in solchen Fällen wirkt, hat man den Vagusdruck- und Atropinversuch angewandt, ohne aber dadurch sicheren Boden zu gewinnen; denn auch bei ungünstiger Wirkung des Vagusreizes kann Digitalis günstigen Effekt haben, und ebenso kann dies der Fall sein, wenn ein positiver Ausfall des Atropinversuchs eine Verschlechterung der Überleitungszeit durch Digitalis erwarten ließ. Der wahrscheinlichste Grund dafür ist, daß Vagusreiz und Digitalis mehrere Angriffspunkte haben, daß zum Beispiel Digitalis auf den Sinus verlangsamend und dadurch einerseits reizleitungsschonend andererseits durch direkte Wirkung auf das a-v-Bündel hemmend wirkt [EDENS (3)]. Die Vorgänge im einzelnen zu verfolgen, ist eine Spezialaufgabe. In der Digitalistherapie des Alltages muß daran festgehalten werden, daß, wie überall, wo therapeutische und Nebenwirkungen einander beeinträchtigen können, die Anwendung kleiner Strophantindosen geboten ist. Mit ihnen kann man am besten dosieren und probieren; aber ohne EKG-Beobachtung wird man in heiklen Fällen nicht auskommen. Die eigentliche Gefahrzone liegt nicht so sehr zwischen verlängerter Überleitung und partiellem Block, sondern zwischen diesem und totalem Block. Die Gefahr wird aber dadurch gemindert, daß Systolenausfälle dem gut beobachtenden Arzt nicht zu entgehen brauchen. Sie ist auf ihrem Höhepunkt in dem Moment, wo dem Ventrikel zugemutet wird, einen selbständigen Rhythmus anzunehmen. Braucht er dazu zu lange Zeit, so kann der Tod eintreten; kommt es aber rechtzeitig zur Automatie, so ist die Lebensgefahr beseitigt und die Bahn für die Digitalistherapie wieder frei. Von einigen Klinikern wird zwar auch bei totalem Block Digitalis wegen einer möglichen Reizung der tertiären Zentren mit Übergang in Kammerflimmern abgelehnt. Andere, wie MORAWITZ, EDENS (3), WEBER, SCHERF (1, 2), SEMERAN, BACHMANN, HOFFMANN (2) u. a. setzen sich für die Digitalisbehandlung des Blocks ein, natürlich unter der Voraussetzung, daß er zur Insuffizienz geführt hat. Wir verfahren seit Jahren nach diesem Grundsatz und haben bei Dosen von 0,25—0,3 mg Entwässerungen und Besserungen der Kranken gesehen, ohne daß irgendeine Gefahr damit verbunden war. Die manchmal beobachteten Extrasystolien und geringen Steigerungen der Schlagfolge werden sogar als günstiger Digitaliseffekt angesehen [WEBER, HOFFMANN (2), SEMERAN, SCHERF (1, 2)].

Wir wollen hier noch zur Frage der Digitalisanwendung bei *Alternans* als Begleiterscheinung der Herzinsuffizienz Stellung nehmen, obwohl er nur als Pseudoalternans (bestimmte Form der Bigeminie) in die Gruppe der Rhythmusstörungen gehört. Der echte Alternans beruht auf einer Störung der Contractilität. Die Voraussetzung seines Entstehens ist nicht etwa eine partielle Asystolie, sondern, wie H. STRAUB (1, 2) lehrt, die Folge hoher Frequenz und langsamen Druckablaufs im Ventrikel, wodurch die Erholung der Kammer bei Eintritt eines neuen Reizes noch nicht so weit fortgeschritten ist, daß dieser zu einer vollwertigen Kontraktion führen kann. Es liegt nahe, anzunehmen, daß allein schon die pulsverlangsamende Wirkung der Digitalis dieses Mißverhältnis ausgleicht, und in der Tat erlebt man das Verschwinden dieses einst ominösen Symptoms, gerade seitdem die schweren Formen der Herzinsuffizienz durch Strophanthin für die Digitalistherapie gewonnen sind [DANIEOPOLU (2)].

β) Auftreten von Rhythmusstörungen nach Strophanthin.

Wir haben skizziert, welche Rücksicht man bei Strophanthinanwendung auf schon bestehende arrhythmische Begleiterscheinungen der Herzinsuffizienz zu nehmen hat. Wir müssen uns noch fragen, inwieweit das Strophanthin seinerseits Rhythmusstörungen verursachen kann. Anknüpfend an die eben besprochenen günstigen Wirkungen des Strophanthins auf einen vorhandenen Alternans sei darauf verwiesen, daß umgekehrt auch ein *Alternans* erst im Verlauf der Digitalisbehandlung (allerdings nur bei sehr großen Dosen!) auftreten kann, dies aber nur dann, wenn sich das Verhältnis der Wirkung auf Frequenz und Druckablauf nicht günstig gestaltet, d. h. wenn diese nicht abnimmt, der Druckablauf aber erheblich verlangsamt wird [H. STRAUB (1)]. Richtige Dosierung vorausgesetzt, kann man dieser Digitalisnebenwirkung entgehen. Wir haben sie nie gesehen.

Anders liegen die Verhältnisse bei den nach Digitalis auftretenden *Extrasystolien*, insonderheit bei der bekannten *Digitalisbigeminie*. Sie können sowohl die Folge von Überdosierung, also rein toxisch sein, oder das Zeichen einer in der Natur des Herzleidens und der Herzinsuffizienz liegenden Überempfindlichkeit. Jene sind leicht zu vermeiden, mit dieser muß auch bei richtiger Dosierung gerechnet werden. Es scheint uns, daß es die auch sonst überempfindlichen Herzen, etwa die mit Mitralstenose, besonders wenn sie von langsamer Arrhythmia perpetua begleitet ist, oder die bei Schrumpfniere sind, die besonders zu dieser komplizierenden Rhythmusstörung neigen. Nur wenn man sich, soweit dies möglich ist, darüber Rechenschaft gibt, ob die Dosierung zu groß war oder das Herz ungewöhnlich empfindlich ist, wird man den richtigen therapeutischen Weg finden. In dem einen Fall heißt es, die Behandlung vorübergehend zu unterbrechen oder sie, wo es geboten ist, mit kleinen Dosen weiter zu führen, in anderem Falle aber kann und muß die Nebenwirkung, insofern es die Insuffizienz an sich verlangt, vernachlässigt werden. Natürlich nur unter Verwendung der eben wirksamen Dosen kann man es erleben, daß mit fortschreitender Rekompensation das Herz die Neigung zu Extrareizbildungen verliert. Da man dann mit den gleichen Dosen, welche im Zustand schwerster Insuffizienz zu Extrasystolen und Bigeminie führten, fortfahren kann, ohne daß sie wieder erscheinen, muß man annehmen, daß eine bessere Durchblutung des Herzens die Überempfindlichkeit beseitigt hat.

Die Ursprungsstätten der Digitalisextrasystolen sind elektrokardiographisch eingehend studiert; sie liegen meist im Ventrikel selbst. Die Zwillingspulse, ein Charakteristicum für Digitalis, sind auch der groben Beobachtung leicht zugänglich und werden in ihrer Bedeutung selten verkannt. Bei der regellosen Extrasystolie aber sind Beziehungen zur Therapie oft schwerer feststellbar, besonders wenn nicht feststeht, ob das Herz nicht schon vor Digitalisanwendung zu ihr geneigt hat. Sie ist als Digitalisextrasystolie nur bei genauerer Vorbeobachtung und ohne diese nur dann zu erkennen, wenn sich bei elektrokardiographischer Analyse die für sie charakteristische Regellosigkeit der Form und Ursprungsstätte ergibt, und wenn automatische Kammerschläge auftreten [SCHERF (2)].

Nach dem Gesagten wäre es bedenklich, diesen Digitalisnebenwirkungen eine zu große und das therapeutische Handeln beherrschende Rolle zuzuweisen, wie dies oft geschieht. Andererseits lauert doch hinter der völligen Vernachlässigung die Gefahr der Polygeminie, ja es kann sogar auf diesem Wege zum tödlichen Ausgang durch Kammerflimmern kommen. Feste Regeln lassen sich nicht aufstellen — im allgemeinen genügt die Lehre, Luxusdosen zu vermeiden, wo es die Umstände erlauben, die Digitaliszufuhr zu unterbrechen, wo aber Gefahr im Verzuge ist, mit kleinen Dosen tastend vorzugehen. Auch hier sind Dosen von 0,15—0,25 mg wegleitend und verbürgen Gefahrlosigkeit. Trotz ausschließlicher Anwendung des Mittels bei Behandlung schwerster Herzinsuffizienz haben wir dieses Phänomen viel seltener gesehen, als es namentlich dort der Fall zu sein scheint, wo die orale Behandlung mit großen Dosen in der Übung ist.

Die gleichen Überlegungen haben dann Geltung, wenn *Vorhofsflimmern* nicht die Insuffizienz von Hause aus begleitet, sondern, was in ganz seltenen Fällen vorkommt, und auch von uns beobachtet wurde, im Verlaufe der Behandlung zeitlich so auftritt, daß man zur Annahme eines kausalen Zusammenhanges gedrängt wird. Allerdings muß man nach dem früher Gesagten eingedenk sein, daß eine Neigung zu anfallsweisem Auftreten dieser Form der Reizbildungsstörung schon früher vorhanden und vom Kranken unbemerkt geblieben, und daß das Auftreten während der Behandlung unabhängig von dieser zufälliges Ereignis sein kann. Aber auch wenn man das Vorhofsflimmern als erstmalig und digitalisbedingt ansieht, kommt man um die Annahme, die auch EDENS (3) macht, nicht herum, daß dispositionelle Momente vorliegen, welche die Digitalis zu dieser atypischen Wirkung befähigen. Hier können morphologische oder funktionelle Eigentümlichkeiten des Vorhofs eine Rolle spielen. Das plötzliche

Auftreten dieser Form der Reizbildungsstörung sollte unter allen Umständen mit einer vorübergehenden Unterbrechung der Digitalisanwendung beantwortet werden.

Die elektrokardiographischen Untersuchungen der letzten Jahre lassen keinen Zweifel darüber, daß *Reizleitungsstörungen* im Sinne der Verlängerung der Überleitungszeit von Vorhof zu Kammer (PR-Intervall), die wir als Begleiterscheinung der Herzinsuffizienz in ihrem Verhältnis zur Digitalis schon besprochen haben, auch dann unter der Behandlung auftreten können, wenn sie vorher auch nicht andeutungsweise vorhanden waren. Hier müssen dipositionelle Verhältnisse eine Hauptrolle spielen. Wir haben beispielsweise eine Verlängerung der Überleitungszeit nach einer einmaligen Injektion von 0,5 mg Strophanthin, die sonst gar keine Veränderungen zu setzen pflegt, bei einem vagotonischen Zigarettenraucher gesehen. Die fortlaufende Beobachtung dieser Sonderwirkung auf das Reizleitungssystem mittels der Elektrokardiographie erleichtert die Anwendung richtiger Dosen und Intervalle. Man wird so vorgehen, daß die Gefahr der Blockierung vermieden wird; doch wäre nichts verkehrter, als bei schwerster Herzinsuffizienz nur wegen der bestehenden Überleitungsstörung von einer Strophanthinbehandlung zurückzuschrecken. Das Verhalten muß bei einer digitalisbedingten Störung das gleiche sein wie bei einer schon vor Anwendung des Mittels vorhandenen.

γ) *Veränderung der Form des Kammerelektrokardiogramms im Verlauf der Strophanthinbehandlung.*

Außer der feineren Analyse der Rhythmusstörungen und ihrer Behandlung verdankt die Digitalispharmakologie und -therapie der elektrokardiographischen Untersuchungsmethode die Kenntnis von *Veränderungen des Erregungsablaufes*, die von jenen Rhythmusstörungen völlig unabhängig sind. Sie können durch jedes Digitalispräparat und auf jedem Einverleibungsweg bei gesunden Tieren und Menschen hervorgerufen werden, und werden auch beim behandelten Herzinsuffizienten unter bestimmten Bedingungen beobachtet. Eine befriedigende Erklärung der Entstehungsursache der wohlcharakterisierten Formänderungen des Ekgs liegt noch nicht vor. Sie wäre um so erwünschter, weil diese Phänomene ähnlich mancher Rhythmusstörung durch Digitalis ebenso entstehen wie beseitigt werden können. Im Brennpunkt des Interesses steht die Finalschwankung (T-Zacke), doch verdienen auch Größenveränderungen anderer Zacken und die Lageveränderungen des ST-Stückes besondere Beachtung. Wie beim Tier (s. S. 24) wurde auch beim gesunden Menschen mit großen Dosen ein typisches Negativwerden der T-Zacke beobachtet, genau so, wie sie im Verlauf von oraler Digitalisbehandlung nicht nur häufig gesehen, sondern auch als ein Zeichen effektvoller therapeutischer Wirkung mancherorts angestrebt wird. Sie ist keine flüchtige Erscheinung, sondern es kann Tage und Wochen dauern, bis die Rückbildung erfolgt. In Deutschland, wo man sich erst in den letzten Jahren diesen Untersuchungen mit gesteigertem Interesse zuwandte, sahen die verschiedensten Beobachter die Erscheinungen seltener eintreten und vermißten Gesetzmäßigkeiten, welche dazu berechtigen könnten, die T-Zackenveränderung als einen Indicator der Digitaliswirkung anzusehen. Wir stehen auf Grund der Einsicht in die Literatur und vor allem auch nach eigenen Beobachtungen nicht an, für die gegensätzlichen Beobachtungen der Kliniker diesseits und jenseits des Ozeans die verschiedene

Dosierung als Erklärung heranzuziehen. Dort, wo die exzessiv großen oralen Dosen zu Hause sind, wie in Amerika, ist das Negativwerden der T-Zacke das Übliche; hier, wo niedere Dosen in Übung sind, ist es die Ausnahme. Die endgültige Entscheidung bleibt einem internationalen Gedankenaustausch auf Grund eines großen Beobachtungsmaterials vorbehalten — wichtig genug ist die Frage. Als Beitrag unserer eigenen darauf gerichteten fortlaufenden elektrokardiographischen Kontrolle Herzinsuffizienter aller Phasen möchten wir folgende Ergebnisse herausstellen:

Wenn man durch intravenöse Strophanthintherapie die Grenzen therapeutischer Dosen nicht überschreitet, so hat man weder beim Eintreten noch beim Ausbleiben des therapeutischen Nutzeffektes ein Negativwerden der T-Zacke zu erwarten — wir haben es nie gesehen. Was wir beobachten konnten, waren geringe Größenschwankungen der T-Zacke, Vergrößerung des Initialkomplexes und geringe Lageveränderungen des ST-Stückes. Diese Veränderungen sind ganz unabhängig von der Intensität und Extensität der Behandlung. Sie werden bei größeren Einzeldosen und monatelanger Behandlung vermißt und können gelegentlich sogar schon bei kleinen Mengen nach einigen Tagen auftreten. Maßgebend scheint also auch für diese geringgradigen Veränderungen im positiven und negativen Sinne nicht nur die Dosis, sondern der variable Zustand des Herzmuskels zu sein.

Wenn wir niemals auf schwerere Veränderungen wie die Inversion der T-Zacke gestoßen sind, so könnte, abgesehen von der vorsichtigen Dosierung, im Strophanthin selbst der Grund liegen. Ähnlich wie bei intravenösen Injektionen Erbrechen bei Strophanthin erst bei einem höheren Prozentsatze der d. l. m. auftritt, als z. B. bei Digitoxin, könnte auch hier eine erwünschte Wesensverschiedenheit im Vergleich zur Digitalis im engeren Sinne vorliegen. [Amerikanische Literatur: s. BLUMENFELDT und STRAUSS; deutsche Literatur: BEUTTENMÜLLER, R. FISCHER, GRÜNBAUM (1, 2, 3), HERLES, KÜLBS, ROMBERG (4), SCHERF (2), STRUBELL, WINTERNITZ (1, 2).]

8. Herzinsuffizienz bei Lues des Herzens und der Gefäße.

Die Behandlung der Herzinsuffizienz folgt, auch wenn sie bei luischen Herz- und Gefäßerkrankungen auftritt, den allgemeinen Gesetzen der Digitalistherapie. Diese hat unter bestimmten Bedingungen in eine ideale Konkurrenz mit der syphilis-spezifischen Therapie zu treten. Von der Seite der Lues her ist Neosalvarsan das Mittel der Wahl, dem man vor allen Dingen bei früher nicht oder ungenügend Behandelten Jod oder Wismutpräparate vorschalten wird. Dieses von erfahrenen Klinikern empfohlene Vorgehen wird immer mehr therapeutisches Allgemeingut. Diskutiert wird nur noch die Frage, welche therapeutische Aufgabe, die Digitalis- oder Salvarsanbehandlung, den Vortritt hat. Entscheidend ist der Zustand des Herzens. Wenn die Insuffizienz nicht, was selten genug der Fall sein dürfte, während einer antiluischen Behandlung auftritt, wird man — etwa bei einem Status asthmaticus oder bei erheblichen Ödemen — die Salvarsaninjektionen erst beginnen, wenn die Kompensation ganz oder nahezu wiederhergestellt ist.

Die Abbildung, die einer älteren Arbeit von A. FRAENKEL (6) entnommen ist, zeigt an einem typischen Beispiele, wie in einem solchen Falle die Intervalle der

Strophanthininjektionen bei gleichbleibenden Dosen immer größer werden, während die Salvarsandosen sich allmählich erhöhen. Jede der beiden therapeutischen Aufgaben folgt ihrer eigenen Gesetzlichkeit. Nur wenn auf Grund derselben eine Strophanthin- und eine Salvarsanspritze zusammenfallen, können die beiden Mittel gleichzeitig injiziert werden.

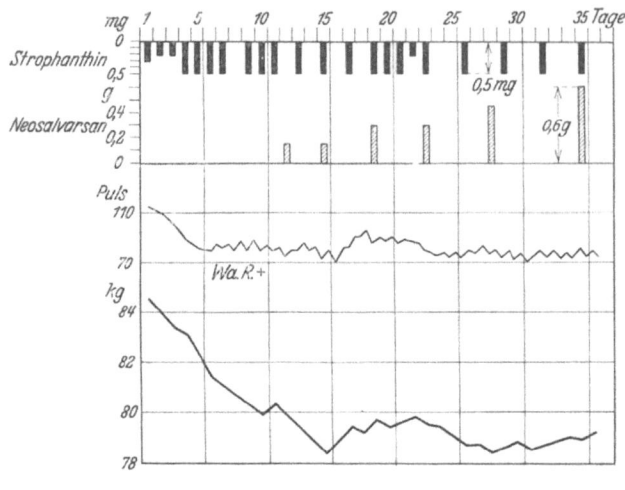

Abb. 7.

Die hierher gehörigen Krankheitsbilder bekommen häufig ihr Gepräge durch die pathologisch-klinische Eigenart des Falles und verlangen die ihnen gemäße Form der Strophanthindosierung: beispielsweise die Aorteninsuffizienz große, die Coronarerkrankung, namentlich wenn sie mit Angina pectoris verbunden ist, kleinere Dosen.

Die Augenblickserfolge gehen weit über die hinaus, welche die alte Klinik mit Quecksilber und oraler Digitalismedikation erreichen konnte. Die Dauererfolge aber sind namentlich dann getrübt, wenn die organischen Veränderungen an Herz oder Aorta hochgradig sind oder wenn gar schon eine luische Kachexie besteht.

9. Herzinsuffizienz bei Infektionskrankheiten.

Der Übergang von der oralen zur intravenösen Digitalisanwendung scheint auch allmählich den Streit der Meinungen über die Beeinflußbarkeit des Ablaufes akuter Infektionskrankheiten durch Digitalisbehandlung und den über die Größe der Dosen zu entscheiden. Eine indikationslose Anwendung als Prophylaxe gegen Herzschwäche bei Patienten mit bisher einwandfreien gesunden Herzen wird mit Recht allgemein abgelehnt. Nur wenn alte, auch völlig kompensierte Herzerkrankungen (Vitien, Hypertonie) bestehen, sind die Bedingungen für eine Präventivbehandlung gegeben.

Abgesehen von dieser kleinen für vorübergehende Behandlung in Betracht kommenden Gruppe verlangen Infektionskrankheiten erst dann die herztonische Behandlung, wenn sich Zeichen beginnender oder ausgebildeter Herzinsuffizienz einstellen (CUSHNY, MORAWITZ u. a.). Die Schwierigkeit, bei Frequenzzunahme des Pulses und Absinken des systolischen Druckes und der Amplitude Herz- und Vasomotorenschwäche voneinander zu trennen, ist wegen des meist gleichzeitigen Auftretens beider Schädigungen praktisch weniger bedeutungsvoll [BINGOLD, BRUGSCH (3)]. Man wird in zweifelhaften Fällen lieber immer das Herz tonisieren. Ein Zuviel und Zufrüh ist besser als ein Zuwenig und Zuspät.

Die Dosis selbst darf nicht zu klein bemessen werden. Sie kann das Doppelte der sonst üblichen und mehr betragen (0,5—1,0 mg), wenn und solange der Kranke sich im fieberhaften Stadium befindet. Die von HERZOG und SCHWARZ u.a. nachgewiesene höhere Verträglichkeit des Strophanthins bei künstlichem Fieber wurde am Menschen dadurch bestätigt, daß bei den verschiedensten Infektionskrankheiten nicht nur größere Dosen angewandt werden können, sondern daß auch erst diese zu günstigen Erfolgen führen.

Die auf TRAUBE zurückgehende Anwendung großer Mengen starker Digitalisinfuse [s. FRAENKEL-Berlin (1, 2)] hat sich als theoretisch richtig, aber praktisch erst als durchführbar erwiesen, seitdem es möglich ist, auf einem einfachen Wege hohe Konzentrationen an das Herz heranzubringen (s. DIMMEL). Die STRAUBsche Klinik hat das Verdienst, bei einer großen Typhusepidemie den Nachweis erbracht zu haben, daß bei einer individuellen Anwendung großer Strophanthindosen ($1/2$—1 mg pro die) keinerlei Digitalisschäden eintraten, dagegen oft eine günstige Wirkung auf den Kreislauf zu konstatieren war [BASS (1, 2, 3), H. STRAUB (3)]. In der gleichen Richtung liegen die Beobachtungen von SCHOTTMÜLLER (2), ROMBERG (2), HIRSCH (2), GROBER (2) u. a. Wahrscheinlich der erste, der sowohl bei Typhus wie bei Pneumonie große Dosen Strophanthin anwandte und damit diese Indikationserweiterung für die Strophanthintherapie anbahnte, war LIEBERMEISTER (1, 2, 3). Seitdem die großen Dosen sich bei der Pneumonie eingebürgert haben, hat die ihr eigentümliche akute Herzschwäche an Schrecken verloren [GROBER (1), PRUSIK, SCHOTTMÜLLER (2), STONE (2), UFFENHEIMER u. a.].

Schrifttum und eigene Beobachtungen liefern nicht das gleich eindeutige Beweismaterial für den Nutzeffekt des Strophanthins bei anderen Infektionskrankheiten; doch scheint das Mittel, wenn auch weniger planmäßig, bei Grippe, Scharlach, Diphtherie u. a. mit größerem Erfolg als bisher Digitalis angewandt zu werden (Scharlach: ZANDER, Diphtherie: GÖPPERT, Grippe: UFFENHEIMER, SIMICI, MORY, KUTTNER, EISNER). Die größte Erfahrung hat SCHOTTMÜLLER (1). Er war es, der Strophanthin auch bei Sepsis aller Art heranzog, wenn Herzschwäche eintrat, und dem es zu danken ist, wenn man es entgegen theoretischen Befürchtungen nicht mehr als Wagnis ansieht, sondern als Gebot, eine die septische Endokarditis begleitende Herzinsuffizienz mit Strophanthin zu behandeln. Man wird nur die Dosen niederer bemessen und nicht über 0,5 mg steigern.

10. Herzinsuffizienz bei Basedow.

Im Bereiche der Basedowschen Erkrankung hat die Strophanthintherapie ihren gesicherten Platz gewonnen und hilft, die Prognose gerade der schwersten Fälle zu verbessern. Die Tachykardie an sich ist so wenig strophanthin- wie digitalisreaktiv. Sie bietet keine Indikation und kann fortbestehen, wenn es gelungen ist, eine auf dem Boden des Basedows entstandene Herzinsuffizienz durch eine Serie von Injektionen zu beseitigen. Die Dosen dürfen nicht zu klein, aber auch nicht zu groß sein (0,25—0,4 mg), weil das Basedow-Herz eine schlechte Ansprechbarkeit mit einer hohen Empfindlichkeit vereinigt. Die Erfahrungen am Krankenbette stimmen in dieser Hinsicht mit den tierexperimentellen Untersuchungen überein (s. S. 34).

Seitdem wir jede mit Erfolg behandelte Herzinsuffizienz bei Basedow als wichtigen Grund für eine operative Behandlung ansehen und danach verfahren, erleben wir das Freibleiben von Insuffizienzrezidiven, die sonst unvermeidlich gewesen wären.

c) Hilfsbedingungen der Strophanthintherapie.

Wir weichen von dem vorgezeichneten Wege, die Strophanthintherapie als Digitalistherapie darzustellen, nicht ab, gehen ihn vielmehr bewußt bis an das Ende, wenn wir die wie für jedes Mittel und jeden Einverleibungsweg, so auch für die intravenöse Zufuhr eines reinen Körpers notwendigen *Hilfsmittel* noch in den Kreis unserer Betrachtungen ziehen. Die Frage lautet: Was kann und muß gegebenenfalls *vor* der herztonischen Behandlung durch Digitalis, was *während* und was *nach* ihr geschehen?

Die alte Klinik kannte überhaupt keine Digitalistherapie ohne gleichzeitige *Bettbehandlung*. Die Diskussion darüber, ob man einen Kranken auch ohne absolute Ruhigstellung (ambulant) auf irgendeine Weise digitalisieren dürfe, kam erst auf, als Groedel (Vater) und Kussmaul die Anwendung kleiner Dosen durch Jahre empfahlen, und seitdem die Krankheitsanfänge der Herzinsuffizienz, welche sich oft bei erhaltener, wenigstens relativer Bewegungssuffizienz vollziehen, ärztlich besser bekannt sind und therapeutisch mehr beachtet werden. Hier würde das Abweichen von bewährten klinischen Vorschriften keinen Fortschritt bedeuten. Es muß daran festgehalten werden, daß bei der Behandlung auch leichter Grade von Herzinsuffizienz die Strophanthintherapie unter absoluter Ruhigstellung des Kranken durchgeführt wird und daß eine ambulante Behandlung nur dann als Nachbehandlung in Frage kommt, wenn die für sie nötige Bewegungsleistung im Rahmen der Leistungsfähigkeit des Kranken liegt. Es ist auch vom heutigen Standpunkt aus widersinnig, dem Herzen in dem Augenblick ein erhöhtes Minutenvolumen zuzumuten, in welchem durch die Therapie noch nicht einmal das nötige Ruheminutenvolumen erreicht ist. Es gibt nur eine einzige Kontraindikation gegen die Bettbehandlung des Herzinsuffizienten, die der hochgradigen Orthopnoe. Hier können und müssen zuweilen die ersten Strophanthininjektionen am sitzenden Kranken vorgenommen werden. Der Eintritt der Bettsuffizienz wird dann zum ersten Zeichen therapeutischer Wirkung und bleibt ihr bestes Adjuvans während der ganzen Dauer der Behandlung. Erst wenn die Ruhekompensation einige Zeit angedauert hat, kann allmählich die Leistung festgestellt werden, welche mit oder ohne intervalläre oder kontinuierliche herztonische Behandlung ohne Rezidivgefahr möglich ist [Fraenkel (7)].

Während der Arzt hier an Traditionen festhält oder zu ihnen zurückkehrt, nützt er die Erkenntnisse auf dem Gebiete des Salz-Wasserstoff-Wechsels zu einer früher nicht gekannten wichtigen Unterstützung jeder Digitalistherapie aus. Der Weg ging von der salzarmen reinen Milchdiät (Carel) zur *salzfreien Kost*. Sie erleichtert die Ausschwemmung offensichtlicher oder latenter Ödeme und verhindert, daß die an den Salzgehalt der Gewebe gebundene Wasserretention dem Bestreben der Digitalis zur Entwässerung entgegenwirkt. Dies tritt besonders scharf hervor, wenn die diätetische Umstellung der ersten Injektion vorangeht. So oft der Zustand des Kranken und die Umstände es erlauben, wird man vor der Einleitung der Digitalistherapie durch Salzentzug die Diurese in Gang zu bringen versuchen; nur darf man sich durch eine auf diesem mehr mechanischen Weg erzielte, meist nur scheinbare Rekompensation nicht zu einem Verzicht auf Digitalisanwendung bestimmen lassen. Der Mangel an Tonisierung wird sich immer durch ein rasch folgendes Rezidiv rächen.

Die diätetisch durchgeführte Strophanthintherapie befreit den Kranken fast unmittelbar vor dem quälenden Salzdurst und den Arzt von dem Kampfe mit dem Kranken um jeden Schluck Wasser. Die strengen quantitativen Forderungen über erlaubte und verbotene Flüssigkeitsmengen während einer Herzbehandlung stammen aus der Zeit, in der wir den Durst des Kranken noch nicht beherrschten.

Bei hochgradigen kardialen Hydropsien gelingt die Salzausschwemmung auf diätetischem Wege nicht immer; auch dem Strophanthin kann dies versagt bleiben. Während die Purinkörper (Coffein, Diuretin, Euphyllin) und das Thyreoidin in diesen Fällen nur unsichere Dienste leisten und die alte Kalomelbehandlung mit ihren starken Nebenwirkungen in Mißkredit kam, erstanden uns nach der grundlegenden Beobachtung von SAXL und HEILIG über die diuretische Wirkung der Mercuri-Salicylsäure in den höher molekularen, wasserlöslichen Komplexverbindungen *Novasurol* und vor allem im *Salyrgan* Mittel, die ebenso spezifisch, nur auf anderem Wege — dem der Gewebs- und Nierenwirkung — auf Wasser- und Salzausscheidung beim hydropisch Herzkranken wirken wie die Digitalis durch Verbesserung des Kreislaufes. (Experimentelle Untersuchungen und Literatur: s. W. HEUBNER, klinische Zusammenfassung: SIEBECK). Die durch Salyrgan unterstützte intravenöse Strophanthintherapie ist die vollendete und auf die Höhe quantitativer Therapie gebrachte Form des Digitalis und Kalomel enthaltenden alten FOTHERGILLschen Pulvers. Es will scheinen, als ob auch dieser Fortschritt nicht zu einer Weitung, sondern zu einer Verirrung der Strophanthintherapie führen könnte, wenn die Indikationsgrenzen der sich ergänzenden Mittel nicht richtig abgesteckt werden.

Die unkomplizierte Herzinsuffizienz bleibt eine Domäne der *reinen* und *ausschließlichen* Digitalis- bzw. Strophanthinbehandlung. In diesen Fällen wenden wir Salyrgan jedesmal nur dann an, wenn ein Zweifel darüber bestehen kann, ob die Gewichtskurve als Indicator der Entwässerung auf ihrer normalen Höhe angekommen ist. Wir sahen im Laufe darauf gerichteter Beobachtung, daß der Rekompensierte wie der Gesunde auf Salyrgan keinen größeren und vor allem keinen bleibenden weiteren Gewichtsverlust erleidet. Er verliert durchschnittlich nicht mehr als ein Kilogramm, und spätestens am 2. oder 3. Tag ist die Kurve wieder auf ihrer früheren Höhe. Ähnlich liegt es auch bei ganz schweren, durch Digitalis fast unbeeinflußbaren Fällen der Herzschwäche, beispielsweise bei dem letzten Stadium der Mitralstenose. Sie unterscheiden sich aber dadurch von der Normalreaktion, daß das Körpergewicht über das Ausgangsgewicht langsam weiter ansteigt. Für noch vorhandene latente Ödeme und eine im Gange befindliche, aber noch nicht vollendete Wiederherstellung der Herzkraft spricht ein stärkerer und bleibender Gewichtsverlust. Diese Form der Reaktion auf eine *orientierende Salyrganinjektion* erbringt den Beweis für die Notwendigkeit der Fortsetzung der schon mit Erfolg durchgeführten Digitalistherapie und bietet eine der Möglichkeiten, verfrühtes Abbrechen der Strophanthintherapie und dadurch Rezidive zu vermeiden.

Die eigentlichen therapeutischen Indikationen für Salyrgan bei Herzinsuffizienz sind an bestimmte Phasen und Umstände gebunden. So ist erlaubt und geboten, die Aufgabe, einen kardial Hydropischen zu entwässern, dann mit Salyrgan zu beginnen, wenn berechtigter Verdacht besteht, daß Rhythmusstörungen des Herzens einer vorangehenden Digitalisüberdosierung zur Last zu legen sind.

Hier kann man durch Salyrgan gefahrlos und ohne Zeitverlust die erste Hilfe bringen und einer rationelleren Digitalistherapie die Wege ebnen. Man muß diesen Weg auch dann gehen, wenn man sich davon überzeugt hat, daß, selbst bei anderen günstigen Herzwirkungen — und ohne jede toxischen Nebenerscheinungen — einige Strophanthininjektionen nicht zur Mobilisierung der Ödeme führen. Es ist allgemein bekannt, daß man durch solche Entwässerung das Herz wieder für Digitalis zugänglich machen kann.

Zuletzt und vor allem ist das Salyrgan in dem Kampfe gegen die *kardiale Ödemkrankheit* unentbehrlich geworden, die wir dann annehmen, wenn es auch im weiteren Verlaufe wohl zur Hebung der Herzkraft, aber nicht zu einer genügenden und dauernden Beeinflussung der peripheren Stauung kommt. Die Fälle machen durchaus den Eindruck, daß sich die Ödeme und die ihnen zugrunde liegenden Schädigungen vom Herzen in gewissen Grenzen unabhängig als zweite Krankheit entwickelten. Solange eine Ansprechbarkeit auf Digitalis überhaupt noch vorhanden ist, kann man hoffen, durch eingestreute Salyrganinjektionen, wenn auch oft erst nach monatelangem Bemühen, ans Ziel zu kommen. Seitdem die auf OEHME (1, 2) zurückgehende Erkenntnis der diuretischen Wirkung einer Säuerung des Organismus vor allem durch die Wiener Schule zur Verstärkung der Salyrganwirkung verwandt wird und hierfür das Ammoniumchlorid zur Verfügung steht, können noch weitergehende Erfolge erzielt werden. Das gleiche gilt von Decholin [BIX, FLECKSEDER (3)]. Auch selbst in digitalisrefraktär gewordenen Krankheitszuständen kann das Salyrgan noch große symptomatisch-therapeutische Dienste leisten. Wenn man die Intervalle nicht zu kurz (alle 5—7 Tage) und die Dosen nicht zu hoch bemißt (bis 1,5 ccm, höhere Dosen leisten selten mehr), wird man die mit jeder brüsken Diurese verbundenen schädigenden Nebenwirkungen vermeiden und dem Kranken seine Leiden erleichtern.

Für Salyrgan ist der intravenöse Einverleibungsweg der richtige; Voraussetzung ist aber eine besonders sorgsame Technik, denn das Quecksilberpräparat bietet die Gefahr der Endothelschädigung in höherem Maße als das Strophanthin selbst, und es kann so das in solchen Fällen meist unentbehrliche Mittel durch Thrombosenbildung den Weg für weitere intravenöse Therapie verlegen. Ist es erst dazu gekommen, so bleibt immer noch die Möglichkeit intramuskulärer Zufuhr und neuerdings auch die *intraperitoneale* Injektion. Die intramuskuläre Einverleibung scheint leider zuweilen technisch nicht richtig ausgeführt zu werden — der Kranke büßt jede Salyrganspritze in das Unterhautzellgewebe mit einer Nekrose. Die intraperitoneale Einverleibung, die auf die Verwendung von Novasurol zum gleichen Zwecke durch FUKUI NOBUTATSU und KOBAYASHI zurückgeht und zuerst von NONNENBRUCH (2) angewandt wurde, wird neuerdings von HARTL und — auch mit Strophanthin kombiniert — von FREUNDLICH empfohlen. Die günstige Wirkung bei Leberstauung mit Ascites findet durch den Meister der Pharmakologie, H. H. MEYER, die einleuchtende Erklärung, daß das Salyrgan durch die direkte Einwirkung auf die Leber den ungewöhnlichen Quellungszustand dieses Organes, die dadurch hervorgerufene Erschwerung des Durchflusses des Pfortaderblutes und damit die Drosselung des Abflusses aus der Bauchhöhle beseitigt. Auf dem Weg über die Leber, die CLAUSEN als Hauptangriffspunkt der Hg-Diurese erkannt hat, wird dann die gesamte Gewebsquellung günstig beeinflußt. Es kommt dazu, daß man intraperitoneal ohne örtliche und, wie es scheint, Allgemeinschädigung das Doppelte und Dreifache der intravenösen Dosen anwenden kann. In der Tat haben wir bei Ascites infolge kardial bedingter Lebercirrhose so frappante Wasserverluste erlebt, daß wir die Erschließung dieses Einverleibungsweges für einen großen Gewinn erachten; nur würden wir auf Grund eigener Erfahrungen das Einbringen der Hg-Präparate in die trockene Bauchhöhle nicht empfehlen. Sie macht Schmerzen, und in diesen Fällen kommt man auch intravenös zum Ziele.

Gegenüber dem Salyrgan haben alle anderen als Hilfsmittel der Digitalis in der Praxis beliebten Mittel zurückzutreten; sicher in bezug auf diuretische Wirkung. Aber auch die Herzwirkung der Methylxanthine: *Coffein, Theobromin, Theophyllin*, die ebenso wie ihre diuretische Wirkung tierexperimentell einwandfrei festgestellt ist, macht sich neben der Strophanthinwirkung praktisch kaum geltend. BISCHOFF (1, 2, 3, 4) glaubt, mit gleichzeitiger Anwendung von Strophanthin und Coffein den therapeutischen Wert zu erhöhen und gleichzeitig die Gefahr der Strophanthineinverleibung zu vermindern. Er stützt sich dabei auf die Versuche von PREOBRASCHINSKY (s. S. 33), der nach Vorbehandlung mit Coffein eine erhöhte Resistenz der Tiere gegen Strophanthin fand. Wir sahen jedoch schon (S. 33), daß nicht alle darauf gerichteten Versuche anderer Autoren mit diesen Feststellungen übereinstimmen. Dasselbe scheint bei klinischer Nachprüfung der BISCHOFFschen Empfehlung der Fall zu sein [HESS (1), PARADE]. Die Ungefährlichkeit der BISCHOFFschen Kombination, an der nicht gezweifelt werden soll, dürfte im wesentlichen nicht auf der Coffeinkomponente beruhen, sondern auf dem Übergange zu kleinen, aber noch wirksamen Dosen.

Auch für die Übung FAHRENKAMPS (4, 5), zu gleichem Zwecke der Verhinderung unangenehmer Nebenerscheinungen und der Potenzierung der Wirkung Strophanthin mit *Cardiazol* und mit anderen Derivaten des Camphers gemischt zu verwenden [s. auch FAHRENKAMP und NOCKE, RISCHÉ, KAUFMANN, WEISS (3, 4), LÖFFLER], fehlt die einwandfreie experimentelle Begründung (s. S. 33). Ohne die Beobachtung dieser erfahrenen Therapeuten in Zweifel ziehen zu wollen, muß auf die Schwierigkeit hingewiesen werden, im einzelnen Falle zu entscheiden, ob die Vertiefung der Wirkung einer bestimmten Dosis auf dem Zusatzmittel beruht oder auf veränderten Bedingungen des Herzens. Die Ungefährlichkeit auch dieses Mischpräparates könnte sich aus der wirksamen, aber vorsichtigen Strophanthindosierung der Autoren erklären. An sich haben sowohl Coffein und seine Abkömmlinge, wie das Cardiazol, aber in größeren Dosen, ihre volle Berechtigung neben Strophanthin oder anderer Digitalismedikation, sooft ein Gefäßkollaps oder zentrale Atemstörung der Herzinsuffizienz vorangehen, sie begleiten oder ihr folgen [SCHOEN (2)].

Von der Vorstellung ausgehend, daß man eine „Kardiodystrophie" mit *Traubenzuckerinfusion* beeinflussen könne, hat BÜDINGEN (1, 2) seine Therapie der Herzschwäche begründet. Wenn diese Voraussetzung auch experimentell und klinisch abgelehnt wurde, so hat sich seither doch der Traubenzucker, namentlich in der Verbindung mit Strophanthin, vielfach eingebürgert. E. MEYER hat auf Grund seiner Studien über kolloidoclastische Reaktionen bei Traubenzuckerinjektionen diese Kombination bei Herzinsuffizienz dann empfohlen, wenn sich eine zu geringe Durchblutung der Coronargefäße durch das gleichzeitige Bestehen anginöser Beschwerden verrät. Er stellte es sich so vor, daß die Wirkung auf die Coronarien auf einer Umstimmung des vagosympathischen Systemes durch die Zuckerlösung beruhe. Wir selbst haben eine Verbesserung der Strophanthinwirkung durch dieses Vehikel nie gesehen. Außerdem macht GRÜNBAUM (4) auf Grund einer reichen Erfahrung und darauf gerichteter Beobachtungen auf Gefahren aufmerksam, die bei der Verwendung dieses Adjuvans auftreten können. Er sah, namentlich wenn die Kranken nüchtern oder an Milchtagen injiziert wurden, flüchtige aber doch lästige Störungen durch die hypoglykämische Nachschwankung. Das muß beachtet werden.

Störende Nebenwirkungen scheinen dem gleichfalls zum Zwecke der Coronarwirkung als Zusatz empfohlenen *Euphyllin* [GUGGENHEIMER (1)] nicht eigentümlich zu sein. Sein dilatierender Effekt auf die Kranzarterien steht wenigstens tierexperimentell fest.

Selbst wenn man von dieser pharmakologischen Tatsache ausgeht, und wenn man dem Euphyllin wie dem Traubenzucker eine günstige Wirkung auf den Coronardurchfluß einräumt, so ist das noch keine stichhaltige Begründung einer gleichzeitigen Anwendung mit Strophanthin; denn wir haben gesehen, daß eine Besserung der Durchblutung der Coronarien keineswegs die Strophanthinwirkung einsinnig und immer in günstigem Sinne beeinflußt (KOHN und COSTOPANAGIOTIS, s. S. 33), man kann den Effekt der Kombination des Strophanthins mit einem coronargefäßerweiternden Mittel weder vorhersagen noch beherrschen, da nach den erwähnten Versuchen von KOHN und COSTOPANAGIOTIS außer der Coronarwirkung noch andere Faktoren bestehen müssen, die — bei den einzelnen Mitteln ganz verschieden — die Strophanthinwirkung bald abschwächen, bald verstärken.

Aus alledem soll nicht hervorgehen, daß der Digitalis oder dem Strophanthin eine therapeutische Monopolstellung im Bereiche der Herzinsuffizienz zukommen soll; die Heranziehung anderer Mittel mit anderen Angriffspunkten — wenn auch weniger aussichtsreich — ist im Einzelfalle durchaus gerechtfertigt — wenn nur nicht dadurch die planmäßige Digitalisanwendung unterhöhlt oder von ihr abgelenkt wird. Das geschieht zu leicht, und zu leicht werden auch mit der Kombinationsfrage Dosierungsfragen bewußt oder unbewußt vermengt. Eine feststehende Zusammensetzung der Mischpräparate droht die Dosierung zu schematisieren, ist es doch gerade der Hauptgewinn der intravenösen Therapie, daß sie individualisierend und quantitativ zugleich ist. Es ist eine Verkennung dessen, worauf es ankommt, wenn man durch Adjuvantien sich dieses Vorteiles begibt und die klare Beobachtung erschwert. Wie widersinnig erscheint es z. B., mit einem Mittel zu arbeiten, in dem neben Strophanthin noch Adrenalin, Tonephin u. a. in willkürlicher Zusammensetzung vereinigt sind!

Zusätze zu Strophanthin haben auch dann keine eigentliche Berechtigung, wenn man mit ihnen stärkere Verdünnungen des Strophanthins erzielen will, um die Gefahren der einzelnen Injektion herabzusetzen. Dieser Gedanke beruht auf der irrigen Voraussetzung, daß langsame Zufuhr, wie sie größere Verdünnung mit sich bringt, ungefährlicher sei. Im Gegenteil erleichtert sie dem Herzen die Aufnahme, müßte also stärker wirken und die Gefahren eher vergrößern (s. S. 38). Ein anderes Moment ist viel wichtiger als dieser Zeitfaktor der Injektion: die Vermehrung der technischen Schwierigkeit durch große Spritzen und klebrige Substanz wie z. B. Traubenzuckerlösung.

Auf einer ganz anderen Ebene liegt die Verbindung der *Chinin- und Chinidintherapie* mit der Digitalisanwendung. Sie will nicht die Digitaliswirkung verstärken oder abschwächen, sondern eine Ursache oder Begleiterscheinung der Herzinsuffizienz beseitigen. Die Eigenschaft der Chininpräparate, unter Erschwerung der Erholungsvorgänge und Verlängerung der Refraktärperiode alle Herzqualitäten und damit auch die heterotrope Reizbildung zu schwächen (MEYER-GOTTLIEB), kann ebensowohl dazu dienen, der Herzinsuffizienz vorzubeugen wie ihre Wiederkehr aufzuhalten. Dies gilt namentlich dort, wo es gelingt, Vorhofsflimmern zu beseitigen (Dosierung: 0,2 Chinidin. sulf. als Probedosis, dann 3mal 0,2—0,4). Doch darf man bekanntlich nur in einem kleinen Teile der Fälle, die man im einzelnen noch nicht von anderen refraktären differenzieren kann, auf die regulierende Kraft des Chinins oder Chinidins hoffen. Alle Autoren, auch die Lobredner des Chinidins, widerraten die *gleichzeitige* Anwendung von Digitalis- und Chininpräparaten, es sei denn, die Kompensation wäre wiederhergestellt. Die Anwendung bei noch bestehender Insuffizienz ist deshalb schon abzulehnen, weil das Chinin negativ inotrop wirkt und damit ein Antagonist der Digitalis ist (s. S. 33).

Die von verschiedenen, vorübergehend sogar von autoritativen Seiten erwogene gleichzeitige Anwendung von *Digitalis und Strophanthin* widerspricht schon wegen der verschiedenen Haftung der verschiedenen Körper und des dadurch unberechenbaren Umschlages der therapeutischen in die toxische Kumulation jeder auf pharmakologischen Grundsätzen beruhenden Digitalisanwendung. Ganz niedere Dosen beider Präparate brauchen praktisch nicht immer Schaden zu stiften — aber an der Gefährlichkeit in dieser Form zugeführter wirksamer Dosen ist nicht zu zweifeln. Man wird sich schon deshalb jedesmal für die Anwendung des einen oder des anderen Mittels entscheiden müssen.

Zu den überkommenen Hilfsmitteln von dauerndem Werte für die Behandlung der Herzinsuffizienz gehören das *Morphin* und seine Derivate, doch sind durch die Strophanthintherapie die Grenzen seiner Anwendung enger geworden und seine Indikationen schärfer umrissen. Es wurden schon a.O. (s. S. 87) darauf hingewiesen, wie auf der Höhe eines schweren Anfalles von kardialem Asthma die Morphininjektion auch jetzt noch geboten ist. Auch die chronische Dyspnoe als Teilglied einer bisher nicht oder nicht genügend behandelten Herzinsuffizienz läßt sie namentlich dann gerechtfertigt erscheinen, wenn die tonisierende Behandlung auf oralem Wege durchgeführt wird, und sich dadurch die befreiende Wirkung der Digitalis erst nach 1—3 Tagen geltend machen kann; ebensowenig kann und braucht in den digitalisrefraktär gewordenen Finalstadien auf eine leichte Morphinnarkose verzichtet werden. — Dagegen werden durch Strophanthin bei der Einzelinjektion und noch mehr durch die Serien derselben so intensive Digitaliseffekte erzielt, namentlich auch auf die Atmung, daß für die größte Zahl aller Fälle von Herzinsuffizienz ein so gut wie vollständiger Verzicht auf diese zweischneidige symptomatische Therapie möglich ist. Man kann geradezu die therapeutische Leistung eines Arztes auf dem Gebiete der Herztherapie nach dem Morphinverbrauch beurteilen.

Auf die *schlaferzeugende Wirkung* des Strophanthins hat FRAENKEL (5) schon 1914 die Aufmerksamkeit gelenkt. Sie beruht natürlich nicht, wie manche irrtümlich annahmen, auf einer narkotischen Nebenwirkung des Strophanthins; sie ist vielmehr der Ausdruck sichtbarer Erholung infolge des verbesserten Kreislaufes, besonders bei Kranken, die durch Dyspnoe und Ruhelosigkeit in einen Zustand hochgradiger Ermüdung gekommen waren. Sooft die Schlafstörung im Vordergrunde der Beschwerden eines Herzinsuffizienten steht, empfiehlt es sich, die ersten Injektionen am Abend zu geben oder mindestens die Tagesdosen zu teilen. Eine noch so große Herzabteilung, die diese Seite der Strophanthinwirkung beachtet, wird das Morphin fast entbehren können und dadurch zugleich den Kranken eine Wohltat erweisen und die Kräfte der Ärzte und des Pflegepersonales sparen.

d) Nachbehandlung.

Auch die erfolgreichste Überwindung einer Herzinsuffizienz bürgt nicht für eine völlige Wiederherstellung des status quo ante. Jede Rekompensation hinterläßt die Neigung zu Rezidiven. Das organische Leiden kann progredient sein; es kann die akute organische Verschlimmerung, welche die Herzinsuffizienz auslöste — auch wenn sie sich teilweise rückbildete —, die Funktion dauernd bedrohen; und außerdem besteht die Möglichkeit, daß das Herz trotz völliger Kompensation durch Digitalis im Gegensatze zu dem früheren Zustande seine Leistung nur mit erhöhter Anfangsspannung aufrechterhält, d. h. stärker dilatiert bleibt und der Grenze seiner verfügbaren Reservekraft näher gerückt ist. Um den dadurch entstehenden Gefahren zu entgehen, kamen an der Wende des Jahrhunderts ein erfahrener Herztherapeut (GROEDEL SEN.) und die führenden Kliniker jener Epoche, KUSSMAUL und NAUNYN, zu der kontinuierlichen (chronischen) Digitalistherapie. Aber die Bedeutung richtiger Nachbehandlung für die Festigung des therapeutischen Erfolges tritt erst scharf zutage, wenn man sie, ebenso wie die Rekompensation selbst, mit Strophanthin durchführt. Wir haben dabei gelernt, daß nur dann, wenn mit wenig Milligramm Strophanthin in kürzester Zeit eine vollständige Wiederherstellung früherer Leistungsfähigkeit erreicht wird, die Behandlung nach der Rekompensation abgebrochen werden darf, allerdings ohne Verzicht auf Nachkontrolle. Liegen aber schwerere organische Veränderungen an Klappen und Muskel vor, hatte die Funktionsstörung hohe Grade erreicht, ging die Rekompensation langsam vor sich, war der Strophanthinverbrauch groß (s. S. 85), und bleibt eine verminderte Leistungsfähigkeit zurück, so hängt die Zukunft des Kranken von einer Schonung ab, die größer sein muß als seine Leistungskraft, und vor allem von der intervallären Anwendung von Strophanthin. Sobald sich wieder Zeichen nachlassender Herzkraft einstellen (etwa Ansteigen des Körpergewichtes, geringe Atemnot), ist sie selbstverständlich. Auch die Eigenbeobachtung des Kranken kann bei Fehlen objektiver Zeichen wegweisend sein. Er fühlt das eintretende Strophanthinbedürfnis. Aber auch ohne alle objektiven und subjektiven Anzeichen ist die Weiteranwendung von Strophanthin in immer größer werdenden Intervallen dann mit *relativer* Anzeige geboten, wenn das Herz sehr groß und die Herzinsuffizienz sehr schwer war.

Es widerspricht nicht nur jeder pharmakologischen Kenntnis von den Digitaliskörpern — es gibt auch keinen stichhaltigen Grund ärztlicher Beobachtung, welcher für die Möglichkeit einer vielfach gefürchteten *Angewöhnung an Digitalis spricht* (s. S. 42). Die Kranken brauchen Digitalis wieder und wieder, nicht weil sie süchtig sind, sondern weil ihre fortschreitend geschädigte Herzkraft es verlangt.

Wir haben sowohl bei der Behandlung wie hier bei der Nachbehandlung der Herzinsuffizienz auf die Bedeutung des Körpergewichtes, seines Gleichbleibens oder Wiederanstieges nach der Rekompensation hingewiesen. Aber auch dieser einfache und wichtige Indicator verlangt eine genaue Berücksichtigung der Verhältnisse, die ihn nach einer vollendeten Entwässerung des Kranken beeinflussen können. Nicht immer bedeutet neue Gewichtszunahme Wasserretention. Wenn die Insuffizienz nicht zu hochgradig war und nicht zu lange angedauert hat, ist der Organismus bestrebt, zu seinem Effektivgewicht zurückzukehren. Wenn trotz des Verschwindens aller Stauungserscheinungen das Körpergewicht niedrig bleibt, so ist daran entweder eine gegen früher veränderte Lebensführung schuld (beispielsweise Verzicht auf Alkohol und Unmäßigkeit im Essen) oder, im ungünstigen Falle eine irreparable Schädigung des Allgemeinzustandes. Durch lange bestehende Herzinsuffizienz mit Wassersucht kann sich ein Zustand *kardial bedingter Kachexie* herausbilden, der erst nach der vollständigen Entwässerung voll in Erscheinung tritt. Es will scheinen, daß wir diesen Krankheitszuständen häufiger begegnen, seitdem es durch die intravenöse Strophanthintherapie allein oder in Verbindung mit den neueren diuretischen Mitteln auch bei der Ödemkrankheit schwer Herzinsuffizienter noch möglich ist, eine Entwässerung herbeizuführen. Es wird dadurch jetzt leichter werden, diese auch von WENCKEBACH schon als charakteristisch erkannten Ausgänge von Herzerkrankungen genauer zu studieren. Klinisch sind sie charakterisiert durch die Genese, durch ein nur noch für die Ruhe kompensiertes Herz und durch kardiale Lebercirrhose. Sie können sowohl bei Arteriosklerose wie bei Vitien vorkommen. Gestützt auf mit unseren identische Beobachtungen von KOVACS, ist WENCKEBACH geneigt, dieser Kachexie auch eine günstige Seite abzugewinnen, weil sie, wie er annimmt, durch Abnahme der zirkulierenden und Gesamtblutmenge und der Körpermasse auf den Verlauf chronischer Herzkrankheiten entlastend wirken kann.

VIII. Gefahren.

Wenn auch die Furcht vor den mit Mittel und Methode verbundenen Gefahren der Strophanthintherapie seit ihrem Übergang in die Lehrbücher immer mehr zurücktritt, so ist es doch auch heute noch geboten, Schädigungen zu besprechen, die von direkter oder indirekter Herzwirkung des Mittels ausgehen, oder die mit der Methode als solcher verbunden sein könnten. Im Anschluß an den ersten von FRAENKEL und SCHWARTZ selbst publizierten ungünstigen Ausgang bei einem an sich hoffnungslosen Kranken nach 3 mg in 29 Stunden folgten in Deutschland wie in Frankreich eine Reihe von Mitteilungen über Strophanthintodesfälle [VON DEN VELDEN (1), KOTTMANN (2), LUST (1), LIEBERMEISTER (1), HOEPFFNER, VAQUEZ et LECONTE (1), SCHEINDELS, TIETZEN, SCHOENEWALD, CURSCHMANN (1), MORY, RAHN, VON HOESSLIN (1, 2, 3, 4), LEHMANN]. Diese sind wohl meist auf Kammerflimmern zurückzuführen [VON HOESSLIN (2), HERING]. Die Beurteilung dieses Schrifttums auf Grund des seither vollzogenen Ausbaus der Therapie läßt keinen Zweifel darüber, daß die Schädigungen auf *Überdosierung* beruhten. CURSCHMANN (1) hat dies zuerst klar erkannt und empfahl deshalb, Ampullen von nur $1/2$ mg Inhalt in den Handel zu bringen. Das ist seither geschehen.

Vielfach waren auch die Intervalle für die hohen Dosen zu kurz bemessen oder andere Kautelen vernachlässigt, auf welche von Anfang an hingewiesen wurde. Zum Teil sollten bei Schwerkranken und sogar bei Sterbenden durch steigende Dosen Erfolge erzwungen werden. Auch kannte man und berücksichtigte man die Überempfindlichkeit bestimmter Gruppen von Herzinsuffizienz noch nicht genügend (Rhythmusstörungen, Coronarsklerose, chronische Nephritis usw.). Schließlich diskutieren einzelne Autoren die Möglichkeit, daß der plötzliche Herztod gar nicht in Beziehung zu den angewandten Mengen stand. HOEFFNER war der erste, der von einem Exitus berichtete, der einer eben in Vorbereitung befindlichen Strophanthininjektion voranging. Ähnliche Beobachtungen gehören zum Anektodenschatz vieler Ärzte. Auch heute noch wird von „gefährlichen" Methoden gesprochen und in Lehrbüchern zur Vorsicht gemahnt, obwohl die Publikation von Schädigungen und Todesfällen verstummt ist, seitdem man in Deutschland 0,5 Dosen von Strophanthin, in Frankreich ebensolche von Ouabaïn als für die meisten Fälle genügend kennengelernt hat. Die Strophanthintherapie ist sogar bei richtiger Dosierung gegenüber der Zufuhr übergroßer Digitalismengen auf enteralem Wege die gefahrlosere geworden.

Mit jeder richtig geübten Digitaliszufuhr sind wirkliche Gefahren nur dann verbunden, wenn es zur *überstürzten Entwässerung* kommt. Seit darauf gerichteter Aufmerksamkeit ist diese empirische Beobachtung von Digitalisspätschädigungen mehr in den Brennpunkt des Interesses gerückt. Nicht selten treten während einer in Gang gekommenen stürmischen Diurese, zuweilen aber auch erst nach der Entwässerung bei Arthritikern akute *Gichtanfälle* auf (H. DOLL, HERZOG und AUB). Bei latentem Diabetes kann Harnzucker, bei ausgesprochenem *Koma* während der Ausschwemmung kardialer Ödeme auftreten. Bekannt sind auch die *Verwirrtheitszustände* und das Erscheinen urämischer Symptome. Bei schon bestehender *Urämie* treten so oft Verschlimmerungen auf, daß der Nutzen der Herzkräftigung von dem durch die brüske Entwässerung angerichteten Schaden übertroffen wird. Bei älteren Männern muß an die Komplikation durch Prostatahypertrophie gedacht werden. Ohne daß sich an diesem Organe selbst etwas zu ändern braucht, kann eine rasch eintretende Ausschwemmung ebenso wie jeder Flüssigkeitsabusus außerhalb einer Herzinsuffizienz zu einer plötzlichen *Harnverhaltung* führen und zu den gerade in diesen Fällen mit der Katheterisierung verbundenen Gefahren. — Wenn der Arzt die Freude über mächtige Harnflut verliert und den therapeutischen Effekt so in Schranken zu halten weiß, daß renale und extrarenale Ausscheidung zusammen im allgemeinen nicht zu mehr als 1 kg Körpergewichtsverlust pro Tag führen, werden diese Gefahren vermieden, die oft sonst erfolgreiche Digitalisbehandlung begleiten. Die Entwässerung sollte unter idealen Bedingungen so verlaufen, daß die von dem Höchstgewichte zu dem Effektivgewichte gezogene Linie mit der Ordinatenachse einen Winkel nicht unter 45° bildet.

Es bleibt noch zu erörtern, ob und inwieweit der Einverleibungsweg des Strophanthins mit Schuld trägt an einer erst seit einer Arbeit FAHRs in einem gewaltigen Schrifttume diskutierten Beobachtung der Zunahme von *Thrombosen* und *Embolien* seit der Nachkriegszeit. Zunächst sind sich die Anatomen untereinander noch nicht darüber einig, ob es sich nicht um einen zufälligen Krankheitsgipfel handelt, wie er auch schon in früheren Zeiten vorgekommen sein soll (GRUBER). Ebenso herrscht Uneinigkeit unter den Chirurgen wie unter den Internisten über die Beziehung zwischen der Ausbreitung der intravenösen Therapie und der Zunahme des plötzlichen Herztodes durch Embolie und Thrombose. Die meisten lehnen einen kausalen Zusammenhang überhaupt ab, und alle stimmen darin überein, daß lokale Thrombosen an der Injektionsstelle, wenn sie einmal auftreten, nicht durch Embolie zur Todesursache werden. Sie sind in Hinsicht auf die Fortsetzung der Behandlung oft hinderlich, aber nicht gefährlich.

(Literatur hierzu: ADOLPH und HOPMANN, BURWINKEL, FAHR, GEISSENDÖRFER, GRUBER, HEGLER, KÖHLER, KUHN, v. LINHARDT, MARTINI und OPITZ, OBERNDORFER, OEHLER, REYE, RIPPEL, SCHLEUSING, SCHULTE, SEIFERT, B. SINGER, STRAUSS, SULGER, WAHLIG, WOLPE.)

OBERNDORFER scheint die Klärung der Kontroverse dadurch herbeigeführt zu haben, daß er die auch von ihm registrierte Häufung von Thrombosen und Embolien bei Herzkranken nicht als einen Schaden, sondern als einen Erfolg der modernen Therapie anspricht. ,,Dank einer gebesserten Herztherapie erleben die Herz- und Gefäßkranken heute ihre Lungenembolie. Die Pumpe (das Herz) hält noch aus, während die Röhren (das Venenendothel) rostig wurden, während früher die Pumpe sehr früh versagte, ehe es zu Absterbeerscheinungen an den Gefäßen kam." Damit ist jedenfalls die Strophanthintherapie exkulpiert; sie dürfte vielmehr an einer anderen, ebenso richtigen Beobachtung OBERNDORFERS einen erheblichen Anteil haben, daß, beurteilt nach den Sektionsbefunden, die Herzkranken seltener in Wassersucht sterben als früher. Diesen Feststellungen der Pathologen gegenüber können die Mahnungen HANZLIKS, der die intravenöse Injektion noch 1925 für unwissenschaftlich und gefährlich erklärt, nicht bestehen.

Mit diesen Hinweisen dürfte die Zone wirklicher und vermeintlicher Gefahren der Strophanthintherapie abgesteckt sein. Sachlich unbegründeten Warnungen gegenüber gilt für die Strophantintherapie, was MACKENZIE den Bedenken gegenüber der Digitalistherapie sagte: ,,Solange man nur ganz allgemein von gebotener Vorsicht und von der Möglichkeit plötzlichen Todes spricht, wird jeder durch diese unbestimmte Warnung von Furcht erfaßt. Dabei unterlassen es diese Autoren, ihre schlechten Erfahrungen mitzuteilen, die sie zu Warnern machen, und verhindern so, den Wert dieser Erfahrungen festzustellen. Mit ihren dunkeln Hinweisen wenden sie sich an die charakteristische Schwäche der menschlichen Natur. Denn gerade das Geheimnisvolle und Unbekannte erzeugt Furcht, während eine klare Beschreibung einer Erfahrung den Befund des Schreckens entkleiden würde."

IX. Nutzanwendung für die Digitalistherapie in engerem Sinne.

Wer in der von pharmakologischer Erkenntnis aus konzipierten und auf ihr aufgebauten Strophanthintherapie das Glied eines in langsamer Entwicklung begriffenen Ausbaues experimenteller Therapie sieht, wird die Verpflichtung nicht bestreiten, die mit dieser Therapie gewonnenen Einsichten ceteris paribus auch auf die Anwendung galenischer Präparate und ihrer Ersatzprodukte zu übertragen. Mit einer Aufteilung des Behandlungsgebietes der Herzinsuffizienz in Gruppen für enterale und solche für parenterale Digitalisanwendung allein ist es nicht getan.

Ansätze zu einer exakteren Gestaltung der alten empirischen Digitaliszufuhr begegnen wir schon in dem Bestreben, Drogen von hohem und gleichmäßigem Wirkungswerte zu erhalten. Es ist ein Fortschritt, daß durch die Pharmakopöe die ausschließliche Abgabe und Verwendung *titrierter Blätter* gesichert ist. Dagegen hat es zweifelsohne verwirrend gewirkt, wenn im Konkurrenzkampfe der Industrie ständig neue Ersatzpräparate mit dem emphatischen Hinweis auf ihren Vorzug der Standardisierung zum Angebot kommen. Zu Unrecht hielt man auch den Wegfall der jahreszeitlichen Schwankungen des Wirkungswertes der angewandten Mittel an sich schon für eine Erneuerung der Digitalistherapie, zu Unrecht billigte man bald dem einen, bald dem anderen der Präparate besonders günstige Eigenschaften zu. Sie sind alle wesensgleich, nur dem Verodigen ist der raschere Eintritt der Wirkung eigen.

Der Neigung zu fehlerhafter Unter- und Überdosierung wurde jedenfalls durch die Fülle der Präparate nicht gesteuert. Auch heute begegnet man so gut der Anwendung unterschwelliger Digitalistropfen oder massiver Überdosierung, wo nur Normaldosen Nutzen stiften und nur durch sie toxische Nebenwirkungen vermieden werden können. Man ist sich noch nicht einmal darüber einig, ob man wirklich, wie es in Amerika und unter dem Einflusse von MACKENZIE in England noch heute vielfach üblich zu sein scheint, toxische Nebenwirkungen mit in Kauf nehmen muß, um optimale Wirkungen zu erzielen. Das Beispiel richtig durchgeführter Strophanthintherapie zeigt, daß man die Beseitigung der Herzinsuffizienz herbeiführen kann und muß, ohne daß auch nur die Andeutung von Nebenwirkungen aufzutreten brauchen, welche den Patienten belästigen oder gar gefährden. Das soll deshalb auch Forderung für jede andere Form der Digitalisierung sein oder werden, denn es ist ein Grundsatz für die ganze Arzneiverordnung, nur rein therapeutische Dosen anzuwenden. Die Schwierigkeit, diese Forderung bei enteraler Zufuhr von galenischen Präparaten zu erfüllen, ist zuzugeben, denn der Weg vom Magen bis zum Herzen ist weit, der Verlust an wirksamer Substanz und damit auch die Dauer der Wirkung unberechenbar. Im Gegensatze zum Strophanthin, bei welchem infolge seiner pharmakologischen Natur geringerer Haftfähigkeit durch Kürzung oder Verlängerung der Intervalle die therapeutische Kumulation beherrscht und die toxische verhindert werden kann, liegt bei der kontinuierlichen Zufuhr, wie sie bei dem sich fester verankernden Digitalis unvermeidlich ist, eine Schwierigkeit darin, die Nachwirkung der letztverwandten Dosen abzuschätzen und damit die andere, genug und doch nicht zuviel zuzuführen.

Das Individualisieren im Verlaufe der Behandlung ist dadurch bei Digitalis gegenüber dem Strophanthin erschwert und kann nur durch die Verkleinerung der Dosen, nicht aber durch Veränderung der zeitlichen Abstände erreicht werden. Ebenso verstößt wegen der Unberechenbarkeit der Nachwirkung ein Steigen der Dosen während der kontinuierlichen Anwendung bei Digitalis in weit höherem Maß als bei Strophanthin gegen jedes pharmakologische Prinzip.

Das WITHERINGsche Verdienst wird nur unvollständig gewürdigt, wenn man es ausschließlich in der Entdeckung der harntreibenden Wirkung bei Wassersüchtigen sieht. Er hat auch schon die *Dosierung der Blätter* gefunden, zu welcher man wieder mehr und mehr zurückkehrt und welche den Vergleich mit der Strophanthintherapie verträgt.

Eine gemeinsam mit Herrn Prof. HEUBNER angestellte Umfrage bei 45 deutschen führenden Klinikern und Krankenhausärzten, für deren Beantwortung an dieser Stelle gedankt sei, ergab, daß die in den meisten Lehrbüchern als

Standarddose empfohlene Tagesgabe von 0,3 g Digitalisblätter (3mal 0,1) die meist gebrauchte Anfangsdose ist, die nach dem therapeutischen Erfolg im Verlaufe der Behandlung erniedrigt oder erhöht wird. Andere scheuen auch größere Anfangsdosen nicht, und mehrere, darunter sogar jüngere Kliniker, hängen noch an dem alten Infus, gegen das nur von zweien grundsätzlich protestiert wird. Die Verwendung einer Präparation, die dazu noch nicht haltbar ist und schlecht schmeckt, kann trotz ihres ehrwürdigen Alters nicht mehr gerechtfertigt erscheinen, wenn man die Digitalistherapie ebenso quantitativ gestalten will wie die Strophanthintherapie. Von hier aus gesehen, ist es unter Ablehnung jeden Vergleiches der Froschdosen rein auf empirischer Basis geboten, 3mal 0,1-Tagesdosen titrierter Blätter oder ihrer Äquivalente 0,5 mg Strophanthin als Anfangsdose gleichzusetzen, mit der selbstverständlichen Voraussetzung einer bei Digitalis langsam und nur bei weiterer Zufuhr einsetzenden Wirkung. Die weitere Dosierung hat bei der Digitalistherapie den gleichen Gesetzen zu folgen, die wir für das Strophanthin kennengelernt haben: unter strenger Beachtung der Indicatoren der Wirkung — und außerdem noch in diesem Fall oraler Zufuhr unter Berücksichtigung der Verträglichkeit — muß nach Eintreten deutlicher Wirkung die Gesamtzufuhr verringert werden. Hier ist dies nicht mit einer Verlängerung der Zufuhrintervalle wie beim Strophanthin möglich, sondern nur mit einer Senkung der Tagesdosis auf 0,2—0,1. Auch für die Dauer der Nachbehandlung gelten für jede Art der Digitalistherapie die gleichen Grundsätze. Sie muß über die groben Zeichen der Rekompensation hinaus, beispielsweise über die Entwässerung fortgesetzt und wiederholt werden, ehe sich wieder Rezidive einstellen. Ihre Vermeidung ist auch hier wie bei Strophanthin außer von dem Verhalten des Patienten von einer planmäßigen Weiterbeobachtung und frühzeitigen Wiederbehandlung abhängig. Dagegen widerspricht es pharmakologisch-klinischer Gestaltung der Digitalistherapie, die zu verwendende Gesamtmenge von vornherein nach der Schwere des Falles in Grammen abzuschätzen.

Diese Empfehlung von auf den Gesetzmäßigkeiten der Strophanthintherapie beruhenden Anfangs- und späteren Dosen galenischer Präparate will nichts Neues bringen, will noch weniger der Individualisierung im Einzelfall entgegenstehen und Schematismus begünstigen. Sie geht vielmehr aus von dem Gedanken einer einheitlichen Gestaltung dieser wichtigen therapeutischen Aufgabe des Arztes und will auch für orale und rectale Anwendung stärker die quantitativen Gesichtspunkte in den Vordergrund rücken. Auch dabei ist es wie bei der Strophanthintherapie von prognostischem Werte zu wissen, wieviel Digitalis und in welcher Zeit zur Beseitigung einer Herzinsuffizienz nötig war. Wenn wir diesen Weg einheitlicher Medikation gehen, erleichtern wir die gegenseitige Verständigung über Digitalistherapie und verwalten das hohe WITHERINGsche Erbe am besten.

Zugleich eröffnet sich eine weitere Perspektive. Es ist eine bis ins Altertum zurückgehende Erkenntnis, daß Krankheiten, und nicht nur infektiöse, zeitlichen und örtlichen Einflüssen unterworfen sind. Seitdem wir wissenschaftliche Therapie treiben, erleben wir, daß neben der Variabilität des Virus und der Konstitution auch die Fortschritte der Therapie einen Wandel des Charakters einer Krankheit beeinflussen können. Diphtherie — Tetanus — Lues — um nur einige herauszugreifen — nehmen seit Entdeckung des Diphtherie- und Tetanusserums und seit der des Salvarsans einen so günstigen Verlauf, wie man es früher nicht kannte. Diese Krankheiten haben zum Teil den Schrecken verloren. Ähnliches wie die kausalspezifischen Heilmittel vermögen unter Umständen auch rein symptomatische, wenn anders sie auf wissenschaftlichem Untergrunde stehen und nach richtigen Grundsätzen und in Frühstadien angewandt werden. Beispielhaft ist der abortive Verlauf der Lungentuberkulose bei rechtzeitig einsetzender Pneumothoraxbehandlung. Eine Erneuerung der Digitalistherapie, gepaart mit den Fortschritten in der Erkenntnis des Krankheitsentstehens und -geschehens, scheint Ähnliches auf dem Gebiete der Herzkrankheiten leisten zu können.

Die Nutzbarmachung der probatorischen Strophanthininjektion zur Frühdiagnostik, die Frühbehandlung des vom Herzen her versagenden Kreislaufes, die Beschränkung oraler Zufuhr von Digitalispräparaten auf die bestimmten ihr noch zugänglichen Phasen und ihre rationelle Durchführung, die ausgedehnte Verwendung der intravenösen Strophanthinmethode, nicht wenn andere Mittel versagen, sondern ehe sie es tun, die Vermeidung von Rezidiven durch intervalläre Behandlung mit relativer Indikation — alle diese hier in Wort und Bild gezeigten Wege können mit der Zeit das Gesicht der chronischen Herzinsuffizienz verändern, indem sie seine Züge mildern. Ärzte, die verkünden, daß die schwer Herzkranken seit Strophanthin länger leben, weniger leiden und leichter sterben, Anatomen, die lehren, daß seltener wie früher hydropisch Gestorbene zur Sektion kommen und die Zunahme plötzlichen Abschlusses des Lebens durch Embolien bei trockener Herzinsuffizienz — all das spricht dafür, daß diese Entwicklung schon im Gange ist.

Literatur.

ADOLPH, C. H., und R. HOPMANN: Beitrag zur Frage des gehäuften Auftretens von Thrombosen und Embolien und ihre Beziehungen zur intravenösen Therapie. Med. Klin. **1928**, Nr 46, 1792. — AGASSIZ, C. D. S.: Observation upon the effects of strophanthin in cases of auricular fibrillation. Heart 3 (1912). — ALDENHOVEN, H.: Eine neue Methode zur fortlaufenden Atemregistrierung. Klin. Wschr. **1933**, 427. — ANTHONY, A. J.: Methodisches zur Registrierung der Atmung. Arch. f. exper. Path. **169**, 498 (1933). — AUBEL, VAN: Sur un nouveau mode d'emploi de la digitoxine et de la strophanthine dans des cas graves de faiblesse cardiaque. Bull. Acad. Méd. Belg., IV. s. 8, 642 (1894).

BACCELLI, G.: (1) Le iniezioni intravenose dei sali di chinina. Riforma med. **1890** — (2) Über intravenöse Injektionen mit Sublimat. Berl. klin. Wschr. **1894** — (3) Sulla tachicardia parossistica essentiale. Gazz. Osp. **1907**, Nr 80 — (4) Intorno un caso di tachicardia parossistica essentiale, trattato con le iniezioni intravenose di strofantina. Atti della Regia Acad. medic. di Roma **1907** — (5) La via delle vene aperta ai medicamenti eroici. Roma tip. Nazion. Bertero e. C. **1907** — (6) Livre jubilaire du professeur Teissier 1910. — BACHMANN, G.: Sphygmographic study of a case of complete heart-block. A contribution to the study of the action of strophanthus on the human heart. Arch. int. Med. 4, 238 (1909). — BAGINSKY, A.: Strophanthin bei Kompensationsstörungen des Herzens. Arch. Kinderheilk. **65**, 26 (1916). — BANSI, H. W.: Zur Frage der Berechtigung der prophylaktischen Digitalistherapie. Med. Welt **1932**, Nr 40, 1433. — BASS, E.: (1) Über die Behandlung der Kreislaufstörungen bei Typhus abdominalis mit intravenösen Strophanthingaben. Z. klin. Med. **114**, 233 (1930) — (2) Strophanthintherapie bei Typhus abdominalis. Verh. dtsch. Ges. inn. Med. **1930**, 264 — (3) Über die Behandlung der Kreislaufstörungen bei Typhus abdominalis und anderen Infektionskrankheiten. Zbl. inn. Med. **1932**, Nr 32, 1143. — BECO, DE: Ouabaïne — Digitaline (Pharmacodynamie et clinique). Rev. belge sci. méd. avril 1931. — BEUTTENMÜLLER: Klinische Beobachtungen über die Form des Elektrokardiogrammes bei Änderung der Herzkraft. Zbl. Herzkrkh. **1919**, 145. — BINGOLD, K.: Die Kreislaufschwäche bei akuten Infektionskrankheiten und ihre Therapie. Ther. Mh. **1921**, H. 20, 617. — BISCHOFF, L.: (1) Vorläufiger Bericht über Versuche mit der Kombination Strophanthin-Coffein. Verh.

dtsch. Ges. inn. Med. **1930**, 269 — (2) Weiteres über die intravenöse kombinierte Strophanthin-Coffein-Injektion. Z. Kreislaufforsch. **22**, 573 (1930) — (3) Die Strophanthin-Coffein-Spritze in der Praxis. Z. Kreislaufforsch. **1931**, H. 13 — (4) Meine Behandlungsart der Herzinsuffizienz Schweiz. med. Wschr. **1933**, Nr 5, 114. — Bix, H.: Beitrag zur Diuresetherapie. Wien. klin. Wschr. **41**, 1080 (1928). — Bizette: Contribution à l'étude des contre-indications d'ordre renal pour l'emploi de l'ouabaïne chez les cardiaques. Thèse Legrand Editeur, Paris 1925. — Blau, R.: Die intrakardiale Injektion. Dtsch. med. Wschr. **1921**, Nr 30, 865. — Blühdorn, K.: Zur Klinik der primären Herzdilatation im frühen Kindesalter. Mschr. Kinderheilk. **29**, 193 (1925). — Blühdorn, K., und F. Müller: Herz- und Gefäßmittel im Kindesalter. Beih. z. Med. Klin. **26**, 47 (1930). — Blumenfeldt, E., und Sp. G. Strauss: Der Einfluß der Digitalis auf die Finalschwankung des Elektrokardigrammes. Z. exper. Med. **113**, 502 (1930). — Böttcher, P. G.: Die richtige Dosierung oral verabfolgten g-Strophanthins. Dtsch. med. Wschr. **1929**, Nr 10. — Bordet, E., und J. Yacoel: Les contre-indications de la Digitale dans certaines variétés d'insuffisance cardiaque. Arch. Mal. Cœur. **17**, 335 (1924). — Brugsch, Th.: (1) Die arzneiliche Behandlung der chronischen Herzinsuffizienz. Fortbildungslehrgang Bad Nauheim 1929, ref. Ther. Gegenw. **31**, 467 (1922) — (2) Lehrbuch der Herz- und Gefäßkrankheiten. Berlin 1929 — (3) Über die Digitalis in der Verbreitung der kardialen und in der Behandlung der vasomotorischen Kreislaufschwäche. Med. Klin. **1933**, Nr 9, 285. — Büdingen, Th.: (1) Ernährungsstörungen des Herzmuskels, ihre Beziehungen zum Blutzucker und ihre Behandlungen mit Traubenzuckerinfusionen. Leipzig: Vogel 1917 — (2) Grundzüge der Ernährungsstörungen des Herzmuskels und ihre Behandlungen mit Traubenzuckerinfusionen. Dtsch. med. Wschr. **1919**, Nr 3, 64. — Burwinkel, O.: Die Zunahme der Lungenembolien. Münch. med. Wschr. **1928**, 1129.

Cahen: Toxicités comparées de l'ouabaïne et de la g-strophanthine par la méthode d'Hatcher-Magnus chez le chien. Gaz. Hôp. **1929**. — Calandre: L'ouabaïne dans la tachycardie paroxystique. Archivos Cardiol. **1922**. — Castaigne: Les injections intrapéritonéales en thérapeutique. J. de praticiens **32**, 502 (1911). — Cheinisse, L.: La strophanthine et l'ouabaïne. Presse méd. **1921**, Nr 23, 226. — Claussen: Über die Diurese der Herzkranken. I. Teil. Vom Wesen der Salyrgandiurese. Z. exper. Med. **83**, 231 (1932). — Clerc et Bascourret: De quelques reflexions sur l'emploi raisonné de l'ouabaïne et sur l'intérêt de son utilisation en cures prolongées. J. méd. et chir. pratiques **104**, IIe cahier 1933. — Cloetta: Über den Einfluß der chronischen Digitalisbehandlung auf das normale und pathologische Herz. Arch. f. exper. Path. **59**, 209 (1908). — Condorelli, L.: Die Ernährung des Herzens und die Folgen ihrer Störung. Leipzig: Steinkopff 1932. — Cornwall, E.: Practical points in the use of strophanthus. Med. Rec. **92**, 451 (1917). — Credé: zitiert bei Mendel. — Crispolti, C.: Sull'azione della strofantina. Estratto dal Policlinico **16**, M. (1909). — Curschmann, H.: (1) Über Gefahren der intravenösen Strophanthinbehandlung. Ther. Mh. **1916**, H. 6, 284 — (2) Neuere Anschauungen über Entstehung, Vorbeugung und Behandlung der Arteriosklerose. Slg Abh. Verdgskrkh. **6**, H. 5 (1920). — Cushny, A. R.: The action and uses in medicine of digitalis and its allies. London 1925.

Danielopolu, D.: (1) Recherches sur l'action de la strophanthine en injection intraveneuse dans les affections du cœur. Arch. Mal. Cœur **1908**, 624 — (2) Arrhythmie infolge von Störungen in der Contractilität des Myokards. Alternierender Rhythmus. Rev. ştiinţ. med. **1911**, Nr 11 — (3) Le traitement à la strophanthine par la mode des doses fractionées. Presse méd. **29**, 762 (1921) — (4) L'action comparée de la digitale et des strophanthines. Presse méd. **31**, 273 (1923). — Dimitracoff, C.: L'ouabaïne Arnaud. Propriétés pharmacodynamiques et thérapeutiques. Thèse Maloine Editeur, Paris 1922. — Dimmel, H.: Herz- und Gefäßtherapie bei hochfieberhaften Krankheiten. Ärztl. Prax. **1928**, Nr 1, 12. — Doll, H.: Über das Auftreten akuter Gichtanfälle bei der Ausschwemmung kardialer Ödeme. Klin. Wschr. **1923**, Nr 9. — Doll, K.: Über intravenöse Strophanthintherapie in der Praxis. Münch. med. Wschr. **1926**, Nr 35, 1437. — Domarus, A. von: Diagnostik und Therapie der akuten Herz- und Kreislaufschwäche. Ärztl. Rdsch. **31**, 173 (1921).

Edens, E.: (1) Die Digitalisbehandlung. Berlin: Urban & Schwarzenberg 1916 — (2) Die medikamentöse Behandlung der Kreislaufschwäche. Zbl. Herzkrkh. **12**, Nr 17 (1920) — (3) Die Krankheiten des Herzens und der Gefäße. Berlin: Julius Springer 1929. — Egglestone, C., and White: The adsorption of strophanthin following sublingual and perlingual administration. J. amer. med. Assoc. **89**, 583 (1927). — Eisner, G.: Beitrag zur Grippebehandlung. Besonders über die Verwendung von Strychninum nitricum gegen die Kreislaufschwäche. Berl. klin. Wschr. **1920**, 517. — EPPINGER, H., F. KISCH und H. SCHWARZ: Das Versagen des Kreislaufes. Berlin: Julius Springer 1927. — ETIENNE und GERBAUT: Les spasmes artériels par le strophanthus et le digitaline. Bull. Soc. méd. Hôp. Paris **50**, 1683, 1685 (1926).

FAHR, TH.: Über eine neuerdings beobachtete Häufung von Todesfällen an Thrombose und Lungenembolie. Klin. Wschr. **1927**, 2179. — FAHRENKAMP, K.: (1) Elektrokardiographische Untersuchungen über die Einwirkung der Digitalis bei der Arrhythmia perpetua mit Demonstrationen. Verh. dtsch. Ges. inn. Med. **1914**, 379 — (2) Klinische und Elektrokardiogramm-Untersuchungen über die Einwirkung der Digitalis und des Strophanthins auf das insuffiziente Herz. Dtsch. Arch. klin. Med. **120**, 1 (1916) — (3) Zur Digitalisbehandlung der Herzrhythmusstörungen. Der prakt. Arzt **1922**, H. 5 u. 6 — (4) Zur Kenntnis der Kombination intravenöser Strophanthin-Campherbehandlung. Med. Klin. **1927**, Nr 6 — (5) Die hausärztliche Behandlung des chronischen Herzkranken. Med. Welt **1927**, Nr 46 u. 47. — FAHRENKAMP, K., und H. NOCKE: Zur Kenntnis der Kreislaufwirkung bei der kombinierten Digitalis-Cardiazol-Coramin-Behandlung. Med. Klin. **24**, 910 (1927). — FAUCHEUX: Insuffisance aiguë du cœur gauche et son traitement par le strophanthus. Thèse de Montpellier 1920. — FILIP, L.: Eine einfache Regel für die Differentialindikationen der Strophanthus- und Digitalistherapie. Verh. dtsch. Ges. Kreislaufforsch. **1931**, 55. — FISCHER, R.: Elektrokardiographische Beobachtungen am Menschen über die Wirkung von Digitaliskörpern bei Myokarditis. Verh. dtsch. Ges. Kreislaufforsch. **1931**, 73. — FLECKSEDER, R.: (1) Intrakardiale Anwendung von g-Strophanthin gegen Kollaps und Koma. Wien. klin. Wschr. **1928**, 1253 — (2) Herz- und Gefäßmittel, Diuretica und Specifica, ihre Anwendung bei Kreislaufstörungen nach klinischen und pharmakologischen Gesichtspunkten. Abh. a. d. Gesamtgeb. d. Med. Wien: Rikola-Verlag 1923 — (3) Steigerung der entwässernden Wirkung des Salyrgans zu Höchstleistungen. Wien. klin. Wschr. **1930**, Nr 5, 136. — FLEISCHMANN, P.: Über intravenöse Strophanthintherapie bei Verwendung von g-Strophanthin crystallis. Verh. dtsch. Ges. inn. Med. **1909**, 369. — FLEISCHMANN, P., und H. WJAMENSKY: Erfahrungen über Strophanthininjektionen. Allg. med. Zentralztg **1909**, 238. — FLESSINGER, CH.: Les doses massives et prolongées d'ouabaïne dans l'asystolie. J. des praticiens. Mai 1926. — FOCKE, C.: (1) Zur Strophanthintherapie. Ther. Gegenw. **1906** — (2) Über Strophanthus, dessen Präparate und Anwendung in der Praxis. Z. ärztl. Fortbildg **1909**, Nr 1. — FRAENKEL, A.: (1) Zur Digitalistherapie. Über intravenöse Strophanthintherapie. Verh. dtsch. Ges. inn. Med. **1906**, 257 — (2) Über Digitalistherapie. Erg. inn. Med. **1** (1908) — (3) Über die Gefahren der intravenösen Strophanthintherapie. Ther. Mh. **23**, H. 2 (1909) — (4) Chronische Herzinsuffizienz und intravenöse Strophanthintherapie. Münch. med. Wschr. **1912**, Nr 6 u. 7 — (5) Zur Behandlung der Schlaflosigkeit bei Herzinsuffizienz. Ther. Gegenw. **1914**, H. 5 — (6) Syphilis der Brustorgane. In: Die Syphilis von E. Meirowsky und F. Pinkus. S. 84. Berlin: Julius Springer 1923 — (7) Über Bewegungs- und Ruhetherapie bei chronischen Herzkrankheiten. Dtsch. med. Wschr. **1926**, Nr 20 — (8) Wesen und Bedeutung der intravenösen Strophanthintherapie. Vortrag a. d. 1. Lehrgang a. d. Speyererhof, August 1930, ref. Ther. Gegenw. **1930** — (9) Über die akute Digitaliswirkung zur Feststellung beginnender Herzschwäche. Dtsch. med. Wschr. **1931**, Nr 46 — (10) Quantitative Digitalistherapie. Der Weg zur rationellen Therapie. Lehrgang 1932 auf dem Speyererhof, August 1932. Leipzig: Thieme 1933. — FRAENKEL, A., und DOLL: (1) Die intravenöse Strophanthintherapie und ihre Bedeutung für eine prognostische Beurteilung der chronischen Herzinsuffizienz. Dtsch. Arch. klin. Med. **1923**, 143 — (2) Über Digitalisreaktivität und die verschiedenen Methoden der Digitaliseinverleibung. Ther. Gegenw. **1926**. — FRAENKEL, A., und SCHWARTZ: Über intravenöse Strophanthininjektionen bei Herzkranken. Arch. f. exper. Path. **57** (1907). — FRAENKEL, A.-BERLIN: (1) Lungenkrankheiten. Berlin: Urban & Schwarzenberg S. 372. 1904 — (2) Einiges über die Behandlung der Pneumonie. Ther. Mh. **1915**, 533. — FRANK, E.: Erkennung und Behandlung des Kranzgefäßverschlusses und seine Folgen. Ther. Gegenw. **74** (1933). — FREUD, P., und H. H. MEYER: Über nicht zündende Subcutaninjektionen entzündlich wirkender Heilmittel. Dtsch. med. Wschr. **1922**, Nr 37, 1243. — FREUNDLICH, J.: Über intraperitoneale Arzneibehandlung. Klin. Wschr. **1933**, Nr 28, 1095.

GAGNIÈRE, G.: De la posologie de la digitale et de l'ouabaïne précisée par leur action dans l'arrythmie complète. Lyon: Thèse Imprimérie intersyndicale Lyonnaise 1922. — GALLO, S.: La Estrofantina amorfa en injecciones endovenosas en las enfermedades del corazon. ,,Las Ciencias" Libreria de Nicolas Marana Buenos Aires **1908**. — GEIGEL, R.: Lehrbuch der Herzkrankheiten. München: J. F. Bergmann 1920. — GEISSENDÖRFER, R.: Die postoperativen tödlichen Lungenembolien der chirurgischen Universitätsklinik Göttingen in den Jahren 1919—1928. Klin. Wschr. **1930**, 737. — GELBART, M.: Über den Einfluß der Digitalis auf frisch entstandene Klappenfehler. Arch. f. exper. Path. **64**, 167 (1911). — GÖPPERT: Analeptica bei Diphtherie. Ther. Halbmh. **34**, 32 (1920). — GORDINIER, H. C.: Digitalis in the treatment of auricular fibrillation and a report of three cases of arhythmia. Med. Rec. **92**, Nr 11 (1917). — GOSMANN, W.: Zur Klinik der Mitralstenose auf Grund quantitativer Digitalis- (Strophanthin-) Therapie. Klin. Wschr. **51**, 2332 (1931). — GRASSMANN, K.: Zur Behandlung von Asthma cardiale und Lungenödem. Münch. med. Wschr. **2**, 51 (1924). — GROBER: (1) Erfahrungen über Ersatzmittel der Digitalisdroge. Med. Klin. **31**, 1147 (1909) — (2) Besonderheiten im Verlauf und Behandlung des Typhus im Felde. Dtsch. med. Wschr. **1915**, Nr 10, 281. — GROEDEL, J.: Bemerkungen zur Digitalisbehandlung bei chronischen Kreislaufstörungen, insbesondere über kontinuierlichen Gebrauch von Digitalis. Verh. dtsch. Ges. inn. Med. **1899**, 283. — GROSCURTH, G., und H. W. BANSI: Das Verhalten des Kreislaufes bei körperlicher Arbeit. Klin. Wschr. **1932**, 2022. — GRUBER, G.: Embolie und Thrombose. Klin. Wschr. **1930**, Nr 16, 721. — GRÜNBAUM, F.: (1) Kontrolle der Digitalisbehandlung durch das Elektrokardiogramm. Z. klin. Med. **116**, 746 (1931) — (2) Elektrokardiographische Untersuchungen über Wirksamkeit verschiedener Digitalispräparate im Vergleich klinischer und pharmakologischer Wertigkeit. Z. klin. Med. **120**, 415 (1932) — (3) Veränderungen des Elektrokardiogrammes als Gradmesser therapeutischer und pharmakologischer Digitaliswertigkeit. Münch. med. Wschr. **1932**, Nr 35 ,1393 — (4) Wird die intravenöse Strophanthinbehandlung durch Zusatzpräparate ungefährlicher? Münch. med. Wschr., Jubiläums-Heft **1933**, 22 — (5) Beitrag zur klinischen Bedeutung des Cheyne-Stockesschen Atmens. Zbl. Herz- u. Gefäßkr. **15**, 295 (1923). — GRUNENWALD: La pression moyenne dans les états d'insuffisance cardiaque. Colmar: Imprimérie des dernières nouvelles de Colmar 1933. — GUGGENHEIMER, H.: (1) Euphyllin intravenös als Herzmittel. Ther. Halbmh. **35**, 18 (1921) — (2) Digitalisindikation bei akuter Glomerulonephritis. Dtsch. med. Wschr. **1919**, Nr 9, 229. — GUTHMANN, H.: Intrakardiale Einspritzungen von Adrenalin-Strophanthin bei akuten Herzlähmungen. Münch. med. Wschr. **1921**, 24.

HANZLIK: zitiert bei H. HANDOVSKY. Über die intravenöse Injektion. Dtsch. med. Wschr. **1925**, Nr 3, 98. — HARTL, K.: Intraperitoneale Injektion von Salyrgan. Klin. Wschr. **1933**, Nr 4, 148. — HASENFELD, A.: Die intravenöse Strophanthintherapie. Budapesti Orvosi Ujsag **1906**, Nr 51. — HATCHER, A.: Note on strophanthin. J. amer. med. Assoc. **54**, 1050 (1910). — HEDINGER, M.: (1) Neue Mitteilungen zur intravenösen Strophanthintherapie. Münch. med. Wschr. **1907**, Nr 41 — (2) Über die Wirkungsweise von Nieren- und Herzmitteln bei nierenkranken Menschen. Münch. med. Wschr. **1912**, 1098. — HEFFTER, A.: Sind die Strophanthine des Handels pharmakologisch gleichwertig? Ther. Mh. **23**, 45 (1909). — HEGLER: Zunahme der Thrombosen und Embolien. Dtsch. med. Wschr. **1927**, 1755. — HEILMEYER, L.: (1) Klinische Farbstoffmessungen. Habilitationsschrift Jena 1928 — (2) Der Blutfarbstoffwechsel bei dekompensierten Herzkranken. Verh. dtsch. Ges. inn. Med. **1931**, 169 — (3) Die Funktionsprüfung des Kreislaufes. Zbl. inn. Med. **1932**, Nr 5, 130. — HEINEKE, A.: Theoretisches und Klinisches zur extrarenalen Ausscheidung kardialer Ödeme. Dtsch. Arch. klin. Med. **130**, 60 (1919). — HERING, H. E.: Der Sekundenherztod mit besonderer Berücksichtigung des Herzkammerflimmerns. Berlin: Julius Springer 1917. — HERLES, F.: Einfluß der Digitalis auf das Elektrokardiogramm. Verh. dtsch. Ges. Kreislaufforsch. **1931**, 86. — HERXHEIMER: zitiert bei MENDEL. — HERZOG, FR.: (1) Über Strophanthindosierung. Verh. dtsch. Ges. klin. Med. **1930**, 266 — (2) Über die Gesetze der Digitalis-Strophanthin-Therapie. Verh. dtsch. Ges. Kreislaufforsch. **1931**, 45 — (3) Bedeutung der Röntgenuntersuchung bei kardialer Lungenstauung. Fortschr. Röntgenstr. **44**, 442 (1931) — (4) Über röntgenologische Vergleichsdiagnostik der Herzinsuffizienz bei Strophanthinbehandlung. Verh. dtsch. Röntgen-Ges. **23** (1931) — (5) Die Strophanthinbehandlung bei Herzinsuffizienz. Zbl. inn. Med. **1932**, Nr 33. — HERZOG, F., und R. AUB: Über ausschließliche Digitalisbehandlung insuffizienter Herzkranker aller Stadien mit k-Strophanthin auf intravenösem Wege. Dtsch. Arch. klin. Med. **166**, 129 (1930). — HESS, O.: (1) Diskussionsbemerkung. Verh. dtsch. Ges. Kreislaufforsch. **1931**, 65 — (2) Einiges zur Behandlung der croupösen Pneumonie. Münch. med. Wschr. **1931**, 2078. — HEUBNER, W.: Quecksilber als Diureticum. In: ,,Der Weg zur rationellen Therapie" von A. Fraenkel. S. 24. Leipzig: Thieme 1932. — HIRSCH, C.: (1) Über

Digitalis und Digitalistherapie. Dtsch. med. Wschr. **1923**, Nr 36, 37 u. 38 — (2) Zur Strophanthintherapie bei Typhus abdominalis. Med. Klin. **1930**, 1247. — HOCHHEIM, H.: Klinisches und Experimentelles über g-Strophanthin. Zbl. inn. Med. **1906**, Nr 3. — HOCHREIN, M.: Der Coronarkreislauf. Berlin: Julius Springer 1932. — HOCHREIN, M., und SCHNEYER: Klinische Pneumotachographie. Brugsch, Erg. Med. 18 (1933). — HOEPFFNER, CH.: Beiträge zur intravenösen Strophanthintherapie. Dtsch. Arch. klin. Med. 92, 485 (1908). — HOESSLIN, H. VON: (1) Zur Frage des langsamen und akuten Herztodes. Klin. Wschr. **1924**, 819 — (2) Der plötzliche Herztod. Ärztl. Fortbildungskurs Bad Nauheim. S. 21. Leipzig: Thieme 1927 — (3) Akuter Herztod und Strophanthintod. Münch. med. Wschr. **1928**, Nr 15, 652 — (4) Der Herztod des Menschen. Med. Klin. **1931**, Nr 16, 573. — HOFFMANN, A.: (1) Die Behandlung der akuten Kreislaufschwäche, insbesondere bei akuten Infektionskrankheiten. Dtsch. med. Wschr. **1912**, Nr 40, 1865 — (2) Zirkulationskrankheiten. II. Digitalistherapie. Jkursc ärztl. Fortbildg 5, 24 (1914). — HORNUNG, O.: Beitrag zur intravenösen und subcutanen Anwendung von Herzmitteln. Münch. med. Wschr. **1908**, Nr 39, 2044.

JARISCH, A.: Digitalistherapie. Erg. Med. 2. — JOHANNESSOHN, F.: Neuere Herzmittel. Z. ärztl. Fortbildg 16, 351 (1919). — JOHANNESSOHN und SCHAECHTL: Klinischer Beitrag zur Strophanthusfrage. Dtsch. med. Wschr. **1914**, Nr 28, 1412.

KARTAGENER, M.: Über Coronarsklerose. Schweiz. med. Wschr. **1932**, Nr 9, 201. — KAUFMANN, E.: Zur Verringerung der Gefahren der intravenösen Herztherapie. Münch. med. Wschr. **1926**, Nr 48, 2018. — KESMARSZKY: Des injections intraveineuses de sublimé dans le traitement de la pyohémie. Semaine méd. **1894**. — KLEWITZ, F.: Klinik der Flimmerarrhythmie. Klin. Wschr. **1922**, Nr 32, 1611. — KÖHLER, H.: Die Gerinnungs- und Senkungsbeschleunigung des Blutes bei intravenöser Injektion. Münch. med. Wschr. **1929**, 1665. — KOHN, H.: Herzschwäche und Angina pectoris. Dtsch. med. Wschr. **1930**, Nr 39, 1641. — KÖNIG, L.: Ein Beitrag zur Behandlung der chronischen Herzinsuffizienz mit Strophanthin. Z. Kreislaufforsch. 22, 457 (1930). — KOTTMANN, K.: (1) Klinisches über Digitoxinum solubile Cloetta (Digalen). Ein Beitrag zur subcutanen und intravenösen Digitalistherapie. Z. klin. Med. 56, 128 (1905) — (2) Zur Dosierung des Digalens bei intravenöser Anwendung nebst Bemerkungen über einen foudroyanten Todesfall durch eine intravenöse Strophanthininjektion. Korresp.bl. Schweiz. Ärzte 37, 306 (1907). — KRAUS, E.: Contribucion à la inyección intravenosa de estrofantina. Bol. de la drogueria americana **1913**, Nr 31. — KREHL, L. VON: Entstehung, Erkennung und Behandlung innerer Krankheiten. I. Bd. Pathologische Physiologie. Berlin 1930. III. Bd. Die Behandlung innerer Krankheiten. Berlin: Vogel 1933. — KUHN, J. K.: Die Bewegung der Thrombosen und Embolien in den Nachkriegsjahren und ihre Ursachen. Mitt. Grenzgeb. Med. u. Chir. 41, 329 (1928). — KÜLBS, F.: Handbuch der inneren Medizin (v. Bergmann-Staehelin) 2/1. Erkrankungen der Zirkulationsorgane S. 215. — KUSSMAUL, A.: Über lange fortgesetzte Anwendung kleiner Digitalisgaben. Ther. Gegenw., N. F. 2, 1 (1900). — KUTTNER, L.: Umfrage über die neue Influenzaepidemie. Med. Klin. **1922**, Nr 3, 72.

LANDERER, A.: (1) Die Behandlung der Tuberkulose mit Perubalsam. Dtsch. med. Wschr. **1890**, Nr 15, 312 — (2) Die Behandlung der Tuberkulose mit Zimtsäure. Leipzig: F. C. W. Vogel 1892. — LAPICQUE, L., und M. LAPICQUE: L'action de la strophanthine sur le cœur et son action musculaire en général. C. r. Soc. Biol. Paris 89, Nr 23 (1923). — LAUTER, S.: Kreislaufprobleme. Münch. med. Wschr. **1930**, 526. — LEHMANN, E.: Todesfall im Anschluß an eine intravenöse Einspritzung von Strophanthin und Euphyllin. Med. Klin. **1924**, Nr 3, 84. — LEHR, F.: Pathogenese und Therapie der kardialen und renalen Ödeme. Med. Klin. 19, 1497 (1923). — LESCHKE, E.: Die Behandlung der Kreislaufschwäche bei Infektionskrankheiten. Immunität usw. 1, H. 7 (1928/29). — LEULIER, A., et GRIFFON: Essais de dosage colorimétrique des strophanthines. Bull. Sci. pharmacol. 36, 408 (1929). — LEVY, J., und CAHEN: Dosage biologique de l'étalonnage de quelques glycosides cardiotoniques. Bull. Sci. pharmacol. **1931**, 2385. — LEYDEN, E. VON: Über die Wirkungsweise und Indikation der Digitalis. Dtsch. med. Wschr. **1881**, Nr 25 u. 26. — LIAN: (1) Quels sont les indications et la posologie de L'ouabaïne en ingestion buccal. L'Hôpital **1932** — (2) Indications et contreindications de la digitaline et de l'ouabaïne. L'Hôpital **1931** — (3) Notions simples sur les indications et contreindications de la digitaline et de l'ouabaïne. L'Hôpital **1931**. — LIEBERMEISTER, G.: (1) Über intravenöse Strophanthintherapie. Bh. med. Klin. 4, H. 8 (1908) — (2) Intravenöse Strophanthintherapie nach Fraenkel. Rhein.-westf. Ges. inn. Med. u. Nervenheilk., ref. Münch. med. Wschr. **1908**, Nr 25 — (3) Die Bekämpfung der akuten Kreislaufschwäche. Bh. med. Klin. **5**, H. 12 (1909). — LINHARDT, VON: Über die Zunahme der Häufigkeit von Thrombosen und Embolien im Laufe des letzten Jahrzehntes. Zbl. Chir. **53**, 2921 (1926). — LINZENMEIER, G.: Über innerliche Anwendung von g-Strophanthin. Inaug.-Diss. Heidelberg 1909. — LÖFFLER, W.: Fortschritte der praktischen Arzneiverordnung. Schweiz. med. Jb. **1929**. Basel: Verlag Schwabe. — LÖHR, O.: Verh. dtsch. Ges. Kreislaufforsch. **1931**, 66. — LUST, F.: (1) Klinische Erfahrungen mit der intravenösen Strophanthintherapie. Dtsch. Arch. klin. Med. **92**, 282 (1908) — (2) Diagnostik und Therapie der Kinderkrankheiten. Urban & Schwarzenberg 1920. — LUTEMBACHER, R.: Propriétées pharmacodynamiques de la digitaline de le l'ouabaïne. Brux. méd. **4**, 681 (1924).

MACKENZIE, J.: Diseases of the heart. Oxford medical publications London H. Frowde and Hoddes a. Stoughton 1913. — MAHAIM, J.: Les maladies organiques des faisseaux de His-Tawara. Paris 1931. — MARTINI, P.: (1) Der Kreislauf der Fettleibigen. Internat. Ärzte-Fortbildungskurs in Karlsbad 1928. Jena: Fischer 1929 — (2) Methodenlehre der therapeutischen Untersuchungen. Berlin: Julius Springer 1932. — MARTINI, P., und R. OPITZ: Untersuchungen über die Zunahme der Thrombosen und Embolien in den letzten Jahren. Münch. med. Wschr. **1928**, Nr 37, 1593. — MENDEL, F.: (1) Über die therapeutische Verwendung des kakodylsauren Natrons und die intravenöse Arsenbehandlung. Ther. Mh. **1902** — (2) Der akute Gelenkrheumatismus und die intravenöse Salicylbehandlung. Ther. Mh. **1902** — (3) Zur endovenösen Applikation der Medikamente. Ther. Mh. **1903** — (4) Über intravenöse Salicylbehandlung. Münch. med. Wschr. **1904**, Nr 32 — (5) Die intravenöse Digitalisbehandlung. Ther. Gegenw. **1905**, H. 9 — (6) Die intravenöse Strophanthinbehandlung nach Fraenkel. Ther. Gegenw. **1906** — (7) Die perlinguale Applikation der Medikamente. Münch. med. Wschr. **1922**, Nr 46, 1593. — MEYER, A. W.: Die Digitalistherapie, ihre Indikationen und Kontraindikationen. Jena: G. Fischer 1912. — MEYER, E.: Kolloidoclastische Reaktionen. I. Über die Wirkung kleiner Mengen krystalloider Stoffe auf Kreislauf und Wasserbewegung, insbesondere über die therapeutische Wirkung von Traubenzucker. Klin. Wschr. **1924**, Nr 30, 1352. — MEYER-GOTTLIEB: Experimentelle Pharmakologie. 8. Aufl. Berlin: Urban & Schwarzenberg 1933. — MEYER, H. H.: Über intraperitoneale Arzneibehandlung. Klin. Wschr. **1933**, Nr 28, 1097. — MEYER, H. H., und FREUNDLICH: Über intraoperitneale Arzneibehandlung. Contributions to the med. sciences in honour of Dr. E. Libmann, New York **1932**, 821ff. — MORAWITZ, P.: Über die Digitalis in der Verhütung der kardialen und Behandlung der vasomotorischen Kreislaufschwäche. Med. Klin. **1933**, Nr 9, 287. — MORAWITZ, P., und M. HOCHREIN: Zur Diagnose und Behandlung der Coronarsklerose. Münch. med. Wschr. **1928**, 17. — MORITZ: Über klinische Zeichen beginnender Herzschwäche. Münch. med. Wschr. **1915**, Nr 1, 1. — MORY: Über intravenöse Strophanthinanwendung in ihrem Verhältnis zur Digitalisbehandlung. Münch. med. Wschr. **1920**, Nr 20, 570.

NAUNYN, B.: Zur Digitalistherapie in Herzkrankheiten. Ther. Gegenw., N. F. **1**, 193 (1899). — NEMETZ: Digitaline nativelle et Ouabaïne Arnaud. Wien. med. Wschr. **1929**. — NEUMAYER, J.: Über die Strophanthinbehandlung des Herzens. Münch. med. Wschr. **1919**, Nr 26, 716. — NILES, W. A.: Report of a case of paroxysmal tachycardia with observations on treatment. Amer. J. med. Sci. **149**, 484 (1915). — NOBUTATSU, FUKUI, und KOBAYASHI: Ascitestherapie mit intraabdominellen Novasurolinjektionen. Rinsho **9** (1924) zitiert Ther. Ber. (Bayer) **1925**, Nr 10, 333. — NONNENBRUCH, W.: (1) Die Therapie der Kriegsniere. Münch. med. Wschr. **1918**, Nr 23, 611 — (2) Ödem und Ödembehandlung. Verh. Ges. dtsch. Kreislaufforsch. **1929**, 108.

OBERNDORFER, S.: Die Zunahme der Lungenembolien. Münch. med. Wschr. **1928**, Nr 16, 683. — OEHLER, J.: Häufung der postoperativen tödlichen Lungenembolien. Münch. med. Wschr. **1927**, Nr 39, 1662. — OEHME, C.: (1) Die Abhängigkeit des Salz-Wasser-Bestandes des Körpers vom Säure-Basenhaushalt und vom physiologischen Ionengleichgewichte. Klin. Wschr. **1923**, Nr 30, 1410 — (2) Bemerkung zur Behandlung kardialer Ödeme. Klin. Wschr. **1927**, Nr 49, 2325. — OHLIN, O.: Ouabaïne Arnaud end Digitalis. Hygiea (Stockh.) **85**, 545 (1923).

PAGLIANO: (1) L'emploi de l'ouabaïne Arnaud. Marseille méd. **1920** — (2) Notes sur les effets remarquables de l'ouabaïne dans les affections cardiaques. Marseille méd. **1920** — (3) Notes pratiques sur l'ouabaïne. Mode d'emploi. Marseille méd. **1926**. — PANICHI: Sull'uso della strofantina per via endovenosa. Policlinico Sez. prat. **1908**, Nr 37. — PARADE:

Diskussionsbemerkung. Verh. dtsch. Ges. Kreislaufforsch. **1931**, 64. — PÉDÉBIDOU, J.: Etude des toxicités des strophanthines selon les voies d'administration. C. r. Acad. Sci. Paris **149**, 306 (1909). — PENDL, FR.: Diagnostische und therapeutische Gesichtspunkte bei Fettleibigkeit mit beginnender Herzinsuffizienz. Fortschr. Ther. **1933**. — PERROT, E.: Le strophanthus dans la thérapie. Bull. Sci. pharmacol. **34**, 465 (1927). — PORTER, E.: The therapeutic use of drugs of the digitalis group. Quart. J. Med. **2**, 33 (1933). — PRIBRAM, H.: Die Digitalistherapie. Verh. dtsch. Ges. Kreislaufforsch. **1931**, 9. — PRICE, F. W.: Paroxysmal tachycardia. N. Y. State J. Med. **115**, 212 (1922). — PRUSÍK, B.: Diskussionsbemerkung. Verh. dtsch. Ges. Kreislaufforsch. **1931**, 63.

RAHN, L.: Über Todesfälle nach Strophanthineinspritzungen und ihre klinische Bedeutung. Dtsch. Arch. klin. Med. **133**, 74 (1920). — REYE: Zunahme der Thrombosen und Embolien. Dtsch. med. Wschr. **1927**, Nr 50, 2145. — RIBIERRE, P.: Les nouvelles médications cardiaques. La médecine **1924**, Supplementh. Januar. — RIBIERRE et GIROUX: Emploi thérapeutique de l'ouabaïne malgré l'albuminurie et l'insuffisance renale. Bull. Soc. méd. Hôp. Paris **1922**. — RICHAUD, A.: (1) Ouabaïne et strophanthine. Etude de pharmacodynamie comparée. Arch. internat. Pharmacodynamie **25**, H. 3/4 (1920) — (2) Quelques remarques au sujet des charactères differentiels de la strophanthine et de l'ouabaïne. Bull. Acad. Méd. Paris **1921** — (3) A propos de l'indentification de l'ouabaïne et de strophanthine. J. de pharm. et de chimie **1921**. — RIPPEL, W.: Über postoperative Thrombose und Embolie. Münch. med. Wschr. **1928**, 9. — RISCHÉ, A.: Behandlung der Kreislaufschwäche mit Strophanthinum compositum. Med. Klin. **1929**, Nr 21. — RIZZOLO, A.: L'effet de la saponine et de la strophanthine sur l'exitabilité de l'écorce cérébrale. C. r. Soc. Biol. Paris **98**, 339 (1928). — RODERBURG, H.: Über intravenöse Strophanthintherapie. Münch. med. Wschr. **1920**, 152. — ROMBERG, E. VON: (1) Über Digitalis. Münch. med. Wschr. **1913**, Nr 1, 1 — (2) Die Behandlung des Unterleibstyphus. Münch. med. Wschr. **1914**, 1981 — (3) Über die Auswahl von Digitalispräparaten. Münch. med. Wschr. **1923**, Nr 28, 899 — (4) Lehrbuch der Krankheiten des Herzens und der Gefäße. Stuttgart: Encke 1925. S. 395 — (5) Über die Dekompensation der erworbenen Klappenfehler und ihre Behandlung. Verh. dtsch. Ges. inn. Med. **1929**, 301 — (6) Über Coronarsklerose. Münch. med. Wschr. **1932**, Nr 26/27, 1021, 1065. — ROWE: (1) The variability of strophanthin with particular reference to ouabain. J. amer. pharmaceut. Assoc. **1916**, Nr 11 — (2) The U.S.P. Strophanthus Standard. J. amer pharmaceut. Assoc. **1930**. — RUEDIGER: Die intrakardiale Injektion. Feldärztl. Beitr. Münch. med. Wschr. **1916**, Nr 4, 142. — RYSER, H.: Klinisches über unregelmäßige Herztätigkeit. Korresp.bl. Schweiz. Ärzte **46**, 839 (1916).

SAXL und HEILIG: Über die diuretische Wirkung von Novasurol und anderen Hg-Injektionen. Wien. klin. Wschr. **1920**, 943. — SCHÄFER, H.: Wirkungen prophylaktischer Digitalisgaben im Tierexperiment. Verh. dtsch. pharmak. Ges. **1932**, 87. — SCHÄFFER, H.: Über medikamentöse, insbesondere Digitalistherapie der Herzinsuffizienz. Der prakt. Arzt **1930**, Nr 17. — SCHALIJ, F.: Over intraveneuze strophantine therapie. Nederl. Tijdschr. Geneesk. **22** (1907). — SCHEDEL, H.: Die Strophanthusfrage vom pharmakologischen und klinischen Standpunkte. Ber. dtsch. pharmaz. Ges. **1904**, 120. — SCHEINDELS, J.: Über intravenöse Digalen- und Strophanthinanwendung. Inaug.-Diss. Straßburg 1911. — SCHELLONG, F.: Akute Lungenstauung und Lungenödem bei Mitralstenose. Sonderstellung dieses Klappenfehlers. Klin. Wschr. **1933**, 19. — SCHELLONG, F., und E. SICKS: Über die Bedeutung der Kammerschlagzahl bei der Arrhythmia absoluta (Vorhofflimmern). Münch. med. Wschr. **1933**, Nr 10, 378. — SCHERF, D.: (1) Strophanthin bei Überleitungsstörungen. Mitt. Volksgesdh.amt **1932**, Nr 3, 95 — (2) Die Digitalisbehandlung und das Elektrokardiogramm. VIII. Fortbildungskurs Bad Nauheim 1931. S. 127. Leipzig: Thieme 1932. — SCHLAYER: Über die Ermüdbarkeit der Nierenfunktion. Verh. dtsch. Ges. inn. Med. **1912**, 501. — SCHLEITER, H. G.: Observations on the intravenous use of strophanthin with regular and irregular pulse rhythmus. Amer. J. med. Sci. **1914**, 343. — SCHLEUSING, H.: Thrombose und Embolie vor und nach dem Kriege. Klin. Wschr. **1929**, Nr 46, 2125. — SCHMIEDLIN, G.: Contribution à l'étude clinique de l'ouabaïne. Thèse Strasbourg 1922. — SCHMIDT, R.: Über die Digitalis in der Verhütung der kardialen und in der Behandlung der vasomotorischen Kreislaufschwäche. Med. Klin. **29**, 286 (1933). — SCHOEN, R.: (1) Über die Stauung im Lungenkreislauf. Klin. Wschr. **1930**, Nr 40, 1849 — (2) Über die Anwendung analeptischer Mittel bei bedrohlichen Zuständen. Klin. Wschr. **1931**, Nr 29, 1360. — SCHÖNEWALD: Fortschritte in der Therapie der Herz- und Gefäßkrankheiten während der letzten Jahre. Zbl. Herzkrkh. **7**,

H. 2 (1915). — Schönheim, L.: Über die intravenöse Strophanthintherapie. Wien. med. Presse **1907**, Nr 39. — Schott, A.: Die Behandlung des kardialen Ödems. Klin. Wschr. **1927**, Nr 29, 1384. — Schottmüller, A.: (1) Über die Sepsis und ihre Behandlung. Verh. dtsch. Ges. inn. Med. **1914**, 257 — (2) Zur Behandlung der Kreislaufschwäche bei akuten Infektionskrankheiten, insbesondere bei der croupösen Pneumonie. Dtsch. med. Wschr. **1928**, Nr 37, 1538 — (3) Über die Behandlung Kreislaufkranker. Dtsch. med. Wschr. **1931**, Nr 32, 1357; Nr 33, 1401. — Schrumpf-Pierron: Dix ans de pratique de l'ouabaïne Arnaud. Le concours médical **53**, 2275 (1931). — Schulte, H. I.: Thrombose und Embolie. Z. klin. Med. **121**, 380 (1932). — Schwartz, G.: (1) Traitement de l'asystolie par l'injection intraveineuse de strophanthine. Bull. de la soc. de thérap. **1907** — (2) Quelques faits complémentaires relatifs au traitement de l'asystolie par l'injection intraveineuse des strophantines. Bull. de la soc. de thérap. **1908**, Nr 7, 188. — Schwartz, Ph.: Die Arten der Schlaganfälle des Gehirnes und ihre Entstehung. Berlin 1930: Monographien Neur. H. 58. — Seifert, E.: Intravenöse Einspritzungen und Thrombosegefahr. Münch. med. Wschr. **1932**, Nr 5, 172. — Semeran, M.: Über die Beeinflussung des Blockherzens durch Arzneimittel. II. Methodische Untersuchungen über die pharmakologische Reaktion und den therapeutischen Wert einiger „Herzmittel". Z. exper. Med. **31**, 236 (1923). — Siebeck, R.: Quecksilber als Diureticum. „Der Weg zur rationellen Therapie." S. 38. Leipzig: Thieme 1933. — Simici, D.: L'insuffisance cardiaque grippale son traitement par les injections intraveineuses de strophanthine. Arch. Mal. Cœur. **13**, 213 (1920). — Singer, B.: Über die Zunahme der Thrombosen und Embolien in den letzten Jahren und über das Auftreten von Spontanthrombosen. Z. klin. Med. **164**, 175 (1929). — Singer, R.: (1) Der Cheyne-Stokes-Symptomenkomplex, eine periphere Kreislaufstörung im Bereiche des Atemzentrums. Wien. Arch. inn. Med. **1**, 441 (1925) — (2) Über Asthma cardiale. Wien. klin. Wschr. **1927**, Nr 40, 594. — Stadelmann: Diskussionsbemerkung. Verein inn. Med. Berlin. Allg. med. Ztg **1909**, 239. — Starck, H.: Über intravenöse Strophanthintherapie. Dtsch. med. Wschr. **1907**, Nr 12. — Staub, H.: Zur Kenntnis des vorübergehenden Vorhofflimmerns und seine Beeinflussung durch intravenöse Strophanthintherapie. Zbl. Herzkrkh. **11**, 133 (1919). — Stone, A.: (1) The intravenous use of strophanthin in broken cardiac compensation. Annual meet. of the Massachusetts medical soc. June **1909** — (2) Die intravenöse Anwendung von Strophanthin bei anderen Indikationen als Herzkrankheiten unter besonderer Berücksichtigung seiner Verwendung bei Kollaps im Verlaufe der Pneumonie. Boston med. J. **1909**, Nr 8. — Straub, H.: (1) Pathologie der Herzarbeit. Arch. f. exper. Path. **138**, 31 (1928) — (2) Dynamik der Klappenfehler des linken Herzens. Verh. dtsch. Ges. inn. Med. **1929**, 277 — (3) Diskussionsbemerkung. Verh. dtsch. Ges. inn. Med. **1930**, 272 — (4) Die Schweratmigkeit des Herzkranken. Bad Pyrmonts wissenschaftl. Abh. H. 9, S. 119. — Strauss, L.: Lungenembolie und intravenöse Tropfinfusion. Klin. Wschr. **1932**, 483. — Strubell, A.: Über intravenöse Digitalistherapie. Zbl. Herzkrkh. **1913**, H. 15, 345. — Sulger, E.: Die postoperative Venenthrombose und Lungenembolie. Erg. Chir. **24**, 326 (1931). — Szubinski: Unmittelbare Einspritzung in das Herz bei hochgradiger Lebensgefahr. Münch. med. Wschr. **1915**, Nr 50, 1738.

Takeya, H.: Über intravenöse Strophanthintherapie. Vortr. Ärztevers. Fukuoka, 7. IV. 1910, Autoreferat. — Thorspecken, O.: Beitrag zum Ausbau der intravenösen Strophanthintherapie. Dtsch. Arch. klin. Med. **110**, 319 (1913). — Tietzen, H. E.: Klinische Ergebnisse der intravenösen Strophanthintherapie unter besonderer Berücksichtigung der chronischen Herzinsuffizienz. Inaug.-Diss. München 1914. — Tiffennau: Sur la stabilité de l'ouabaïne Arnaud. Bull. Acad. Méd. Paris **1921**. — Traube: Über die Wirkung der Digitalis, insbesondere über den Einfluß derselben auf die Körpertemperatur in fieberhaften Krankheiten. Ges. Beitr. **2**, 97. — Typograf, J.: Über Strophanthin. Warszaw. Czas. lek. **10** (1927).

Uffenheimer, A.: Erfolgreiche Behandlung schwerer Grippepneumonien. Münch. med. Wschr. **1920**, Nr 21, 597. — Umber, F.: (1) Richtlinien in der Klinik der Nierenkrankheiten. Berl. klin. Wschr. **1916**, Nr 53, 1261 — (2) Der heutige Standpunkt in der Pathologie und Therapie der Nierenkrankheiten. Dtsch. med. Wschr. **1923**, Nr 15, 467.

Vaquez, H.: Médicaments et médications cardiaques. S. 63. Paris 1923. — Vaquez et Leconte: (1) Les injections intraveineuses de strophanthine dans le traitement de l'insuffisance cardiaque. Bull. Soc. méd. Hôp. Paris **12**, 662 (1909) — (2) La strophanthine, ses indications, son mode d'emploi. J. méd. franç. **3**, 125 (1911). — Vaquez, H., und Lutembacher: (1) L'ouabaïne cristallisée d'Arnaud dans le traitement de l'insuffisance cardiaque. Bull. Acad. Méd. Paris **81**, 405 (1917) — (2) Ouabaïne. Arch. Mal. Cœur **10**, 467 (1917) —

(3) Ouabaine et Digitale en thérapeutique cardiaque. Paris méd. **1918** — (4) La question de l'ouabaïne Arnaud. Presse méd. **9**, 129 (1928). — VEIEL, E.: (1) Klinische Erfahrungen über Digitalis und Strophanthin. Dtsch. Arch. klin. Med. **147**, 257 (1925) — (2) Über die medikamentöse Behandlung der Herzkrankheiten. Fortschr. Ther. **2**, 311 (1926). — VELDEN, R. VON DEN: (1) Intravenöse Digitalistherapie mit Strophanthin. Münch. med. Wschr. **1906**, Nr 44 — (2) Die intrakardiale Injektion. Münch. med. Wschr. **1919**, Nr 10, 274 — (3) Praktische Therapie der Kreislaufinsuffizienz. Handbuch der praktischen Therapie **2**, 549 (1927). — VOGT, E.: Über die Grundlagen und die Leistungsfähigkeit der intrakardialen Injektion zur Wiederbelebung. Münch. med. Wschr. **1921**, Nr 24, 732. — VOLHARD, FR.: (1) Diskussionsbemerkung. Verh. dtsch. Ges. inn. Med. **1911**, 228 — (2) Die doppelseitigen hämatogenen Nierenerkrankungen. Handbuch der inneren Medizin von Bergmann-Staehelin **6**, Tl. 1, 667; Tl 2, 1316 (1931).

WAHLIG, FR.: Über Embolievermehrung und intravenöse Injektionen. Klin. Wschr. **1930**, 2110. — WASSERMANN, S.: Neue klinische Gesichtspunkte zur Lehre vom Asthma cardiale. Berlin: Urban & Schwarzenberg 1926. — WEBER, A.: Plötzliche Reizleitungsstörung. Med. Ges. Gießen, Juli 1932; ref. Klin. Wschr. **1933**, Nr 1. — WEICKER, BR.: (1) Klinische Wertbestimmung des Convallatoxins. Arch. f. exper. Path. **168**, 731 (1932) — (2) Intravenöse Strophanthinbehandlung in Praxis und Krankenanstalt. Z. ärztl. Fortbildg **15**, 465 (1932). — WEISS, R. F.: (1) Strophanthin-Novasurolkuren bei Herzkranken. Dtsch. med. Wschr. **1924**, Nr 33, 1116 — (2) Die Strophanthinbehandlung der Herzinsuffizienz. Med. Welt **1927**, Nr 38 — (3) Intravenöse Strophanthin-Coramin-Dauerbehandlung schwerer Fälle von Herzinsuffizienz. Fortschr. Ther. **1928**, H. 5 — (4) Fortschritte in der Behandlung der chronischen Herzinsuffizienz. Med. Welt **1930**, Nr 33. — WENCKEBACH, K. F.: Herz- und Kreislaufinsuffizienz. Dresden und Leipzig: Th. Steinkopff 1931. — WINTERNITZ, M. (1) Die Digitaliswirkung auf das menschliche Kammer-Elektrokardiogramm. Verh. dtsch. Ges. Kreislaufforsch. **1931**, 68 — (2) Der Einfluß der Digitalisdroge auf den Kammerkomplex des insuffizienten menschlichen Herzens. Z. klin. Med. **119**, 632 (1932). — WOLPE, G.: Lungenembolie unter dem Bilde einer Perforationsperitonitis. Dtsch. med. Wschr. **1931**, Nr 37, 1580.

ZANDER, P.: Beitrag zur Behandlung der akuten Herzinsuffizienz mittels intravenöser Injektionen von Strophanthin Boehringer. Inaug.-Diss. Königsberg 1908.

X. Typische Fälle.

Die aus einer großen Sammlung herausgegriffenen Beobachtungen, welche durch kurze Skizzierung der Krankengeschichten und Indicatoren der Wirkung als Anhang mitgeteilt werden, machen nicht Anspruch auf außergewöhnliche Digitalis- oder Strophanthinerfolge. Sie wollen vielmehr an *typischen Fällen* zeigen, wie durch eine Strophanthinbehandlung der Erfolg ohne jede störende Nebenwirkung erzwungen werden kann; dies sowohl bei Herzinsuffizienz leichten wie schwersten Grades und unabhängig vom ätiologischen Grundleiden.

Es wird auch gezeigt, wie trotz Digitalisreaktivität bei hochgradiger Ödemkrankheit herztonische Behandlung allein nicht genügt und wie erst die Kombination mit Salyrgan zum Ziele führt.

Fall I.
Coronarsklerose
(autoptisch bestätigt).

64jähriger rheinischer Geschäftsreisender A. H.
Mit 31 Jahren Syphilis. Wassermannsche Reaktion seither negativ.
Seit 6 Jahren Angina pectoris.
Diagnose: Coronarsklerose, chronische Herzinsuffizienz.
Verlauf: Im Anschluß an die erste Rekompensation bleibt der Kranke unter Strophanthin (klinisch 159 Tage und ambulant auf Reisen angewandt) $2^1/_2$ Jahre arbeitsfähig. Ausgang: Plötzlicher Tod in ödemfreiem Zustand.
Autoptischer Befund: Allgemeine Arteriosklerose: zum Teil geschwürige Atherosklerose der Aorta, Mediaverkalkung der Arteriae femorales. Hochgradige Coronarsklerose mit fast

vollständigem Verschluß eines Abschnitts des Ramus descendens der linken Coronararterie. Myodegeneratio cordis fibrosa, besonders im Bereich des Septum interventriculare. Ausgedehnte Endokardfibrose im linken Ventrikel. Hypertrophie und Dilatation des linken und rechten Ventrikels (Cor bovinum: Herzgewicht 880 g). Stauungslungen, -tracheobronchitis, -milztumor, -leber und -nieren. Kein Höhlenhydrops, keine Ödeme.

Epikrise: Trotz hochgradiger Coronarsklerose mit Angina pectoris Dauerentwässerung während 2½ Jahren.

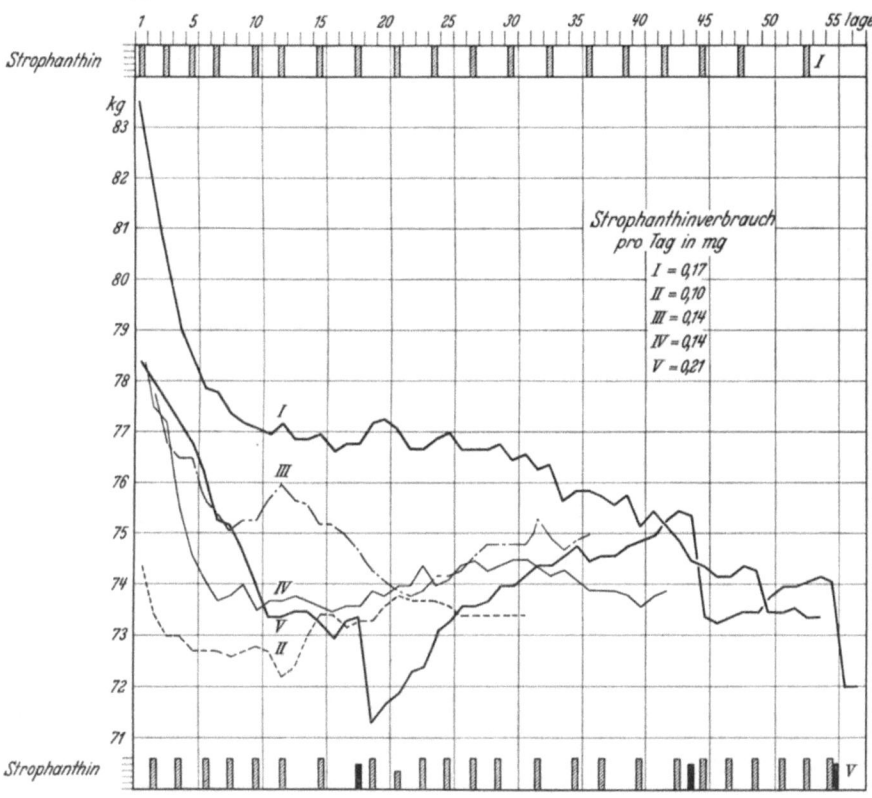

Gewichtskurven aus fünf klinischen Behandlungszeiten der 2½ Jahre durchgeführten Strophanthinbehandlung.

Aufenthalt	Zahl der Injektionen	Stroph.-Verbr. bis zur Entwässerung mg	Eigentliche Behandlungstage	Gewichtsverlust (in kg)
I. 16. III. bis 8. V. 29 schwere Insuffizienz	18	9	50	83,4/74,7
II. 19. XII. bis 18. I. 30 Kontrollbehandlung mit relat. Indikation	10	3	30	74,0/74,0
III. 15. XI. bis 10. XII. 30 geringgradiges Rezidiv	11	4,7	30	78,5/74,0
IV. 10. II. bis 23. II. 31 schwerkrank	16	5,9	42	87,4/73,3
Anfang Oktober nach Überanstrengung durch rasches Gehen auf Bahnhofstreppe schwerer Anfall von Angina pectoris.				
V. 16. X. bis 11. XII 31	24	10,8	55	78,4/72,0
11. XII. 31 im Zustand völliger Kompensation plötzlicher Exitus.				

Eine vergleichende Betrachtung der Kurven zeigt die relative Einfachheit der Rekompensation der ersten schweren Insuffizienz (Kurve I) und im Gegensatz hierzu die Schwierigkeiten der Entwässerung bei dem vierten Rezidiv (Kurve V), wo Salyrgankombination nicht entbehrt werden konnte.

Fall II.
Mitralstenose.
1. Frühstadium.

25 jährige Schriftsetzersfrau S. Sch.
Seit 8 Jahren bei Anstrengungen kurzatmig.
Seit Wochen insuffizient.
Diagnose: Mitralstenose im Dekompensationszustand.
Verlauf: Völlige Rekompensation, auch Verschwinden der Leberstauung.

Epikrise: Im Frühstadium gelingt es noch mühelos, mit Strophanthin der Fixierung der hepatischen Stauung entgegenzuwirken.

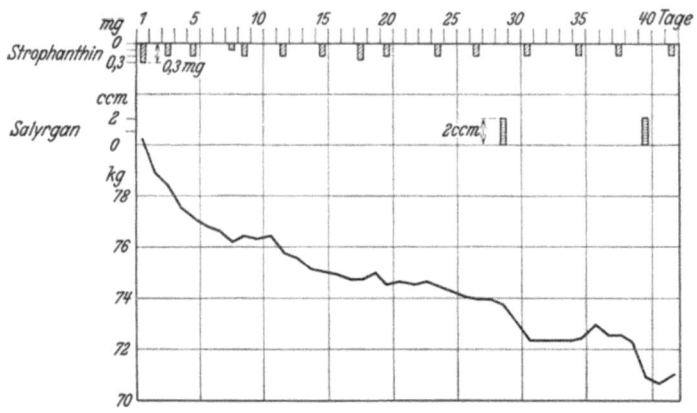

Die strophanthinempfindliche, aber stark reaktive Kranke entwässert in 42 Tagen ausschließlich durch Strophanthin (15 Injektionen zwischen 0,1 und 0,3 mg, Gesamtverbrauch 3 mg). Zuletzt zwei orientierende Salyrganinjektionen.

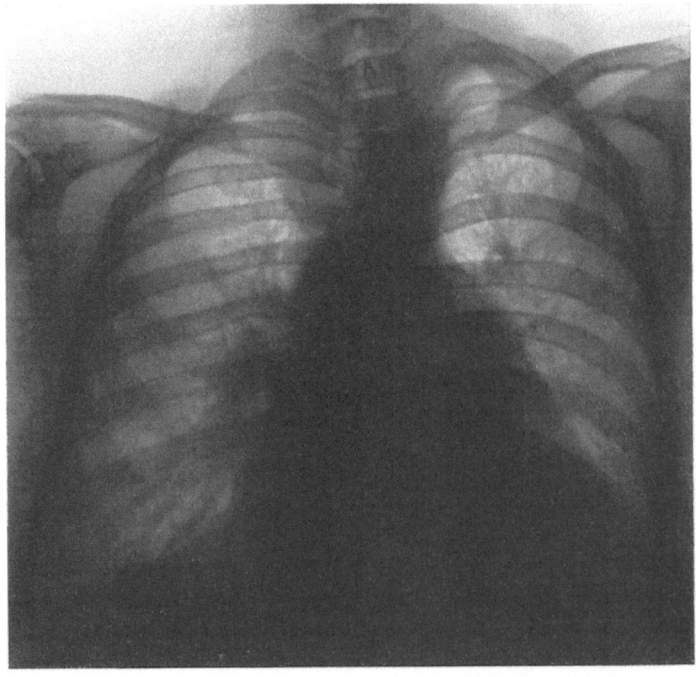

Röntgenbild I. $Mr = 4,8$; $Ml = 11,3$ cm. Transversaldurchmesser 16,1 cm.

Fall III.

Mitralstenose.

2. Finalstadium.

40jährige Handelsvertretersfrau E. D.

Mit 16 Jahren Rheumatismus und Klappenfehler. 2 Kinder, 4 Frühgeburten. Vor 6 Jahren noch Hochtouren. Seit 4 Jahren hin und wieder digitalisbedürftig, hat aber Digitalis per os immer schlecht vertragen. Während früherer Behandlungsphasen im Krankenhaus gute Strophanthinreaktivität. Trotz fortgesetzter, aber nicht planmäßiger Behandlung in der Heimat Zustand hochgradigster Insuffizienz.

Diagnose: Mitralstenose, kardiale Lebercirrhose, Dekompensationszustand mit Ascites und Ödemen.

Verlauf: Nahezu völlige Entwässerung durch kombinierte Strophanthin-Salyrganbehandlung.

Epikrise: Im Gegensatz zu hoher Strophanthinreaktivität bei mittelschwerer Mitralstenose (Fall II) hier, bei einer lange dekompensierten schwersten Form erstmals Versagen der seit 2½ Jahren erfolgreichen ausschließlichen Strophanthintherapie. Entwässerung gelingt noch durch gleichzeitige Anwendung von Salyrgan.

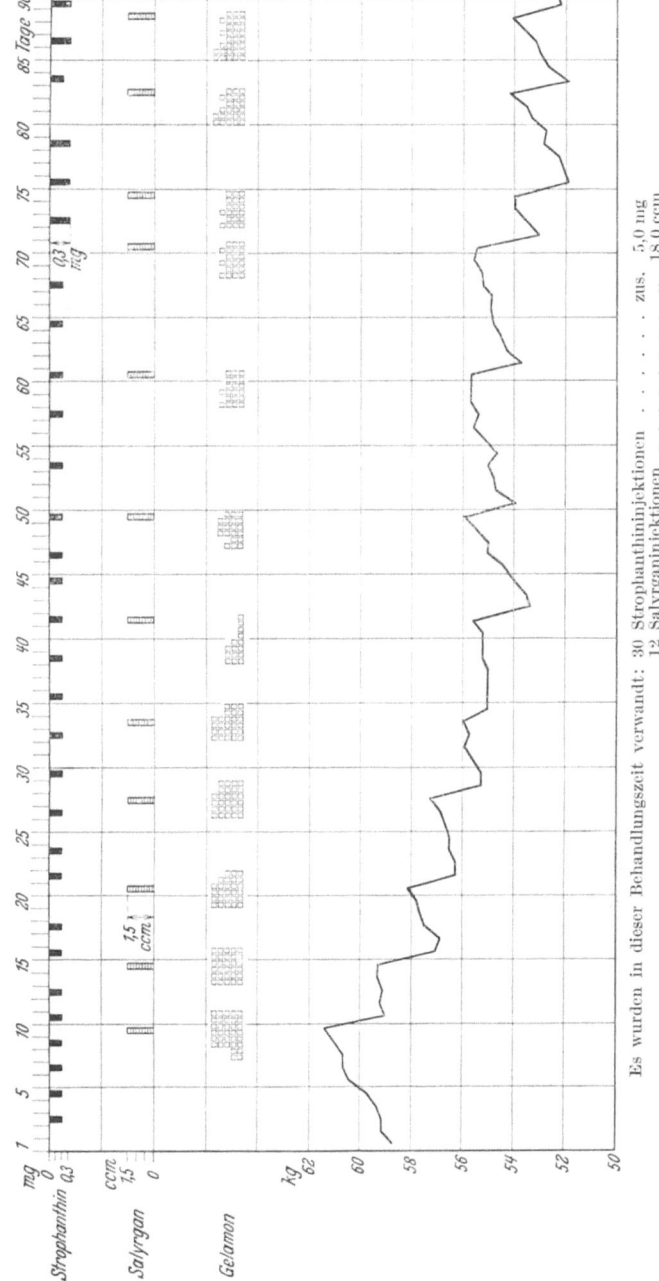

Katamnese: Der Kranken geht es jetzt 1 Jahr nach diesem ihrem letztem Aufenthalt im Speyerershof unter gleichartiger hausärztlicher Weiterbehandlung so gut, daß sie wieder bewegungssuffizient ist. Im ganzen wird die Kranke seit jetzt 5 Jahren durch Strophanthininjektionen in kurzen Intervallen beschwerdefrei gehalten.

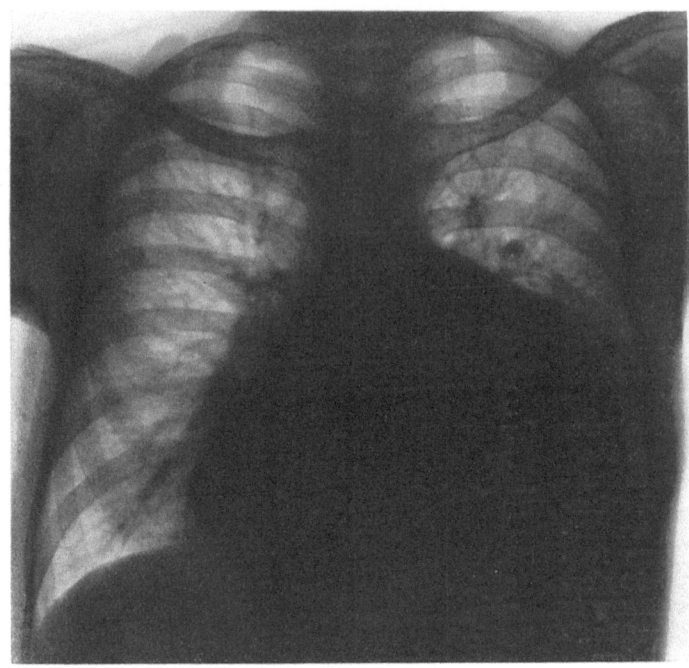

Röntgenbild II. Transversaldurchmesser 22 cm.

Fall IV.
Aorteninsuffizienz.

69 jähriger Arzt A. Sch.

Mit 20 Jahren Syphilis, seither nicht mehr behandelt.

Seit 5 Jahren Bewegungsdyspnoe. Vor einem Jahr Versagen auf der Jagd. Seit einem halben Jahr Digitalis aus der Westentasche ohne Erfolg. Vor 8 Tagen plötzliche Verschlechterung, die nach einem Anfall von „heftigen kurzdauernden Schmerzen in der Oberbauchgegend" auftrat.

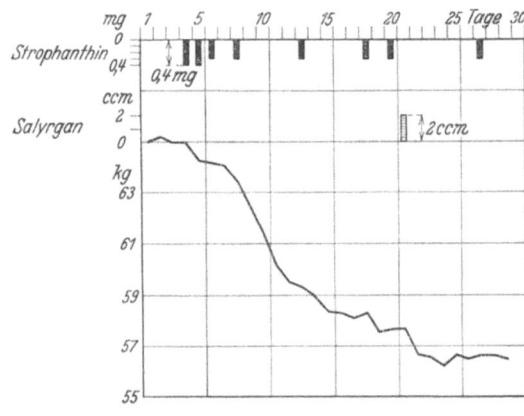

Idealtyp der Entwässerung: 7 kg Körpergewichtsabnahme in 27 Tagen durch nur 2 mg Strophanthin in 8 Injektionen. Zum Abschluß „orientierende Salyrganinjektion" mit therapeutischer Wirkung.

Diagnose: Dekompensierte luetische (WR positiv) Aorteninsuffizienz. Breite Aorta. Coronarbeteiligung.

Verlauf: Glatte und erfolgreiche Rekompensation als Vorbereitung für folgende Salvarsantherapie.

Epikrise: Voller Digitalis- (Strophanthin-) Erfolg bei dekompensierter luetischer Aorteninsuffizienz mit begleitenden Coronarveränderungen (Anamnese, EKG).

Typische Fälle.

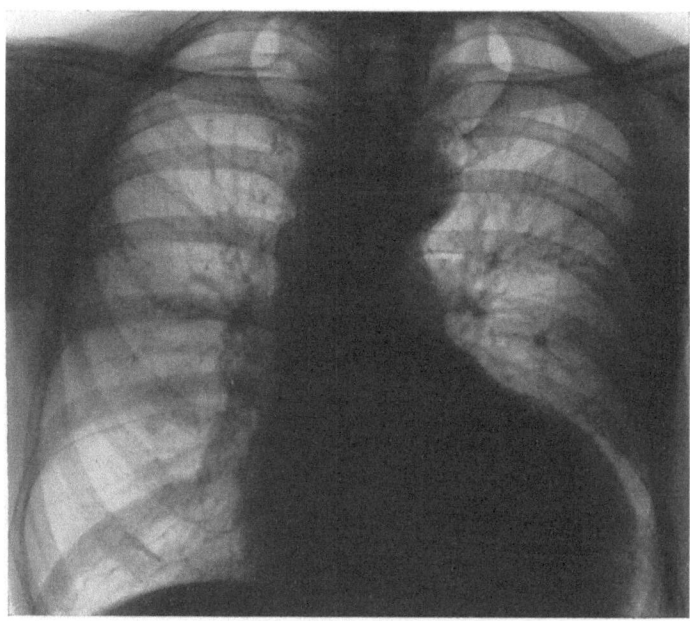

Röntgenbild III. $Mr = 5{,}3$ cm; $Ml = 13{,}9$ cm. Transversaldurchmesser 19,2 cm.

Fall V.
Großes Herz — ungenügend vorbehandelt.

55jähriger Sekretär J. K.

Früher starker Alkoholabusus. Seit 5 Jahren zunehmende Kurzatmigkeit; seit 3 Jahren hin und wieder eine Strophanthineinspritzung, während er den Dienst noch dauernd versah,

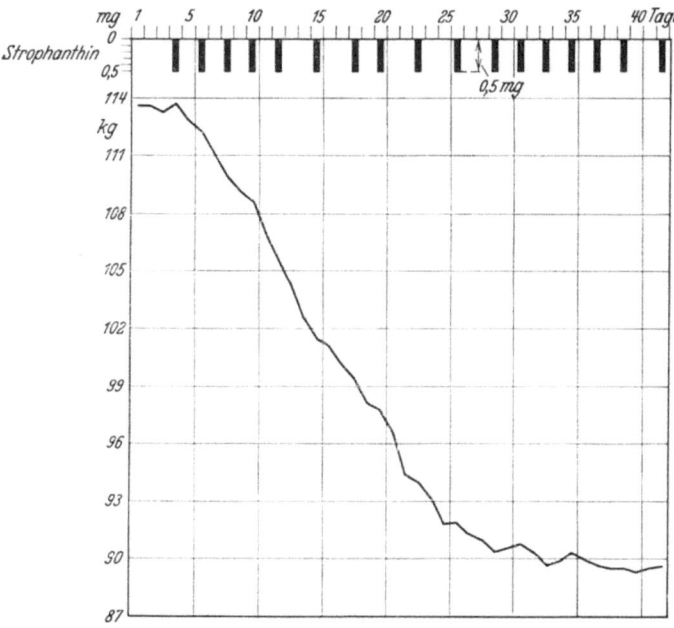

Der täglichen Ausscheidung nach vielleicht etwas zu rasche Entwässerung (7 mg Strophanthin in 14 Injektionen). Der Kranke verliert in 16 Tagen 24 kg (von 114 auf 90), d. i. täglich 1,5 kg.

trotzdem noch anginöse Beschwerden zu der Neigung zu Kurzatmigkeit hinzukamen. Seit $^1/_2$ Jahr wegen aufgetretener Wassersucht vom Hausarzt Strophanthin und Salyrgan, immer ambulant.

Diagnose: Chronischer Alkoholismus, Hypertonie (310/180 cm Wasser), arteriosklerotische Kardiopathie, im Zustand chronischer Insuffizienz. Hepatische, pulmonale und starke periphere Stauungen. Orthopnoe. Pulsus irregularis perpetuus.

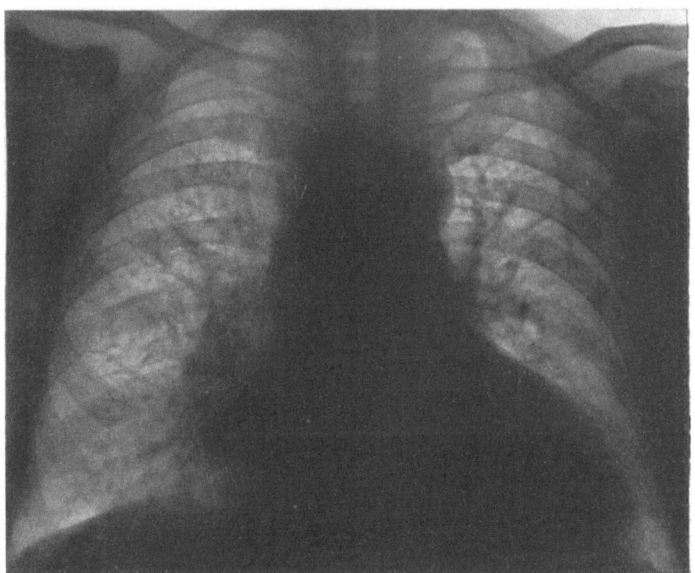

Röntgenbild IV. $Ml = 6,4$; $Mr = 14,9$. Transversaldurchmesser 21,3 cm.

Verlauf: Die Rekompensation gelingt trotz des großen Herzens vollständig in relativ kurzer Zeit, allein durch Strophanthin.

Epikrise: Der Gegensatz zwischen dem Versagen ambulant ausgeführter Verwendung von Strophanthin und Salyrganinjektionen und einer planmäßigen klinischen Strophanthintherapie tritt deutlich zutage.

Katamnese: Die trotz sehr *großen Herzens* völlig erzielte Rekompensation war, wie katamnestisch festgestellt wurde, infolge der Rückkehr zu der süchtigen Gewohnheit bald wieder hinfällig.

Fall VI.

Kleines Herz — verspätete Behandlung.

62jährige Landwirtin B. K.

Seit 4—5 Jahren subjektive Herzbeschwerden, dann Atemnot beim Gehen. Seit $^3/_4$ Jahren Schwellungen der Beine. Durch Strophanthininjektionen Besserung, doch versagte die Technik des Arztes, und Digitalis als Medizin führte zu Erbrechen.

Diagnose: Arteriosklerotische Kardiopathie. Bewegungsdyspnoe — keine Orthopnoe. Unförmige Ödeme mit Striaebildung stehen im Vordergrund der als schwer imponierenden Herzinsuffizienz. Blutdruck: 190/140 cm Wasser. Vorhofflimmern.

Verlauf: Mit Rücksicht auf die monströsen Schwellungen wird eine kombinierte Strophanthin-Salyrgantherapie von Anfang an nötig. Es kommt durch sie zu einer völligen und bis jetzt bei guter Leistungsfähigkeit 2 Jahre rezidivfreien Rekompensation.

Epikrise: Der therapeutische Dauererfolg und das relativ kleine Herz sprechen dafür, daß die Ödemkrankheit nicht Folge schwerer, sondern die langer ungenügend behandelter leichter Herzinsuffizienz war.

Katamnese: Der Hausarzt berichtet am 7.8.1933, daß es Frau B. K. nach der Entwässerung auf dem Speyerershof vor 2 Jahren andauernd gut geht. Sie steht wohl in

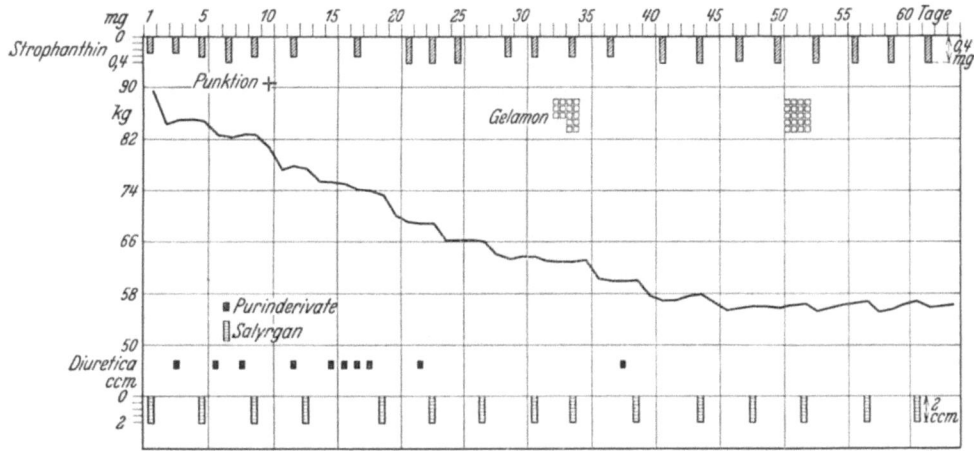

Durch 5,2 mg Strophanthin in 18 Injektionen und 20,0 ccm Salyrgan in 12 Injektionen verliert die vorher mit unterschwelligen Strophanthindosen erfolglos behandelte Kranke bis zur Rekompensation 33,6 kg (von 89,8/56,2) = 37,5% des Effektivgewichtes, d. h. sie hatte durch Ödeme ca. 60% über ihr Sollgewicht zugenommen.

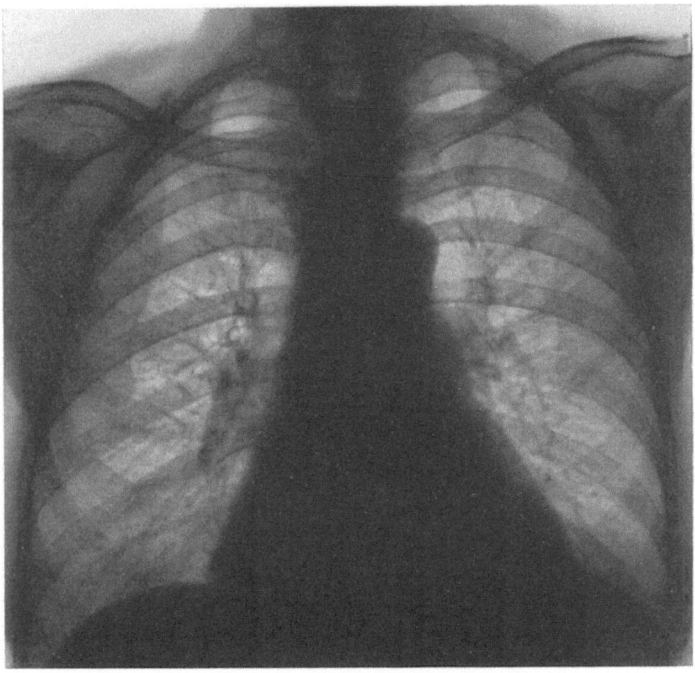

Röntgenbild V. $Mr = 5,8$; $Ml = 10$. Transversaldurchmesser nur 15,8 cm.

Beobachtung, bedarf aber seit etwa $1/2$ Jahr keinerlei Behandlung mehr und versieht regelmäßig ihren Haushalt. (In der ersten Zeit gab der Hausarzt unserem Vorschlag entsprechend Strophanthin in großen Intervallen mit relativer Indikation weiter.)

Fall VII.
Latente Ödeme.

61 jähriger Beamter Th. Z.

Seit 10 Jahren Beschwerden beim Bergsteigen, seit $^1/_2$ Jahr zunehmend. Vor 3 Monaten Asthma cardiale. Hausarzt behandelte erfolgreich mit Strophanthin. Verschlechterung in Nauheim während ausschließlicher Bäderbehandlung.

Diagnose: Arteriosklerotische Kardiopathie im Stadium der Herzinsuffizienz. Blutdruck: 200/120 cm Wasser. Arrhythmia perpetua rascher Gangart. Transversaldurchmesser: 17,4 cm.

Hochgradige Leberstauung. Keine Ödeme!

Scheinbar rein hepatischer Typ.

Verlauf: Unter völligem Rückgang der hepatischen Stauung Ausschwemmung vorher nicht sichtbarer Ödeme und Wiederherstellung der verlorenen Dienstfähigkeit. Nachträgliche

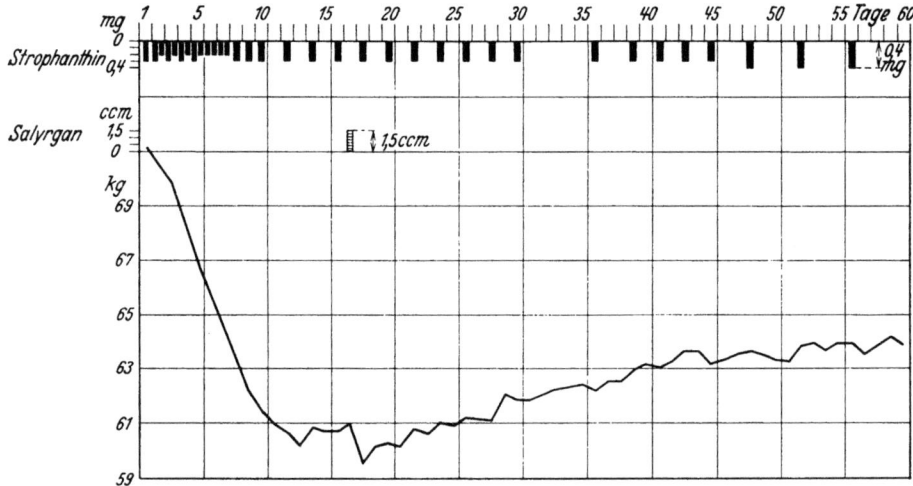

Durch 5,4 mg Strophanthin (z. T. in refrakten Dosen, im ganzen 26 Injektionen) Ausschwemmung unsichtbarer Wasserretention. Geringgradiger Effekt und baldiger Wiederausgleich des Körpergewichts nach einer orientierenden Salyrganinjektion als Zeichen beendeter Rekompensation. — Langsamer Anstieg des Körpergewichts, hier nicht mehr durch erneute Retention, sondern durch Rückkehr zum natürlichen Sollgewicht bedingt.

Beseitigung des Vorhofflimmerns durch Chinidin. Ein halbes Jahr später eintretendes Rezidiv ist wieder von Vorhofflimmern begleitet, so daß wahrscheinlich auch die erste Dekompensation durch die Rhythmusstörung mitbedingt gewesen sein dürfte.

Epikrise: Die Beobachtung erhält ihr besonderes Gepräge durch das Verschwinden des unsichtbaren Ödeme.

Fall VIII.
Hochgradige Lungenstauung.

56 jähriger Konditor H. B.

Seit Jahren Atemnot bei Bewegung, zuletzt auch in Ruhe und nachts. Immer als Asthma bronchiale behandelt (Morphin, Atropin, Räucherpulver).

Diagnose: Chronischer Alkoholismus. Emphysem. Herzdilatation. Im Zustand hochgradigster Cyanose und Dyspnoe. Blutdruck: 200/120 cm Wasser. Puls 80, regelmäßig. Venendruck: 200.

Verlauf: Bei klassischem Anfangseffekt (Schlaf schon in der ersten Nacht ohne Mittel) schwemmt der Kranke in 9 Tagen 7,5 kg aus und wird bewegungssuffizient.

Epikrise: Bei einer wegen Komplikation mit Emphysem übersehenen Insuffizienz bilden sich eine prävalierende Lungenstauung und der damit verknüpfte Status asthmaticus rasch und vollständig zurück.

Typische Fälle.

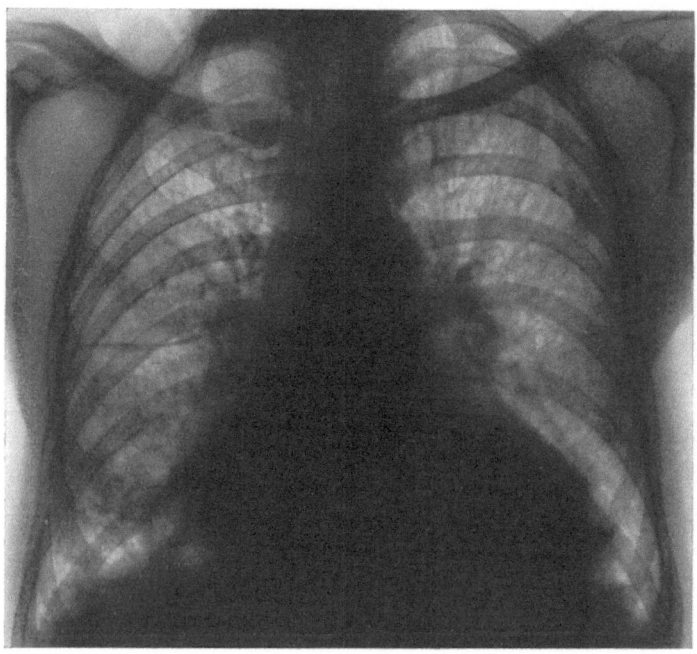

Starke Lungenstauung (Gefäßzeichnung verstärkt, ebenso die Hili in typischer Weise vergrößert. Über dem linken Hilus ein orthoröntgenograd getroffenes, stark erweitertes Gefäß).

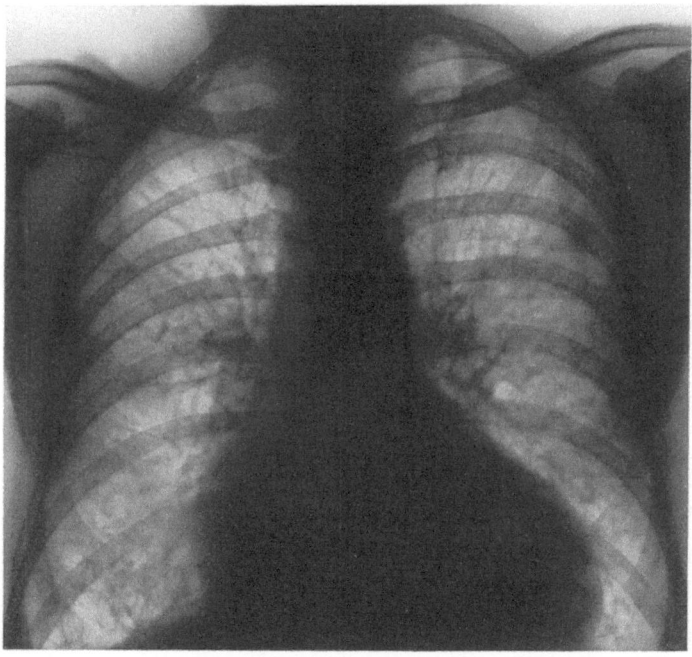

Nach 48 Stunden (0,7 mg Strophanthin) evidenter Rückgang der Stauung und schärfere Konturierung der Herzsilhouette.

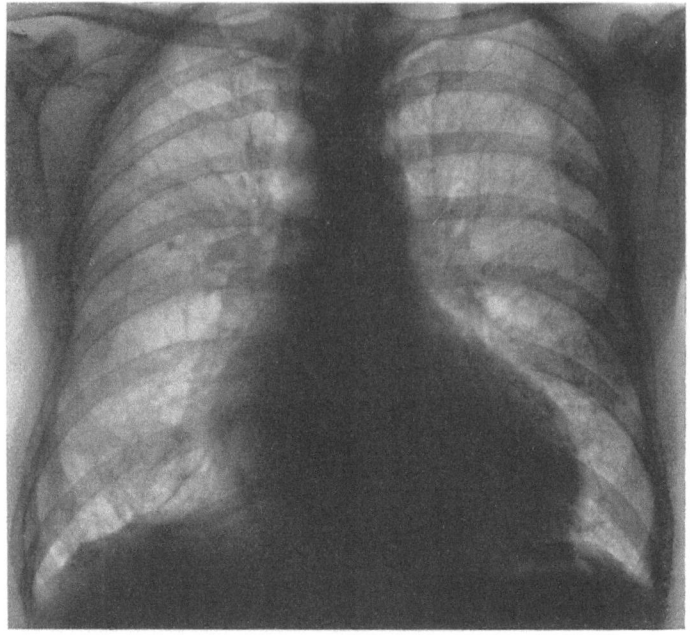

In 17 Tagen 3,5 mg Strophanthin. Lungenstauung fast vollständig verschwunden, auch die runden Gefäßschatten. Herz deutlich kleiner geworden (Transversaldurchmesser von 19 auf 17,6 cm zurückgegangen).

Fall IX.
Regularisierung von Vorhofflimmern.

40jährige Prokuristenfrau M. Sch.
Vor 3 Wochen plötzlich mit Pulsunregelmäßigkeit einsetzende zunehmende Atemnot.
Diagnose: Kombiniertes Mitralvitium (seit 21 Jahren), Adipositas, prätibiale Ödeme. Puls: 120. Elektrokardiographisch: Vorhofflattern. Transversaldurchmesser: 17,7 cm.

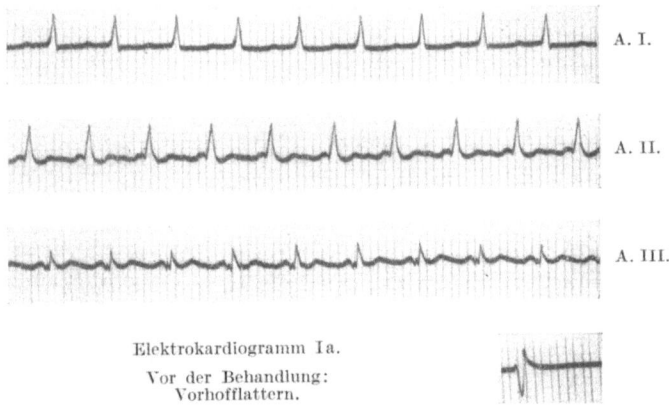

Elektrokardiogramm I a.
Vor der Behandlung:
Vorhofflattern.

Verlauf: Unter Verkleinerung des Herzens, völliger Rückbildung der Lungenstauung und Ausschwemmung der Ödeme (11 kg nach 4,85 mg Strophanthin in 18 Tagen) **Regularisierung des Pulses.**

Epikrise: Das Verschwinden des Vorhofflatterns (-flimmerns) während der Strophanthinbehandlung spricht dafür, daß die Rhythmusstörung erst kurze Zeit besteht.

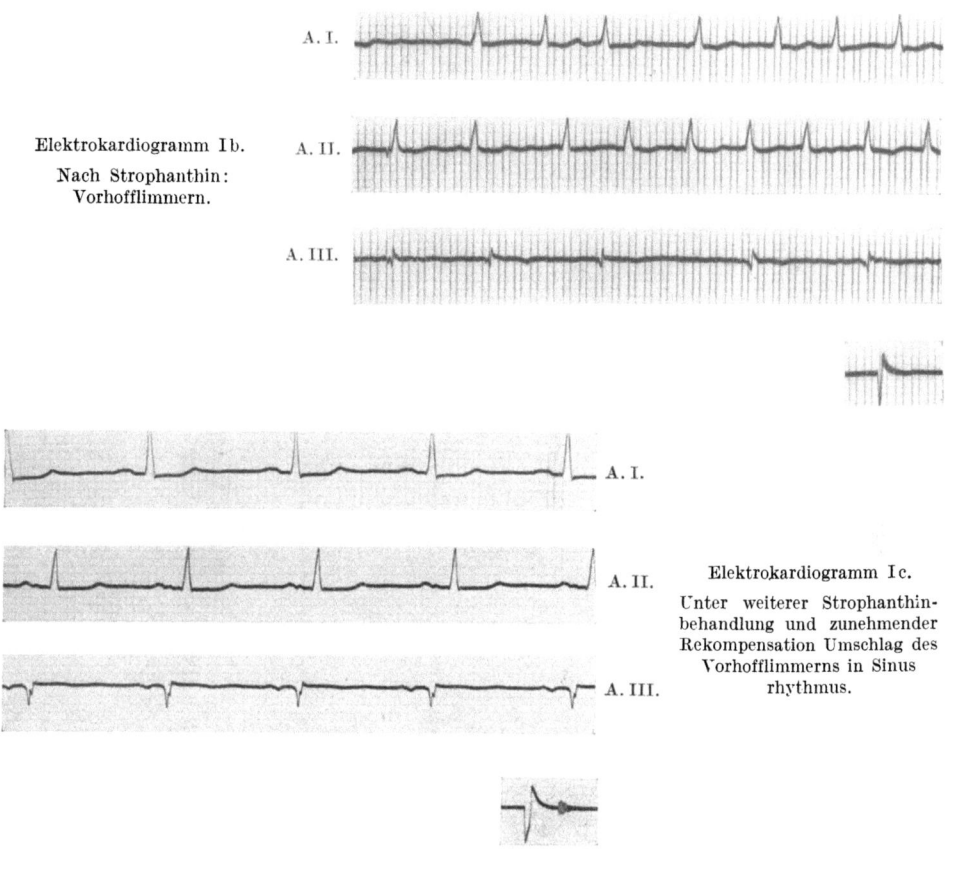

Elektrokardiogramm I b.
Nach Strophanthin: Vorhofflimmern.

Elektrokardiogramm I c.
Unter weiterer Strophanthinbehandlung und zunehmender Rekompensation Umschlag des Vorhofflimmerns in Sinusrhythmus.

Fall X.

Herzblock.

59 jähriger Bahnbeamter A. K.

Seit 17 Jahren! Neigung zu Ohnmachtsanfällen. Vor 14 und 6 Jahren je ein Anfall von heftigem Brustschmerz mit Ausstrahlung in die Arme. In der Nacht vor der Aufnahme Anfall von heftigster Atemnot ohne Schmerzen. Bis jetzt fast ununterbrochen erst kriegs-, dann berufsdienstfähig.

Diagnose: Coronarsklerose und totaler Block mit Anfällen von Adam-Stokes, Angina pectoris und Asthma cardiale. Blutdruck: 160/80 cm Wasser, Puls 40. WR —

Zustand nach Asthma cardiale-Anfall, pulmonale Stase.

Verlauf: Unter kleinen Dosen Strophanthin geht die Lungenstauung zurück, und es

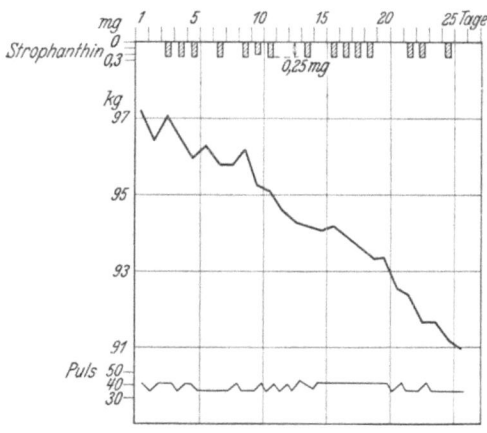

Bei totalem Block gelingt die Rekompensation einer Herzinsuffizienz durch 3,7 mg Strophanthin in 15 Injektionen. Während 25 Tagen beträgt die Entwässerung, 5,8 kg Körpergewicht.

tritt unerwartet starke Diurese auf. Es kommt zur völligen Rekompensation bei Fortbestehen der Dissoziation von Vorhof und Ventrikel.

Epikrise: Die Beobachtung zeigt, daß auch bei Ventrikelautomatie die Strophanthinwirkung eine vollwertige sein kann, daß also in einer Blockierung keine Kontraindikaton gegen Strophanthinanwendung besteht.

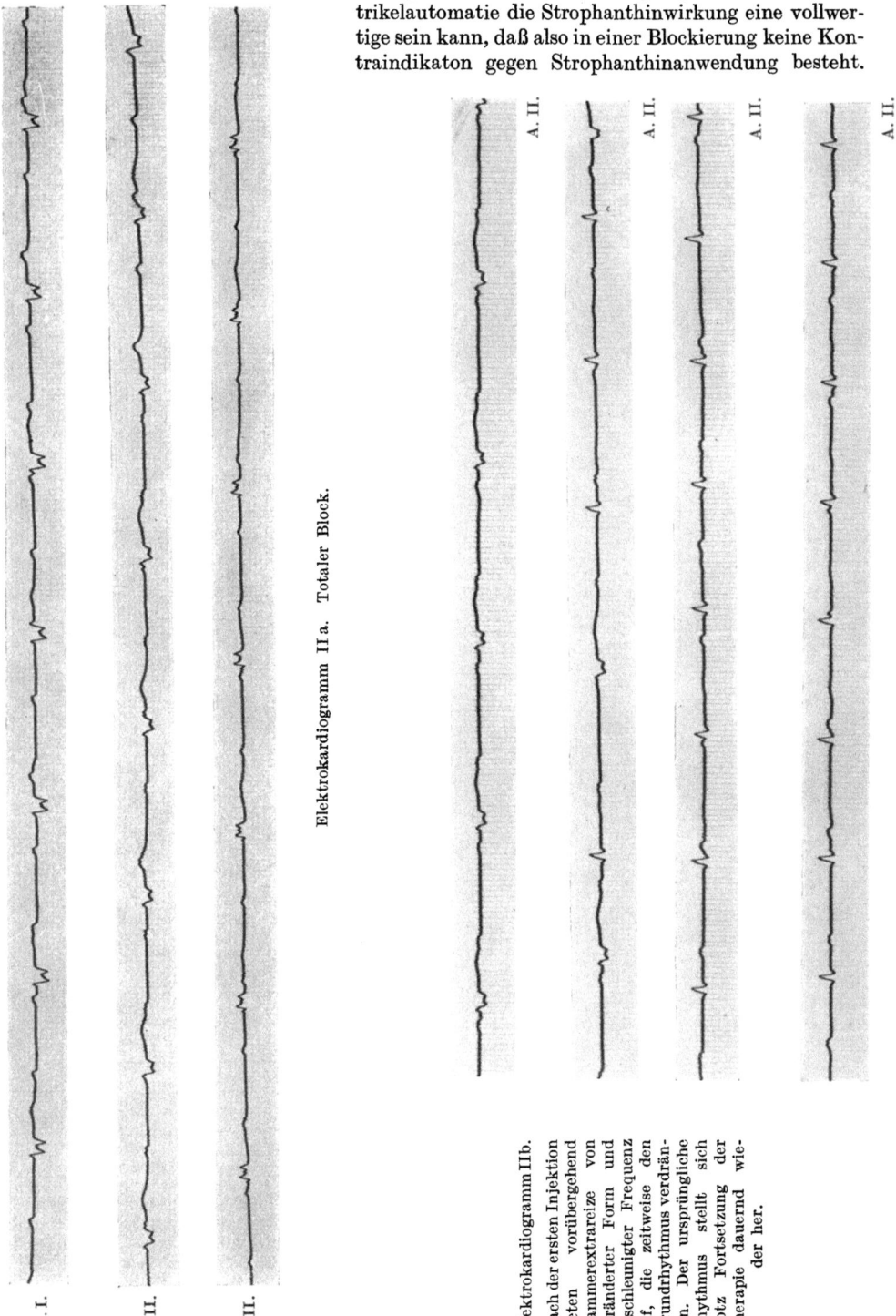

Typische Fälle.

Fall XI.
Digitalisintoxikation.

69jähriger Viehhändler A. D.

Seit 1 Jahr Herzbeschwerden. Seit ³/₄ Jahren Schwellung der Beine. Seit 3 Monaten zunehmende Atemnot. Bis zum Eintritt in die Krankenanstalt Speyershof viel Digitalis per os.

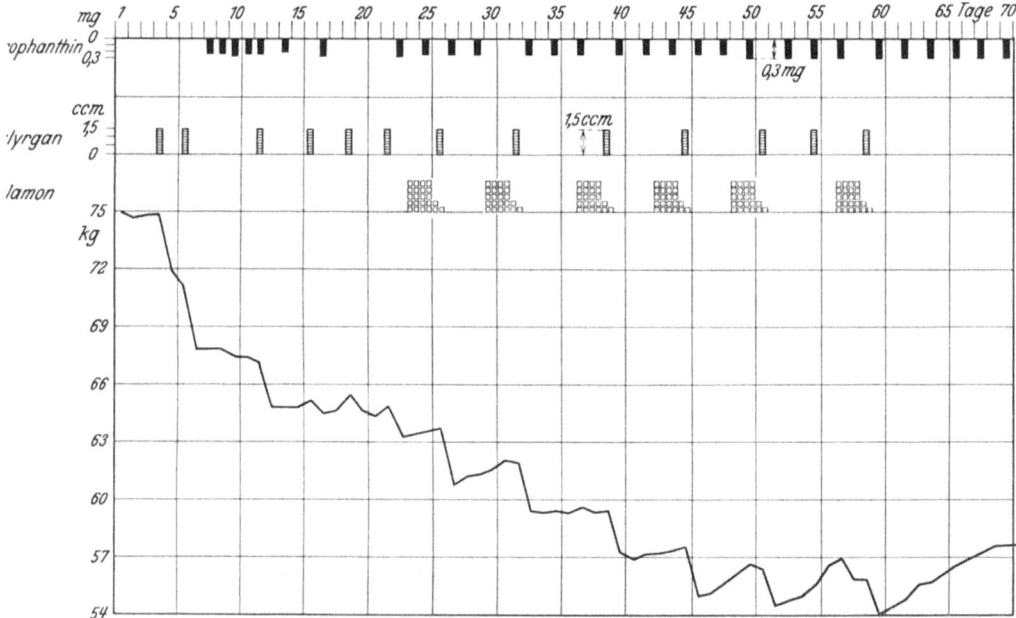

In 60 Tagen 6,3 mg Strophanthin, verteilt auf 25 Injektionen und 16 ccm Salyrgan (12 Injektionen). Die Entwässerung beträgt 21 kg, d. h. das Sollgewicht des Kranken war während der Dekompensation um nahezu 40% gestiegen.

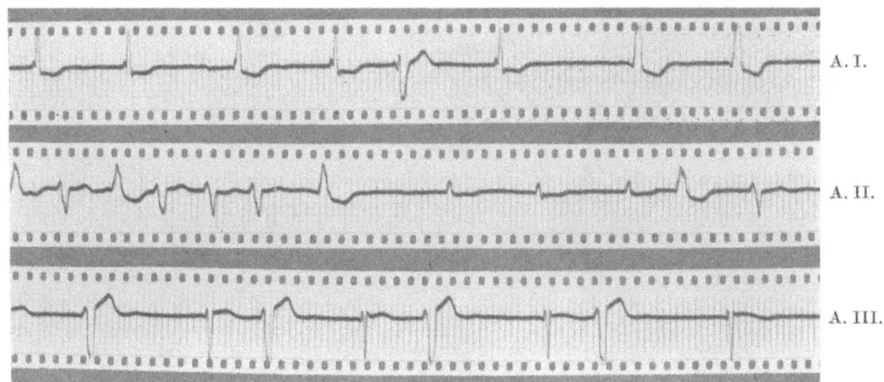

Elektrokardiogramm IIIa.
Befund bei der Aufnahme: Arrhythmia perpetua, Extrasystolie, z. T. Bigeminie (Digitalisintoxikation).

Diagnose: Hypertonie, Arteriosklerose, im Zustand hochgradigster Wassersucht (auch des Oberkörpers, der Arme und des Gesichts). Blutdruck: 290/120 cm Wasser. Transversaldurchmesser: 18,6 cm. Digitalisintoxikation (Bigeminie).

Verlauf: Die Entwässerung der inveterierten Ödeme gelingt nur durch kombinierte Behandlung und wird wegen der vorhandenen Digitalisintoxikation mit Salyrgan eingeleitet.

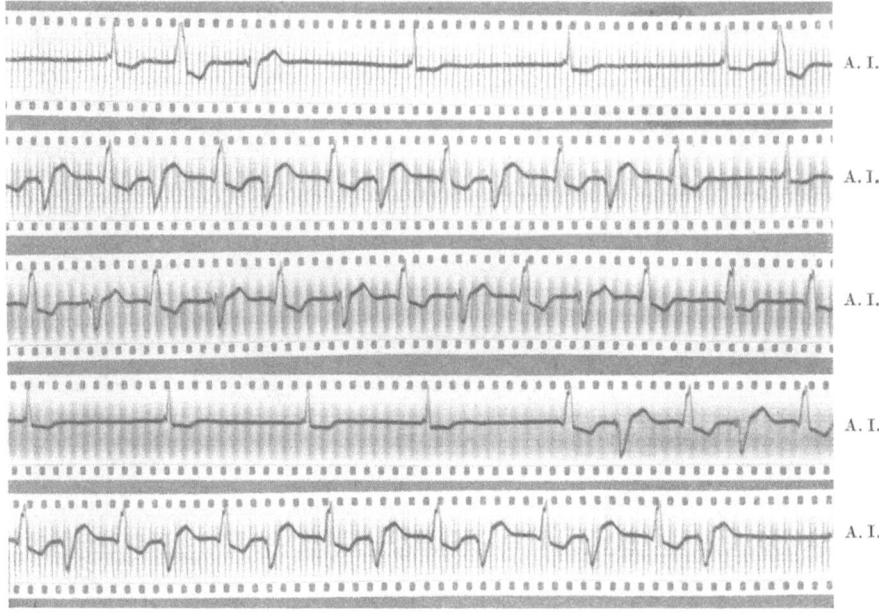

Elektrokardiogramm III b.

Unter Salyrgan und Strophanthin bei beginnender Entwässerung zunächst Zunahme der Rhythmusstörung: Arrhythmia perpetua mit Bigeminie und Trigeminie wechselt ab mit einer Kammertachykardie, die durch die streng alternierende Aufeinanderfolge zweier Extrasystolenformen charakterisiert ist.

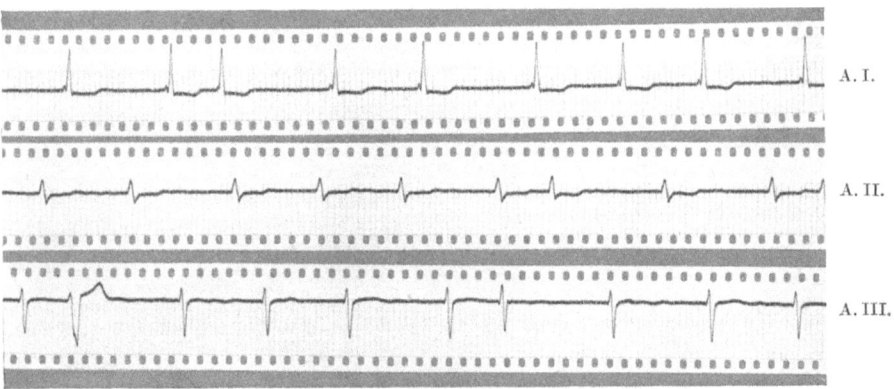

Elektrokardiogramm III c.

Mit fortschreitender Entwässerung, trotzdem Strophanthin aus vitaler Indikation weitergegeben werden muß, Verschwinden der Intoxikationserscheinungen. Weitere Strophanthingaben werden jetzt ohne Störungen vertragen.

Epikrise: Der gleiche Kranke, der auf große orale Dosen, die ohne therapeutischen Effekt blieben, Intoxikationserscheinungen bekam, verträgt kleine wirksame Dosen Strophanthin, nachdem die Entwässerung durch Salyrgan in Gang gesetzt werden konnte.

Fall XII.
Basedow.

57jährige Lehrersfrau K. M.

Seit 3 Jahren anschließend an einen Nervenzusammenbruch (Verwirrtheitszustände) Herzklopfen, Gewichtsabnahme um 28 kg! (von 76/48 kg). Seit einigen Wochen starke Atemnot.

Diagnose: Typischer Basedow (Tachykardie, Struma, Tremor, Graefe, Stellwag, Abmagerung, starke innere Spannung, Grundumsatz +53%).

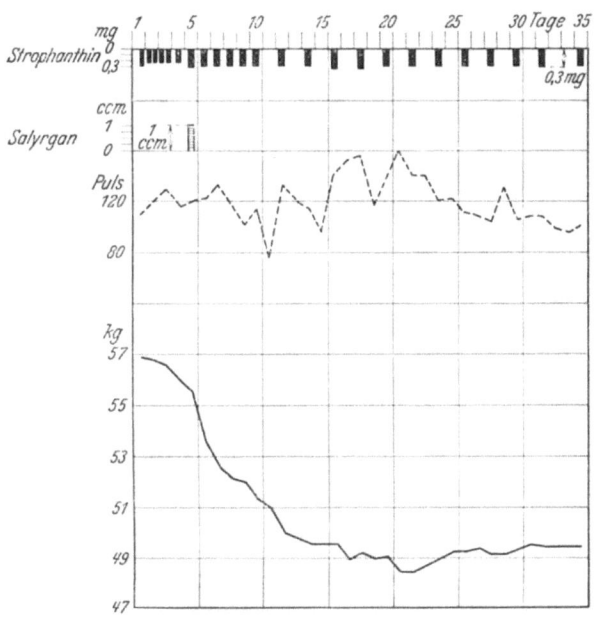

Mit 3,9 mg Strophanthin und einer Salyrganinjektion (1 ccm) wird in 3 Wochen eine Herzinsuffizienz bei Basedow restlos beseitigt, ohne daß die thyreotoxische Tachyarrhythmie hiervon berührt wird.

Blutdruck: 190/110 cm Wasser. Akrocyanose, Leber etwas vergrößert, ausgedehnte Ödeme.

Verlauf: Beseitigung der Herzinsuffizienz bei unveränderter Pulsfrequenz.

Epikrise: Volle herztonische Wirkung ohne Einfluß auf thyreotoxische Frequenz. Danach Operation, auch zur Vermeidung neuer Dekompensation, dringend empfohlen.

Fall XIII.
Asthma cardiale.

62 Jahre alter Messerschmied S. E.

Seit 3 Jahren Neigung zu Kurzatmigkeit bei jeder körperlichen Mehrleistung über das Gewohnte. Seither in Intervallen mit Erfolg Digitalis per os, das zuletzt jedoch trotz schonender Lebensweise versagte. Seit 3 Wochen jede Nacht Anfälle von Kurzatmigkeit von solcher Heftigkeit, daß er nicht mehr im Bett bleiben konnte. Er verbringe die Nächte sitzend und nach Atem ringend und fände keinen Schlaf mehr.

Diagnose: Essentielle Hypertonie, Arteriosklerose. Chronische Herzinsuffizienz mit nächtlichem Asthma cardiale.

Blutdruck 260/190 cm Wasser. Puls 90, regelmäßig; selten Extrasystolen. Transversaldurchmesser des Herzens: 19 cm. WaR. negativ. Leber 3 Querfinger unter dem r. Rippenbogen, keine Ödeme, keine Bronchitis, aber röntgenologisch starke Lungenstauung. Keine Zeichen von Nierenfunktionsstörungen.

Verlauf: In der ersten Nacht unbehandelt, noch heftiger Anfall wie zu Hause. Am folgenden Tag nach erster Injektion sofort auftretendes subjektives Besserungsgefühl; in der zweiten Nacht anfallsfrei und bei fortgesetzter Therapie unter Ausschwemmung latenter Ödeme Verschwinden der Lungenstauung, meßbare Verkleinerung des Herzens, schlafreiche ungestörte Nächte.

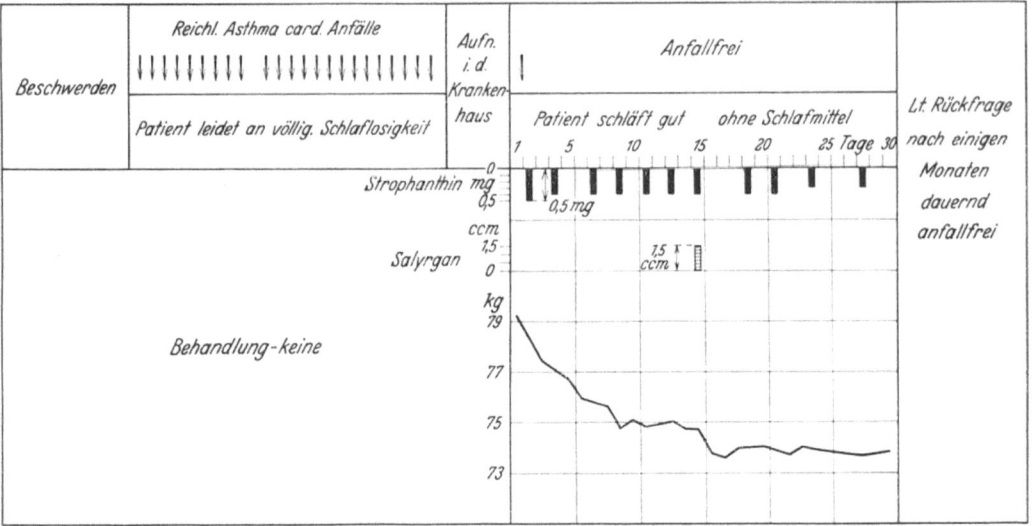

11 Injektionen von im ganzen 4,3 mg Strophanthin bringen in 28 Tagen versteckte Ödeme und erhebliche Lebervergrößerung zum Verschwinden (unter Minderung des Körpergewichts um 5,5 kg) und beseitigen vorher regelmäßig wiederkehrende nächtliche Anfälle von Asthma cardiale. Eine orientierende Salyrganinjektion am 15. Tag beendigt den durch Strophanthin herbeigeführten Entwässerungserfolg. Das Körpergewicht bleibt von da an konstant.

    Transversaldurchmesser des Herzens:
        vor der Behandlung . . . . 19 cm mit Lungenstauung
        nach ,,   ,, ... 18 ,, ohne   ,,

Epikrise: Die Wiederkehr lange Zeit bestehender asthmatischer Anfälle bei Hypertonie wird durch Beseitigung der ihr zugrunde liegenden chronischen Herzinsuffizienz durch eine Serie von Strophanthininjektionen verhindert.

Die Katamnese ergibt, daß der Kranke seither 4 Monate asthmafrei geblieben ist.

Namenverzeichnis.

Abel 2.
Adolph 117, *120*.
Agassiz 100, *120*.
Aldenhoven 80, 81, 82, *120*.
Amsler 32, *48*.
Anitschkow 26, 27, *48*.
Anrep 44, *48*.
Anthony 80, *120*.
Arnaud 3, 4, *4*, 11, 12, *17*. 77.
Aub 65, 73, 85, 116, *123*.
Aubel, van 63, *120*.

Baade 36, 38, *48*.
Baccelli 62, 63, 64, *120*.
Bachmann 102, *120*.
Baginsky 75, *120*.
Baljet 10, *11*.
Bansi *60*, *61*, 97, *120*, *123*.
Bascourret 77, *121*.
Bass 107, *120*.
Bauer 39, 40, *48*.
Baumann 56, *61*.
Beco 42, 43, *48*, 77, *120*.
Behrens 46, *48*.
Bellay, Griffon de 2.
Benedicenti 22, *48*.
Beuttenmüller 105, *120*.
Bicek 31, *50*.
Bickel 24, *48*.
Biljsma 21, 22, 26, *48*.
Bingold 106, *120*.
Bischoff 111, *120*.
Bix 110, *121*.
Bizette 77, *121*.
Blau 78, *121*.
Blühdorn 75, *121*.
Blumenfeldt 24, *48*, 105, *121*.
Bock 42, 43, *48*.
Boehm 21, *48*.
Boer, de 29, *48*.
Böttcher 79, *121*.
Bonsmann 56, *61*.
Bordet 77, *121*.
Bouckaert 25.
Brams 24, *48*.
Brauer 64.
Braun 33, *48*.
Brauns 12, *17*.
Brody 40, 46, 47, *50*.

Brömser 55.
Brugsch 70, 73, 87, 106, *121*.
Bruns 30, *53*.
Büdingen 111, *121*.
Bülbing 26, *48*.
Burwinkel 116, *121*.
Busacca 36, *48*.
Busch 47.

Cahen 77, *121*, *124*.
Calandre 77, *121*.
Candolle, de 5, *9*.
Carel 108.
Carville 3, *5*.
Castaigne 79, *121*.
Catillon 3, 4, *4*, 11, 12, *17*, 47.
Cheinisse *121*.
Cheyne 81, 82.
Christison 2.
Citron *48*.
Clark 38, *48*.
Claussen 110, *121*.
Clerc 77, *121*.
Cloetta *17*, 63, 96, *121*.
Closson 12, *17*.
Cohn 26, 27, 45, *48*, *53*, 55, 56, 57, *60*, *61*.
Collins *17*.
Condorelli 89, *121*.
Corigan 93.
Cornwall 78, *121*.
Costopanagiotis 30, 33, 43, 45, *48*, *51*, 91.
Credé 62, *121*.
Crispolti 64, *121*.
Cullen 16, *18*.
Curschmann 115, *121*.
Cushny 2, 25, *48*, 106, *121*.

Danielopolu 64, 73, 102, *121*.
Delprat *48*.
Descandolle 1, *4*, *9*.
Desfontaines *4*, *9*.
Dimitracoff 77, *121*.
Dimmel 107, *121*.
Dock 25, 27, 45, *48*, *54*.
Doll, H. 65, 71, 116, *121*, *122*.
Doll, K. 73, *121*.
Domarus, von 73, 87, *121*.

Dragendorff 10, *11*.
Dresbach 41, 47, *48*, *51*.
Drury 29, *51*.

Edens 23, *48*, 57, *60*, 70, 73, 93, 95, 98, 99, 100, 101, 102, 103, *121*.
Edwards 30, *48*.
Egglestone 41, 47, *50*, 79, *121*.
Egmond, van *48*.
Eismayer 21, 23, *48*.
Eisner 107, *121*.
Elderfield *18*.
Embden 59.
Engelmann 28, 97.
Eppinger 42, 43, 44, *48*, 59, *60*, 86, *122*.
Ernst 56, *60*.
Etienne 77, *122*.
Eychmüller 55, *61*.

Fagge 2, *4*.
Fahr 116, 117, *122*.
Fahrenkamp 42, 43, *48*, 99, 111, *122*.
Faucheux 77, *122*.
Feist 11, *17*.
Filip 99, *122*.
Fischer, H. 30, 31, 37, 38, 39, *48*.
Fischer, I. 44, *48*.
Fischer, R. 105, *122*.
Fleck *18*.
Fleckseder 78, 87, 110, *122*.
Fleisch 80.
Fleischmann 64, *122*.
Flessinger 77, *122*.
Focke 46, *48*, 79, *122*.
Fraenkel, A. 40, 46, *48*, 55, *61*, 63, 64, 65, 69, 70, 71, 82, 84, 88, 92, 96, 105, 108, 113, 115, *122*.
Fraenkel, A., Berlin 107, *122*.
Franchet 5, *9*.
Frank 89, *122*.
Fraser 1, 2, 3, 4, *4*, 11, *17*.
Freud 78, *122*.
Freund 24, 33, *48*, *50*.
Freundlich 79, 110, *122*, *125*.

Frey 24, *48*.
Fromherz 39, 40, *48*.
Fuchs 36, *50*.
Führner 9, 10, *11*, 36, *48*.

Gagnière 77, *122*.
Gallo 64, *122*.
Gallois 3, *4*, 11, *17*.
Ganter 42.
Gehlen 33, *48*.
Geigel 84, *123*.
Geiger 21, 26, 27, 30, *48*.
Geissendörfer 117, *122*.
Gelbart 96, *122*.
Gerbaut 77, *122*.
Gilg 4, *4*, 6, 7, 8, *9*, 11, *17*.
Giroux 77, *126*.
Gley *17*, 47.
Gold 30, *48*.
Goldenberg 24, 28, *48*.
Göppert 107.
Gordinier 100, *122*.
Gosmann 95, *122*.
Gottlieb 20, 21, 22, 37, 38, 41, 42, 43, 44, 45, 47, *48*, 53, 69, 113, *125*.
Gottschalk 23, *48*.
Grave *18*.
Grassmann, K. 87, *122*.
Grassmann, W. 55, 56, *61*.
Green 25, *50*.
Gremels 23, 45, *50*.
Griffon 77, *124*.
Grober 107, *122*.
Gröber 39, *50*.
Groedel 108, 114, *122*.
Grollman 55, *61*.
Groscurth 55, *60*, *61*, 96, *122*.
Gross 31, *50*.
Gruber 116, 117, *123*.
Grünbaum 82, 105, 112, *123*.
Grünwald 31, 38, *50*.
Grunenwald *123*.
Guggenheimer 44, *48*, 92, 112, *123*.
Gunn 32, *50*.
Gustus *18*.
Guthmann 78, *123*.

Haarmann 24, 34, *50*.
Handovsky 30, *50*, *123*.
Hanson 31, *50*.
Hanzlik 41, *50*, 117, *123*.
Hardy 3, *4*, 11, *17*.
Hartl 55, 56, 59, 60, *61*, 110, *123*.

Hasenfeld 64, *123*.
Hatcher 35, 38, 40, 41, 46, 47, *50*, 78, *123*.
Hauptstein 35, *50*.
Heberden 88.
Hedinger 44, 45, *50*, 64, 92, *123*.
Heer, de 20, 42, *50*.
Heffter 9, *11*, 11, 12, *17*, 35, 36, 47, *50*, 77, *123*.
Hegler 117, *123*.
Heidelberger *17*.
Heilig 109, *126*.
Heilmeyer 59, *61*, 83, *123*.
Heineke 82, 83, 92, *123*.
Helbing 9, *11*.
Hering 25, *50*, 115, *123*.
Herles 105, *123*.
Hermanns 16, *18*.
Herxheimer 62, *123*.
Herzig *17*.
Herzog 31, *50*, 55, 56, *61*, 65, 73, 84, 85, 106, 116, *123*.
Hess, L. 42, 44, *48*.
Hess, O. 111, *123*.
Hessel 9, *11*.
Heubner 25, 36, 42, *50*, 109, 118, *123*.
Heyden 58, *61*.
Heymans, C. 25, *50*.
Heymans, I. F. 25, *50*.
Hijmans v. d. Bergh *48*.
Hildebrandt 33, *50*.
Hill 59.
Hirsch 73, 87, 101, 107, *123*.
Hirschfelder 31, *50*.
Hochhaus 64.
Hochheim 78, *124*.
Hochrein 44, *50*, 80, 88, 89, *124*, *125*.
Hoekstra 36, *50*.
Hoepffner 64, 115, 116, *124*.
Hoesslin, von 115, *124*.
Hoff, van't 39.
Hoffmann, A. *18*, 73, 102, *124*.
Hoffmann, H. 30, *50*.
Holste 17, *17*, 22, 34, 38, 41, *50*.
Hopmann 116, 120.
Hornung 73, *124*.
Houghton 46, *50*.

Iliescu 29, *51*.
Ishida 20, 21, *51*.
Issekutz, von 31, 38, *51*.
Iwanow *17*.

Jacobs 11, 15, *17*, *18*.
Jacoby 22, *51*.
Jamieson 31, 47, *51*.
Jarisch 21, 26, 27, 30, *48*, 93, *124*.
Jenner 88.
Johannessohn 34, 35, 47, *51*, 79, *124*.
Jonescu 43, 45, *51*.
Joseph 42, 43, *51*, 56, *61*.
Junkmann 29, 30, 33, *51*.

Kärber 46, *51*.
Kahlson 24, *51*.
Karsten *18*.
Kartagener 88, *124*.
Kasztan 42, 43, *51*.
Kaufmann, E. 111, *124*.
Kaufmann, P. 41, *51*.
Kesmarszky 62, *124*.
Kirk 1, 2, 3.
Kisch 86, *122*.
Klein 41, *51*.
Klewitz 100, *124*.
Knaffl-Lenz 46, *51*.
Knudson 47, *51*.
Kobayashi 110, *125*.
Koch 32, *51*.
König, L. 73.
König, W. 33, *51*, *124*.
Köhler 117, *124*.
Kohn, H. 88, 89, *124*.
Kohn, L. 11, 12, *18*.
Kohn, R. 30, 33, *51*, 91, 112.
Konschegg 30, *51*.
Koppe 55, *61*.
Kottmann 63, 64, 115, *124*.
Kovacs 115.
Kraft 42, 43, *51*.
Kraus 98, *124*.
Krayer 26, 27, *51*.
Krehl, von 63, 86, *124*.
Kreis 15, *18*.
Kroetz 56, *61*.
Kucera 31, *50*.
Külbs 57, *61*, 105, *124*.
Kuhn 117, *124*.
Kulisch 11, 12, *18*.
Kussmaul 42, *51*, 108, 114, *124*.
Kutschera-Aichbergen 57, *61*.
Kuttner 107, *124*.

Landerer 62, *124*.
Langendorff 20, 23.
Lapicque, L. *124*.
Lapicque, M. 77, *124*.

Lauder-Brunton 2.
Lauter 56, *61*, 86, *124*.
Leconte 64, 70, 115, *127*.
Lehmann 115, *124*.
Lehr 92, *124*.
Lendle 31, 32, 33, 34, *51*.
Lenz 39, *51*.
Leschke *124*.
Leulier 77, *124*.
Levine 47.
Levy, I. 77, *124*.
Levy, R. L. 16, *18*, 45, *48*.
Lewis 29, *51*, *61*.
Leyden, von 85, *124*.
Lhota, Lhoták von 34, 37, 41, 47, *51*.
Lian 77, *124*.
Liebermeister 64, 73, 107, 115, *124*.
Liebreich 62.
Lind van Wijngaarden 47, *51*.
Linhardt, von 117, *124*.
Linzenmeier 34, *51*, 78, 79, *125*.
Livingstone 1, *4*.
Loeb 41, 44, *52*.
Löffler 73, 111, *125*.
Löhr, H. 42, 43, *52*.
Löhr, O. 79, *125*.
Loewe 32, 41, *52*.
Loewi 30, 43, 45, *51*, *52*.
Love 29, *52*.
Ludwig 19.
Lust 64, 73, 75, 115, *125*.
Lutembacher 70, 71, 77, *125*, *127*.

Mackenzie, A. T. 1, 3.
Mackenzie, J. *4*, *17*, 97, 99, 117, 118, *125*.
Maclagon 3.
Machiela 32, *52*.
Macht 44, *54*.
Mahaim 89, *125*.
Magnus 20, 21, 22, 42, 43, 45, 47, *48*, *52*.
Manabe 40, *52*.
Mancke 34, 44, *52*.
Mandelstamm 30, *52*.
Martini 76, 83, 117, *125*.
Maurel 47.
Matthison *61*.
Meier 38, *53*.
Mendel 62, 63, 64, 79, *121*, *123*, *125*.
Meulenhoff *48*.

Meyer, A. *18*.
Meyer, A. W. 82, *125*.
Meyer, E. 111, *125*.
Meyer, F. 44, *52*.
Meyer, H. H. 23, 25, 44, *52*, 78, 79, 110, 113, *122*, *125*.
Meyerhof 59.
Mies 26, 27, *52*, 56, *61*.
Mobitz 56, *61*.
Moog 42.
Morawitz 44, *52*, 88, 89, 102, 106, *125*.
Moritz 87, *125*.
Mory 107, 115, *125*.
Müller 44, *48*, *120*.

Naunyn 63, 93, 114, *125*.
Nemetz 77, *125*.
Neumayer 73, *125*.
Neuschloss 30, 38, *52*.
Niles 98, *125*.
Nobutatsu 110, *125*.
Nocke 111, *122*.
Nonnenbruch 92, 110, *125*.
Novak 47, *52*.
Nyary, von 35, *52*.

Oberndorfer 117, *125*.
Oehler 117, *125*.
Oehme 110, *125*.
Ogawa 23, 35, 41, *52*, 70.
Ohlin 77, *125*.
Opitz 117, *124*.
Oppenheimer 36, *52*.
Orosz 21, *48*.

Pagliano 77, *125*.
Panachi 64, *125*.
Parade 111, *125*.
Parry 88.
Pawlow 24, *48*.
Pax 5, *9*.
Pédebidou *18*, 47, 78, *126*.
Peeler 25, *50*.
Pélikan 2, *5*.
Pendl 83, *126*.
Perrot 77, *126*.
Pick 23, 32, 42, *48*, *52*.
Pickering 10, *11*.
Pietrkowski 32, 38, *52*.
Planelles 24, *52*.
Polaillon 3, *5*.
Popper 42, 43, 45.
Porter 100, *126*.
Preobraschensky 33, *52*, 111.
Pribram 87, 94, *126*.
Price 98, *126*.
Prusik 107, *126*.

Quincke 21, 23, *48*.

Rabe 44, *52*.
Rahn 115, *126*.
Reber 5, *9*.
Régniers 25.
Reichard 10, *11*.
Reichelt 46, *48*.
Reid 43, *52*.
Rein 23, 44, *52*, 89.
Reverey *18*.
Reye 117, *126*.
Rhode 23, *52*.
Ribierre 77, *126*.
Richaud 10, *11*, 77, *126*.
Richter 30, *53*.
Riesser 23, 30, *52*, *53*.
Rippel 117, *126*.
Risché 111, *126*.
Rizzolo 77, *126*.
Robinson 24, *53*.
Roderburg 73, *126*.
Roessingh 21, 22, 26, *48*.
Rössler *53*.
Romberg, von 44, 60, *61*, 70, 71, 73, 82, 87, 89, 91, 92, 93, 99, 105, 107, *126*.
Rosencrantz 30, *53*.
Rothberger 24, 28, *48*, *53*.
Rowe 77, *126*.
Ruediger 78, *126*.
Rühl 59, 60, *61*.
Ryser 98, *126*.

Sachs 9, *11*, 11, 12, 36, 47, *50*.
Sahli 58, *61*.
Sakai 44, *53*.
Samaan *18*.
Samelson 42, *53*.
Sanders 20, *53*.
Saneyoshi 44, *53*.
Saxl 109, *126*.
Schaechtl 79, *124*.
Schaefer 96, *126*.
Schäffer 73, *126*.
Schalij 64, *126*.
Schaub *18*.
Schedel *4*, 78, *126*.
Scheindels 115, *126*.
Schellong 29, *53*, 95, 99, 100, *126*.
Schemensky 42, 43, *53*.
Scherf 102, 103, 105, *126*.
Schlayer 97, *126*.
Schleiter 73, 98, *126*.
Schleusing 117, *126*.
Schliomensun 57, *61*.

Schmidt 89, *126*.
Schmiedeberg 2, 4, *5*, 15, 21, 22, 38, 41, *53*, 55, 63
Schmiedlin 77, *126*.
Schneyer 80, *124*.
Schoen 95, 111, *126*.
Schönbach *17*.
Schönewald 115, *126*.
Schönheim 64, *127*.
Schönleber 29, *53*.
Schott 73, 87, *127*.
Schottmüller 70, 98, 107, *127*.
Schrumpf-Pierron 77, *127*.
Schulte, H. I. 117, *127*.
Schulte, J. 33, *53*.
Schürmeyer 56, *61*.
Schwartz, G. 55, *61*, 64, 77, 115, *122*, *127*.
Schwartz, Ph. 91, *127*.
Schwarz, H. 31, *50*, 82, 86, 106, *122*.
Schwieger *18*.
Seifert 117, *127*.
Semeran 102, *127*.
Sharpey 1.
Sicks 99, 100, *126*.
Siebeck 109, *127*.
Sieburg *18*.
Simici 107, *127*.
Singer, B. 117, *127*.
Singer, R. 73, 82, 87, *127*.
Sluyterman 29, *53*.
Sowton 20, 21, *52*.
Stadelmann 64, *127*.
Starck 64, 73, *127*.
Starkenstein 33, *53*.
Starling 23, 24, 26, 27, 37, 45, *53*, 66.
Staub 42, *53*, 55, *61*, 98.
Steele 27, *48*.
Stewart 26, 27, *48*, *53*, 55, 56, 57, *60*, *61*.
Stevenson 2, *4*.
Stimson 21, *54*.
Stokes 81, 82.
Stoll 15, *18*.

Stone 64, 107, *127*.
Stoye 33, 34, *53*.
Straub, H. 24, 38, *53*, 84, 87, 93, 94, 95, 102, 107, *127*.
Straub, W. 16, *18*, 21, 22, 25, 29, 31, 32, 36, 38, 39, 40, 45, 46, 47, *53*, *54*, 66.
Strauss, G. *48*, 105, *120*.
Strauss, L. 117, *127*.
Stroomann 42, *53*.
Strubell 105, *127*.
Sulger 117.
Sulzer 20, *53*, *127*.
Sutherland 20, *54*.
Szubinski 78, *127*.

Tainter 25, 27, 45, *48*, *54*.
Takeya 64, *127*.
Tawara 98.
Thoms *4*, 11, 12, *18*, 77.
Thorspecken 73, *127*.
Tiemann 24, *48*.
Tietzen 89, 115, *127*.
Tiffenau 14, *18*, 47, *54*, 77, *127*.
Tigerstedt 42, 45, *54*.
Tocco-Tocco 10, *11*.
Traube 19, *54*, 85, 107, *127*.
Trendelenburg 26, 27, 31, 33, 38, *48*, *54*.
Typograf 73, 87, *127*.

Uffenheimer 107, *127*.
Umber 91, 92, *127*.
Unger *18*.

Vagt 55, *61*.
Vaquez 64, 70, 71, 72, 74, 77, 115, *127*.
Veiel 71, 87, *128*.
Veil 59, *61*, 83.
Velden, von den 64, 78, 93, 115, *128*.
Vischer 23, *53*.
Voegtlin 44, *54*.
Vogt 78, *128*.

Volhard 91, 98, *128*.
Volkmann 19.

Waddell 41, *48*.
Wagner 42, 43, *48*, *52*.
Wahlig 117, *128*.
Waller 1, 3.
Wassermann 87, *128*.
Wearn 22, *54*.
Weber 19, 102, *128*.
Weese 31, 35, 36, 37, 38, 39, *54*, 58, *61*, 66, 70, 71.
Weicker 73, 76, *128*.
Weilguny 57, 58, *61*.
Weintraud 64.
Weiss, R. F. 56, *60*, 73, 111, *128*.
Weiss, S. 25, 41, *50*, *54*.
Weizsäcker, von 23, 30, 31, 38, *54*.
Wenckebach 58, 60, *62*, 71, 95, 97, 115, *128*.
Werner 24, *52*.
Werschinin 22, 30, *54*.
White *121*.
Wiechmann 30, 33, *54*.
Wiethaup 32, *54*.
Wiggers 21, *54*.
Wignall *18*.
Wilson 24, *53*.
Windaus 4, 11, 15, 16, *18*.
Winterberg 24, 28, *53*.
Winternitz 105, *128*.
Withering 19, *54*, 54, 62, 68, 82, 118, 119.
Wjamensky 64, *122*.
Wolfer 45, *54*.
Wollheim 56, *62*.
Wolpe 117, *128*.
Wood 41, *50*.
Wybauw 22, *54*.

Yacoel 77, *120*.

Zahn 44, *52*.
Zander 107, *128*.
Zondek 30, 33, *54*.

VERLAG VON JULIUS SPRINGER / BERLIN UND WIEN

Anatomie und Physiologie der Capillaren. Von August Krogh, Professor der Zoophysiologie an der Universität Kopenhagen. Zweite Auflage. Ins Deutsche übertragen von Dr. Wilhelm Feldberg, Vol.-Assistent am Physiologischen Institut der Universität Berlin. („Monographien aus dem Gesamtgebiet der Physiologie der Pflanzen und der Tiere", Band V.) Mit 97 Abbildungen. IX, 353 Seiten. 1929. RM 26.—; gebunden RM 27.40*

Die Arten der Schlaganfälle des Gehirns und ihre Entstehung. Von Dr. Ph. Schwartz, a. o. Professor an der Universität Frankfurt a. M. (Bildet Band 58 der „Monographien aus dem Gesamtgebiete der Neurologie und Psychiatrie".) Mit 150 Abbildungen. VI, 269 Seiten. 1930. RM 48.—*

Über die Entstehung des Schlaganfalles. Von Karl Westphal, Privatdozent für Innere Medizin, Oberarzt der Med. Universitäts-Klinik Frankfurt a. M. (Direktor: Professor G. v. Bergmann). Unter teilweiser Mitwirkung von Richard Bär, früherem Assistenten des Pathologischen Instituts Frankfurt a. M. (Direktor: Professor B. Fischer). Mit 3 farbigen Tafeln, 1 Kurve, 9 Abbildungen. III, 109 Seiten. 1926. RM 8.—*

Thrombose. Ihre Grundlagen und ihre Bedeutung. Von Professor Dr. A. Dietrich, Direktor des Pathologischen Instituts der Universität Tübingen. („Pathologie und Klinik in Einzeldarstellungen", Band IV.) Mit 26 Abbildungen. VI, 102 Seiten. 1932. RM 8.80; gebunden RM 10.—

Die Hypertoniekrankheiten. Von Dr. Eskil Kylin, Direktor der Inneren Abteilung des Allgemeinen Krankenhauses zu Jönköping, ehem. beitr. Lehrer für Innere Medizin am Karolinischen Institut zu Stockholm. Zweite, vollständig umgearbeitete und erweiterte Auflage. Mit 28 Abbildungen. X, 270 Seiten. 1930 RM 22.—*

Sklerose und Hypertonie der innervierten Arterien. Von Gustav Ricker, Direktor der Pathologischen Anstalt der Stadt Magdeburg. IV, 193 Seiten. 1927. RM 10.50*

Ⓦ **Schrumpfniere und Hochdruck.** Von Dr. A. Sachs, Assistent der I. Medizinischen Abteilung des Allgemeinen Krankenhauses in Wien (Vorstand: Professor Dr. J. Pal). („Abhandlungen aus dem Gesamtgebiet der Medizin.") III, 55 Seiten. 1927. RM 3.60

Für Abonnenten der „Wiener Klinischen Wochenschrift" ermäßigt sich der Bezugspreis um 10%.

Ⓦ **Studien zum Problem des Pulsus paradoxus.** Mit besonderer Berücksichtigung seiner klinischen Bedeutung. Von Dr. L. J. van der Mandele, Arzt im Haag (Holland). Mit einem Vorwort von Professor Dr. K. F. Wenckebach, Vorstand der I. Medizinischen Klinik in Wien. Mit 40 Abbildungen. 89 Seiten. 1925. RM 4.10

---

* *Auf die Preise der vor dem 1. Juli 1931 erschienenen Bücher des Verlages Julius Springer, Berlin, wird ein Notnachlaß von 10 % gewährt.* Ⓦ *Verlag von Julius Springer, Wien.*

VERLAG VON JULIUS SPRINGER / BERLIN

Mikroskopische Anatomie des Blutgefäß- und Lymphgefäßapparates, des Atmungsapparates und der innersekretorischen Drüsen. („Handbuch der mikroskopischen Anatomie des Menschen", 6. Band.)

Der Band ist nur geschlossen käuflich.

Erster Teil: **Blutgefäße und Herz. Lymphgefäße und lymphatische Organe. Milz.** Bearbeitet von A. Benninghoff-Kiel, A. Hartmann-München, T. Hellman-Lund. Mit 299 zum großen Teil farbigen Abbildungen. VIII, 584 Seiten. 1930. RM 148.—; gebunden RM 156.—*

Zweiter Teil: **Atmungsapparat und innersekretorische Drüsen (mit Ausnahme der Keimdrüse).** Bearbeitet von R. Heiß-Königsberg i. Pr. und B. Romeis-München. *In Vorbereitung.*

Pathologische Anatomie und Histologie des Herzens und der Gefäße. („Handbuch der speziellen pathologischen Anatomie und Histologie", 2. Band.) Mit 292 zum Teil farbigen Abbildungen. XII, 1159 Seiten. 1924. RM 156.—; gebunden RM 159.—*

A. **Herz.** Von J. G. Mönckeberg-Bonn, und H. Ribbert†-Bonn. — 1. Die Mißbildungen des Herzens. Von J. G. Mönckeberg-Bonn. — 2. Die Erkrankungen des Endokards. Von H. Ribbert†-Bonn. — 3. Die Erkrankungen des Myokards und des spezifischen Muskelsystems. Von J. G. Mönckeberg-Bonn. — 4. Die Erkrankungen des Herzbeutels. Von J. G. Mönckeberg-Bonn. — B. **Arterien.** Von L. Jores-Kiel. — C. **Venen.** Von C. Benda-Berlin. — D. **Lymphgefäße.** Von K. Winkler-Breslau.

Normale und pathologische Physiologie der Blutzirkulation. („Handbuch der normalen und pathologischen Physiologie", 7. Band.)

Der Band ist nur geschlossen käuflich.

Erster Teil: **Herz.** Bearbeitet von L. Asher, A. Bethe, H. Dietlen, W. Frey, G. Ganter, E. Goldschmid, E. Göppert, R. Hesse, B. Kisch, J. G. Mönckeberg†, Fr. Moritz, J. Rihl, C. J. Rothberger, A. Schott, H. Straub, V. v. Weizsäcker, H. Winterberg. Mit 200 Abbildungen. X, 862 Seiten. 1926. RM 69.—; gebunden RM 73.80*

Zweiter Teil: **Blutgefäße, Kreislauf.** Bearbeitet von E. Atzler, L. Brauer, B. Fischer-Wasels, H. Fischer, A. Fleisch, W. Frey, E. Goldschmid, W. R. Heß, K. Hürthle, R. Jaffé, F. Kauffmann, B. Kisch, G. Lehmann, J. Nörr, R. Rigler, C. J. Rothberger, V. Schmieden, J. Tannenberg. Mit 232 Abbildungen. XIII, 1061 Seiten. 1927. RM 88.—; gebunden RM 96.—*

Zirkulationsorgane. Mediastinum. Zwerchfell. Luftwege. Lungen. Pleura. („Handbuch der inneren Medizin". Zweite Auflage, 2. Band.)

Der Band ist nur geschlossen käuflich.

Erster Teil: **Zirkulationsorgane. Mediastinum. Zwerchfell. Obere Luftwege.** Bearbeitet von G. v. Bergmann, H. Eppinger, F. Külbs, Edmund Meyer. Mit 347 zum großen Teil farbigen Abbildungen. XV, 980 Seiten. 1928. Gebunden RM 76.—*

Zweiter Teil: **Trachea. Bronchien. Lungen. Pleura.** Von Rudolf Staehelin. Mit 136 zum Teil farbigen Abbildungen. X, 1008 Seiten. 1930. Gebunden RM 88.—*

---

* *Auf die Preise der vor dem 1. Juli 1931 erschienenen Bücher wird ein Notnachlaß von 10% gewährt*

If you have any concerns about our products,
you can contact us on
ProductSafety@springernature.com

In case Publisher is established outside the EU,
the EU authorized representative is:
**Springer Nature Customer Service Center GmbH
Europaplatz 3, 69115 Heidelberg, Germany**

Printed by Libri Plureos GmbH
in Hamburg, Germany